Surfen auf Seelenwellen

Bibliografische Information der Deutschen Nationalbibliothek:
Die Deutsche Nationalbibliothek verzeichnet diese Publikation in der Deutschen Nationalbibliografie; detaillierte bibliografische Daten sind im Internet über http://dnb.dnb.de abrufbar.

© 2018 by opus magnum, Stuttgart (www.opus-magnum.de)

Illustrationen der Archetypen und Seelensurfer-Gemälde: Win Pattanakoson
Fotoportrait des Löwen Monika: Olivier Pol (www.moi-toi.de)
Alle anderen Abbildungen stammen von Benedikt Bech.

Inhaltliche Beratung: Sabine Grumann, Anna Ryffel, Jens Tasche
Lektorat: Bianca Bosbach, Julia Liebrich, Christiane Walther
Gestaltung: Michael Bertrams (www.zahmundzornig.de)
Schlussredaktion: Christine Peter (www.vitamin-text.de)
Herstellung: BoD – Books on Demand, Norderstedt

ISBN: 978-3-95612-016-9 (Print);
      978-3-95612-020-6 (E-Book EPUB-Format);
      978-3-95612-021-3 (E-Book AZW3-Format)

Benedikt Bech

Surfen auf Seelenwellen

Die Geschichte einer Selbsteroberung

opus magnum

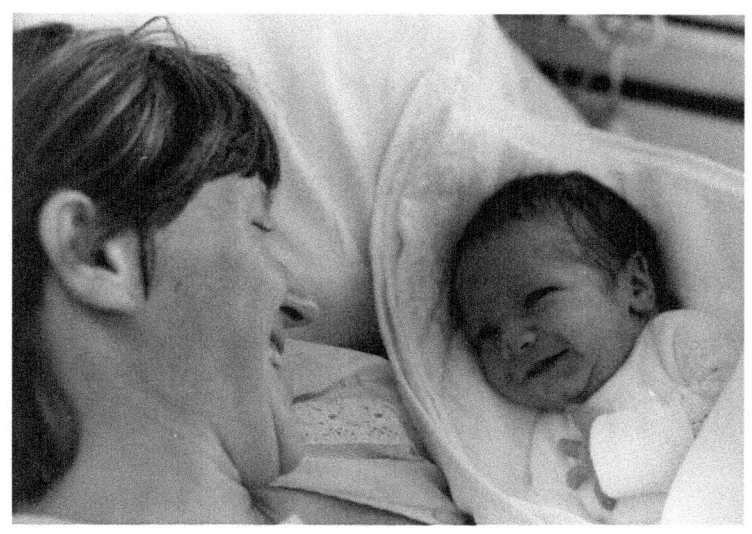

Für den kleinen Benedikt, der unter den Trümmern meines Lebens begraben lag. Und für Jens, der mir bei der Bergung half.

Inhaltsverzeichnis

Begleitwort des Körper-
psychotherapeuten Jens Tasche

Therapien sind Abenteuer. Seit Sigmund Freud von Anna O. in die Welt des Unbewussten eingeführt wurde [Lorenzer], begleiten Therapeuten ihre Klienten auf deren Reisen in die Tiefe der Seele. Solche Reisen führen Klient und Therapeut in Welten, die nur allzu häufig beiden Beteiligten unbekannt sind. Zwar versucht die Psychoanalyse seit mehr als einhundert Jahren, Landkarten für diese Innenwelten bereitzustellen. Doch trotz großartiger Leistungen auf diesem Gebiet bleibt die Kartensammlung lediglich ein grobes Hilfsmittel, das den Therapeuten keineswegs vor Rat- und Hilflosigkeit schützt.

Die Unvorhersehbarkeit individueller therapeutischer Prozesse bietet dem Therapeuten jedoch auch regelmäßig die Gelegenheit, über den Mut und die Entschlossenheit eines Klienten zu staunen. Die Reise, von der Laika in diesem Buch erzählt, ist für mich eine solche Gelegenheit. Der Reisende ist Benedikt, der bis heute das Wagnis eingeht, sich von der ›Seelenhündin‹ Laika – einer höchst lebendigen visuellen Gestalt aus den Tiefen seiner Psyche – und ihren Archetypenfreunden leiten zu lassen. Laika ist Reiseführerin, Mitglied des Rescue-Teams und Vermittlerin zwischen den verschiedenen Welten. Völlig entspannt bewegt sie sich zwischen Vergangenheit und Gegenwart. Ich hatte und habe das Privileg, Laika und Benedikt seit mehr als zehn Jahren begleiten zu dürfen. Manchmal konnte ich Landkarten zur Verfügung stellen, mit deren Hilfe Benedikt die Orientierung behielt. Manchmal war es wohl einfach nur wichtig, dass ich da war.

Kennengelernt habe ich Benedikt auf einem von mir geleiteten Workshop für Bioenergetische Analyse – unmittelbar nach dem Tod seiner Mutter. Die ersten Begegnungen waren nicht einfach. Ein Mensch, der einen nahen Angehörigen verloren hat, hat Anspruch auf Trost, Rück-

sicht und Raum für Trauer; der Teilnehmer an einem körperpsychotherapeutischen Seminar hat dagegen das Recht, vom Therapeuten mit den
tieferen Themen seiner Persönlichkeit konfrontiert zu werden. Im Fall
von Benedikt hieß dies, ihm die narzisstischen Seiten seines Charakters
bewusst zu machen. Selten habe ich einen Menschen erlebt, der es so
perfekt verstand, in anderen Menschen Sympathien für sich zu wecken
und dabei gleichzeitig unendlich weit von den Gefühlen für sich selbst
und für Andere entfernt zu sein. Benedikts ›falsches Selbst‹ [Winnicott]
hatte für Andere nichts Unangenehmes oder gar Arrogantes. Sofern man
keine tiefere Beziehung zu ihm anstrebte, war er der beste Gesellschaf-
ter, den man sich vorstellen kann. Sein gesamtes Verhalten war darauf
ausgerichtet, es den Menschen in seiner Umgebung so angenehm wie
möglich zu machen. Vermutlich musste man damals ziemlich lange mit
ihm im Kontakt sein, um zu begreifen, dass er unterdessen die ganze
Zeit um das eigene Überleben kämpfte und keine Möglichkeit hatte, die
Gefühle anderer Menschen an sich heranzulassen oder gar zu erwidern.
Die Anstrengungen, die Benedikt unternahm, um sich beliebt zu machen,
waren purer Stress für ihn. Obwohl er damals noch keine dreißig Jahre
alt war, litt er unter diversen körperlichen Beschwerden, die sonst eher
typisch für Menschen in einem weitaus höheren Lebensalter sind. Er war
enorm verspannt und hatte kaum ein Gefühl für seine körperlichen Grenzen. Es schien, als würde er seinen Körper unter dem Druck des Beliebt-
sein-Müssens permanent überfordern.

Irgendwie gelang es mir wohl, in diesem ersten Workshop eine ausreichende Balance zwischen Trost und Konfrontation zu finden, die es
Benedikt erlaubte, die Arbeit mit mir fortzusetzen. Trost und Konfrontation sind bis heute die zwei wesentlichen Merkmale unserer therapeutischen Beziehung geblieben. Diese Beziehung war von Beginn an eine
›therapeutische Fernbeziehung‹: Während des gesamten Zeitraums
lebte Benedikt immer mindestens ein paar hundert, manchmal auch ein
paar tausend Kilometer entfernt. Er kam mehrmals im Jahr zu mir nach

Berlin, um einige Stunden mit mir zu arbeiten, nahm verschiedentlich an Workshops teil und telefonierte im relativ regelmäßigen Abstand von drei bis vier Wochen mit mir. Sicher gab es dafür verschiedene, auch berufliche, Gründe. Ich hatte aber immer den Eindruck, dass er das ›idealisierte Bild‹ [Kohut], das er von mir geschaffen hatte, auf diese Weise schützen wollte und musste.

Als Körperpsychotherapeut war und bin ich es gewöhnt, mit dem körperlichen Ausdruck meiner Klienten zu arbeiten und ihnen zu helfen, sich selbst und ihre Geschichte durch und mit dem Körper zu verstehen. Benedikt wählte einen eigenen therapeutischen Weg, indem er seine intensive Meditationspraxis mit einer durch mich angeleiteten körperpsychotherapeutischen Arbeit verband und für die in beiden Feldern auftretenden Prozesse meine tiefenpsychologische Interpretationshilfe in Anspruch nahm. Ich brauchte einige Zeit, bis ich verstand, dass Benedikts körperliche Blockierungen so tief gingen, dass sie mit den in der Bioenergetischen Analyse zur Verfügung stehenden Instrumenten allein nicht erfolgreich beeinflussbar gewesen wären. Benedikt benötigte den Raum der meditativen Konzentration auf sich selbst, um sich seinem Körper in der richtigen Form und im richtigen Tempo annähern zu können. Da aber letztlich jeder Klient seinem eigenen Therapiepfad folgt, erlebte ich Benedikts Reise in die Innenwelt lange Zeit in der gelassenen Überzeugung, ihn dabei kompetent unterstützen zu können.

Laika veränderte dann allerdings einiges. Ich weiß nicht mehr genau, wann Benedikt mir das erste Mal von ihr berichtete, von den entsprechenden Bildern, Tagträumen und Visionen. Aber von diesem Moment an wurden Laikas Botschaften ein immer stärkerer Bestandteil der gemeinsamen Arbeit. Natürlich war ich fasziniert von dieser inneren phantasmatischen Welt, gleichzeitig aber auch nur wenig darauf vorbereitet. Meine therapeutischen Interessen und Qualifikationen beziehen sich vorrangig auf die Bioenergetische Analyse, die Bindungstheorie und die

Ich-Psychologie. Sie bilden einen klaren und gut strukturierten Rahmen für meine Arbeit. Die von Benedikt angebotenen Bilder waren jedoch ohne die Analytische Psychologie C.G. Jungs nicht interpretierbar. Außer einer großen Bewunderung für das Werk Erich Neumanns und der eher widerwillig akzeptierten Einsicht, dass Jungs ziemlich unstrukturiertes Persönlichkeitsmodell (mit Begriffen wie Anima, Schatten, Individuation und eben auch Archetypus) die menschliche Seele deutlich plausibler abbildet als das entsprechende freudianische Modell, war mir diese Form tiefenpsychologischen Verstehens recht unvertraut.

Sicherlich eine ungewöhnliche Situation. Benedikt, naturwissenschaftlich ausgebildet und bis zu diesem Zeitpunkt mit seinem kreativen Potenzial kaum vertraut, entdeckt und belebt überwiegend mithilfe der Vipassana-Meditation (die ja auch vorrangig andere Ziele verfolgt) seinen Körper und trifft dabei in seinem Inneren auf Bilder, Geschichten und Figuren, die dem kollektiven Unbewussten zugeordnet werden müssen und wohl nur selten in einer solchen Komplexität erlebt werden. Und für diese Reise sucht er sich einen Begleiter, der von dieser Welt kaum mehr weiß als er selbst. Vor diesem Hintergrund bin ich überzeugt, dass Experten der verschiedenen Fachrichtungen zu Recht jede Menge Einwände gegen dieses Buch vorbringen können. Vermutlich ist die unspirituelle Nutzung der Vipassana-Meditationstechnik ebenso wenig korrekt wie die im Buch auftauchenden ›jungianischen‹ Deutungen. Aber bekanntlich führt man auf Reisen nicht immer das perfekte Handwerkszeug mit sich. Man improvisiert, überbrückt und bastelt sich das Notwendige zusammen. Bei dieser ›Bastelarbeit‹ erwies es sich allerdings als sehr hilfreich, dass Benedikts Bilder eine solche Kraft ausstrahlen, dass sie fast selbsterklärend und deshalb leicht zu interpretieren sind. Laika, der alte Mönch ohne Namen, die Hexe Pudra und der Krieger Arkan leben wohl in jedem von uns. Obschon sie auch als fremd und gefährlich wahrgenommen werden können, sind uns diese Figuren irgendwie vertraut.

Von Karl Jaspers stammt der Satz »Ich bin nur mit anderen, allein bin ich nichts« [Jaspers]. Wenn es um menschliches Wachstum, um Individuation geht, ist der Andere notwendig, vielleicht sogar entscheidend. Beim Lesen dieses Buchs wird deutlich, dass es in Benedikt eine innere Stimme gibt, die viel von dem bewahrt hat, was ich mit Benedikt erarbeitet habe. Der Andere in Benedikts Erzählung – der Urheber der »Was würde Jens wohl sagen?«-Einschübe – bin ich ... und auch wieder nicht. Aus der Psychoanalyse ist bekannt, dass Lehranalysanden kaum etwas über ihre Lehranalytiker berichten können, da ihre Erinnerung an diese unlöslich an diejenigen Aspekte des Gedächtnisses gebunden ist, die zu einem Teil der eigenen Identität werden [Mehler]. Eine Erfahrung, die ich aus der Arbeit mit meinem Lehranalytiker unbedingt bestätigen kann. Wie fühlt man sich aber im umgekehrten Fall, wenn Eigenes zum Persönlichkeitsanteil eines Anderen wird? Wenn eigene Überzeugungen, Haltungen und Perspektiven von einem Klienten als Gerüst für dessen Persönlichkeitsentwicklung genutzt werden und Ausdruck in einem ›guten inneren Objekt‹ [Winnicott] finden? Selbstverständlich bin ich mir beim Lesen des Buches auch selbst begegnet und habe die damit wohl immer einhergehenden ›gemischten Gefühle‹ erlebt. Durch die Eigendynamik des guten Objekts habe ich mich aber sehr befreit gefühlt. Benedikt hat mir die Bedeutung gegeben, ohne die ein tiefgehender therapeutischer Prozess nicht stattfinden kann. Gleichzeitig hat er die therapeutische Beziehung kritisch reflektiert und genutzt. Nicht immer finde ich mich deshalb in den Anmerkungen wieder, die der von Benedikt verinnerlichte Jens – das Introjekt Jens – im Verlauf des Buches von sich gibt. Benedikts Geschichte ist ein eindrückliches Beispiel, wie therapeutische Bindungserfahrungen nicht zur unkritischen Übernahme einer vorgegebenen Ideologie führen, sondern den Klienten dabei unterstützen, seinen Kampf mit der eigenen Geschichte aufzunehmen.

Laika erzählt Benedikts Geschichte einer Selbstfindung, vielleicht auch einer Heilung. Solche Erzählungen sind im therapeutischen Kontext eher selten. ›Schattenmund‹ [Cardinal], ›Ich habe dir nie einen Rosengarten versprochen‹ [Green] und vielleicht auch ›Mars‹ [Zorn] sind beeindruckende, tiefgehende und manchmal auch traurige Zeugnisse der Auseinandersetzung mit sich selbst, der Selbstrettung der Seele mithilfe eines Anderen. Das Besondere an der vorliegenden Erzählung ist natürlich, dass sie aus der Perspektive eines Archetypus erzählt wird. Eine Erzählform, die mir bisher noch nicht begegnet ist, die es dem Leser aber ganz sicher leichter macht, Benedikts Lebensgeschichte zu begreifen. Und ihr einiges von der Schwere nimmt, die eben auch ein Teil von Benedikts Leben ist. Ich sehe in Laika ein Symbol für die enorme Heilkraft, die allen Menschen unabhängig von der Härte ihres Schicksals innewohnt und die uns immer wieder Hoffnung zu geben vermag.

Wie lebendig sind Archetypen in uns? Welche Erfahrungen der eigenen Geschichte und der Menschheitsgeschichte sind in ihnen gespeichert? Auch wenn es auf diese Fragen keine abschließende Antwort geben kann, weist dieses Buch doch auf das riesige Potenzial hin, das sich in der Auseinandersetzung mit dem Unbewussten erschließen lässt, um das eigene Selbst zu entfalten und zu verwirklichen.

Literatur

Cardinal, Marie: Schattenmund – Roman einer Analyse (rororo 1979)

Green, Hannah: Ich habe dir nie einen Rosengarten versprochen (Rowohlt 2000)

Jaspers, Karl: Einführung in die Philosophie (Piper Verlag 2004)

Kohut, Heinz: Narzissmus – Eine Theorie der psychoanalytischen Behandlung narzisstischer Persönlichkeitsstörungen (Suhrkamp Verlag 1976)

Lorenzer, Alfred: Intimität und soziales Leid – Archäologie der Psychoanalyse (Fischer 2016)

Lowen, Alexander: Der Verrat am Körper (Rowohlt 1983)

Mehler, Jacqueline Amati: Erinnerungen an Eugenio Gaddini. In: Jappe, G., Strehlow, B.: Das Ich ist vor allem ein körperliches (edition discord 1998)

Winnicott, Donald Woods: Familie und individuelle Entwicklung (Suhrkamp 1984)

Zorn, Fritz: Mars (Fischer Taschenbuch 1979)

Anmerkung des Autors

Alle Ereignisse, von denen Laika im Folgenden erzählt, beruhen auf tatsächlichen Begebenheiten in meinem Leben. Wer sich eingehender mit psychischen Entwicklungsprozessen auseinandergesetzt hat, weiß jedoch um die seltsam verschlungenen Wege der Seele: Zwar ist mittelfristig eine Hierarchie von Reifungsschritten deutlich erkennbar, die konkrete Abfolge der Einzelereignisse wirkt aber meist sprunghaft und inkohärent. Entsprechend habe ich den zeitlichen Ablauf mancher Geschehnisse verschoben, um den Text besser lesbar zu machen. Ansonsten verbürge ich mich für dessen Wahrhaftigkeit.

Für Rückmeldungen habe ich die Email feedback@benediktbech.com eingerichtet.

Mai 2018, Benedikt Bech

Am Anfang war fast nichts

Mein Name ist Laika, ich bin ein Hund und lebe in Benedikt Bechs Geist. Da die allerwenigsten von Euch schon einmal dort zu Besuch waren, habe ich Benedikt gebeten, im Internet nach einem realen Hund zu suchen, der mir ähnlich sieht:

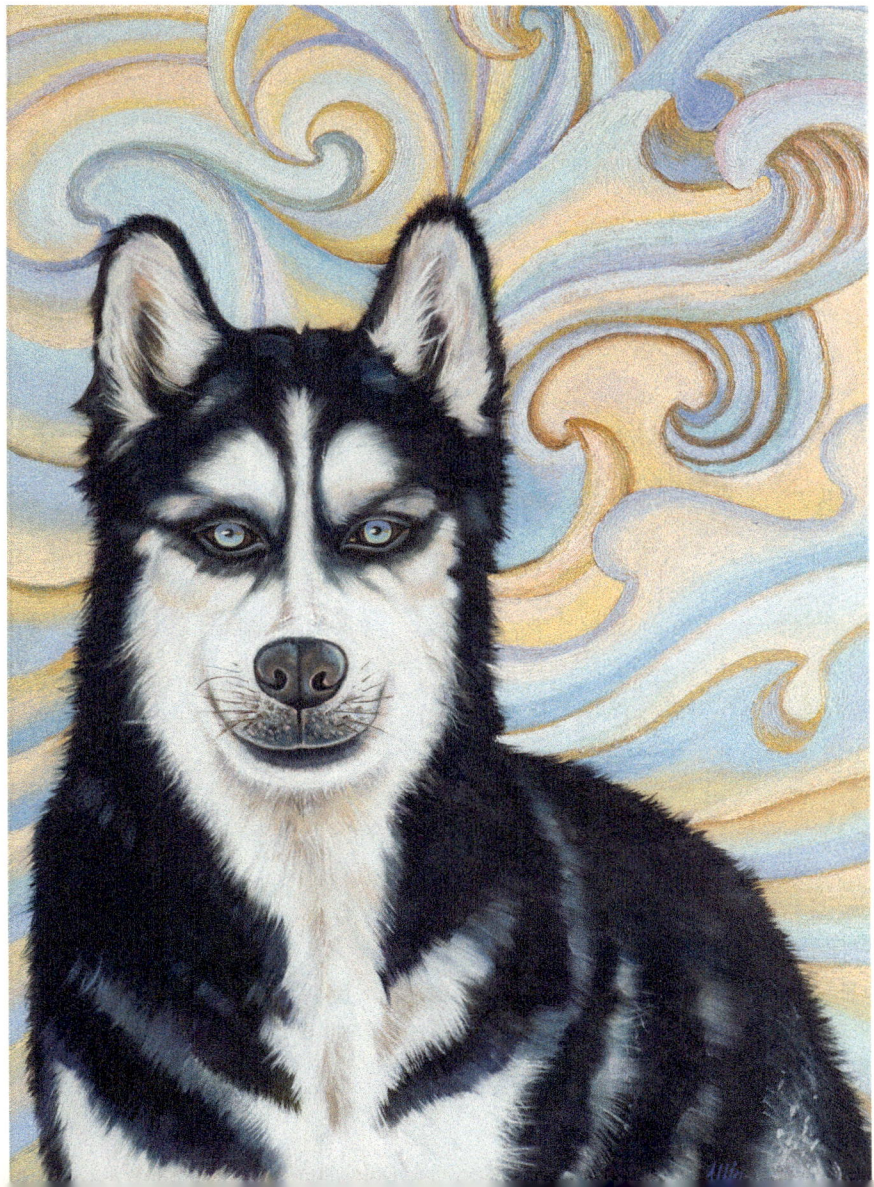

Wo lebe ich nun also? Ganz vereinfacht könnt Ihr Euch den Geist eines Menschen wie die Oberfläche einer Riesenportion schwabbeliger Götterspeise vorstellen. Zu Beginn eines Menschenlebens ist diese Fläche völlig eben und kann ganz frei schwabbeln. Erlebt ein Säugling eine Gefühlsregung wie Freude oder Wut, gerät die Götterspeise in Wallung und wird von der durchfließenden Gefühlsenergie mächtig durchgeschüttelt. Nach einiger Zeit ebbt das Gefühl ab, der Säugling beruhigt sich und die Götterspeise nimmt wieder ihre endlos-flache Oberfläche an. Bis das nächste Gefühl kommt ... und geht.

Ihr könnt Euch sicher denken, dass es auf Dauer nicht besonders geschickt ist, wenn bei jeder emotionalen Regung der gesamte Geist ins Wackeln gerät. Schließlich soll der Mensch später in der Lage sein, konzentriert ein Buch zu lesen oder sein Auto bei 200 Stundenkilometern stabil auf der Überholspur zu halten, ohne von jedem Furz im Inneren aufgeschreckt zu werden. Dafür hat sich die Natur einen cleveren Mechanismus ausgedacht: Mit zunehmender Lebenserfahrung bilden sich über der Grundfläche des Geistes kleine künstliche Podeste, wie Bootsstege an einem See. Über ein ausgeklügeltes Federungssystem sind die Podeste an den Urgrund angebunden. So wird auf ihnen das Erleben gedämpft, wenn unten in der Götterspeise mal wieder eine mitreißende Emotion vorbeizieht. Auf den Podesten schwingen sich wiederum neue Podeste empor, die allesamt durch Federn flexibel miteinander verbunden sind. Mit zunehmender Reifung des menschlichen Geistes entsteht so ein unglaublich kompliziertes System aus geistigen Ebenen, Zwischenebenen, Treppenhäusern, Seilen und Falltüren – ein hinreichend stabiles, aber dennoch flexibles Geistgebäude, das sich nahezu beliebig verändern und erweitern lässt. Und in den allerobersten Geschossen dieses Gebäudes kann dann das entstehen, was *Bewusstsein* genannt wird: ein einigermaßen konstantes Welterleben, das nicht permanent durch die Impulswellen in der Götterspeise abgelenkt wird. In

Eurer äußeren Welt lässt sich dieser Trick am besten mit der Federung eines Autos vergleichen. Wenn Ihr mit einem luxuriösen BMW über einen Feldweg fahrt, fallen Euch die Unebenheiten des Untergrunds fast gar nicht auf, weil die Stoßdämpfer alle Stolpersteine absorbieren. So entsteht für alle Insassen die Illusion eines glatten, festen Untergrunds. Auch das Bewusstsein erscheint angesichts der sorgsam ausgetüftelten Dämpfung ziemlich fest. Aber letztlich verkennt das die wahre Natur des Geistes, seine unendlich-bewegliche Götterspeisenoberfläche.

Vielleicht fragt Ihr Euch jetzt, wer ganz am Anfang die allerersten Podeste baut. Gute Frage! Hier kommen meine Freunde und ich ins Spiel. Der kreative Seelenforscher C.G. Jung hat uns den Namen *Archetypus* verpasst. Wir Archetypen sind gewissermaßen die Serienausstattung des menschlichen Geistes. Eine Kollektion von Grundfähigkeiten und -bedürfnissen, die jedem menschlichen Wesen eigen ist. Über unzählige Menschengenerationen haben wir uns als Startformation im Geist etabliert. Wir leben auf der Grundfläche des Geistes und surfen auf den Gemütswellen der Götterspeise. Dank jahrtausendelanger Surfpraxis reißt uns keine noch so starke Emotion vom Brett. Die meiste Zeit verbringen wir im Untergrund des Geistes, von wo aus wir dafür sorgen, dass alle zur menschlichen Entwicklung gehörigen Reifungsprozesse zur rechten Zeit einsetzen und nach Plan verlaufen. Manchmal tauchen wir aber auch im Bewusstsein des Menschen, dessen Geist wir bewohnen, auf - zum Beispiel wenn er im Drogenrausch oder mithilfe einer Meditationstechnik einen Schleichweg in die Urgründe seines Geistes entdeckt.

Obwohl unsere archetypischen Fähigkeiten universell sind und jedem Menschen gleichermaßen zur Verfügung stehen, werden wir vom Bewusstsein als höchst individuelle, zum jeweiligen Menschen passende Figuren wahrgenommen. Leider kann ich nur von den Ar-

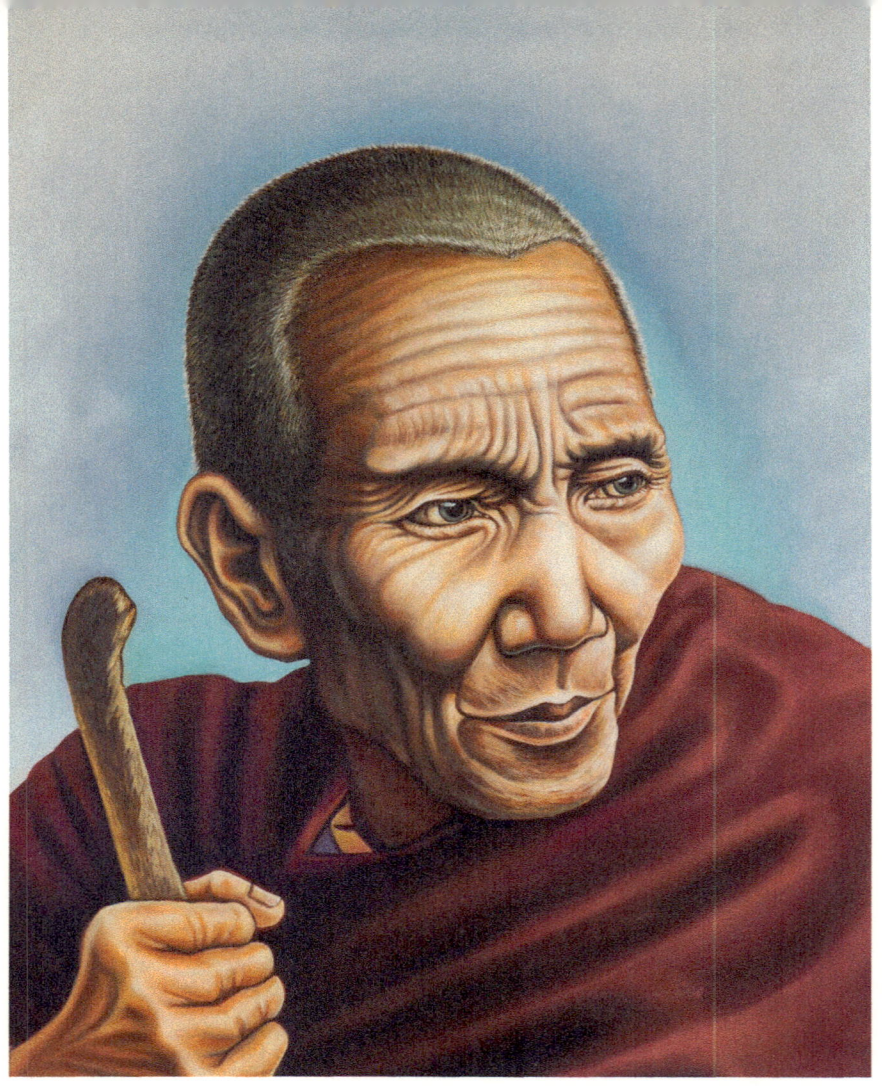

chetypen in Benedikts Geist berichten, da es mir bisher noch nicht vergönnt war, Bekanntschaft mit den Archetypen anderer Menschen zu machen. Doch auch hier sind wir schon ein ganz illustrer Kreis. Kleine Vorstellungsrunde gefällig? Da wäre zuallererst der alte Mönch ohne Namen zu nennen. Er ist unser Boss und steht für den Erfahrungsschatz großer Weiser aus unzähligen Generationen. Voll gleichmütiger Anteilnahme begleitet er Benedikts Leben. Er mischt sich wenig ein und tritt nur in Erscheinung, wenn er um Rat gefragt wird oder die Hütte lichterloh brennt. Benedikt hat ein klares inneres Bild vom alten Mönch ohne Namen: ein zierlicher alter Mann mit kurzgeschorenem grauem Haar und einer rotbraunen Mönchsrobe, der mit einem langen Wanderstab in der Hand am Ufer eines Bergsees steht und zufrieden nach oben in Richtung Kamera blickt.

Dann gibt es Pudra die Hexe – ein uraltes, runzeliges Weiblein:

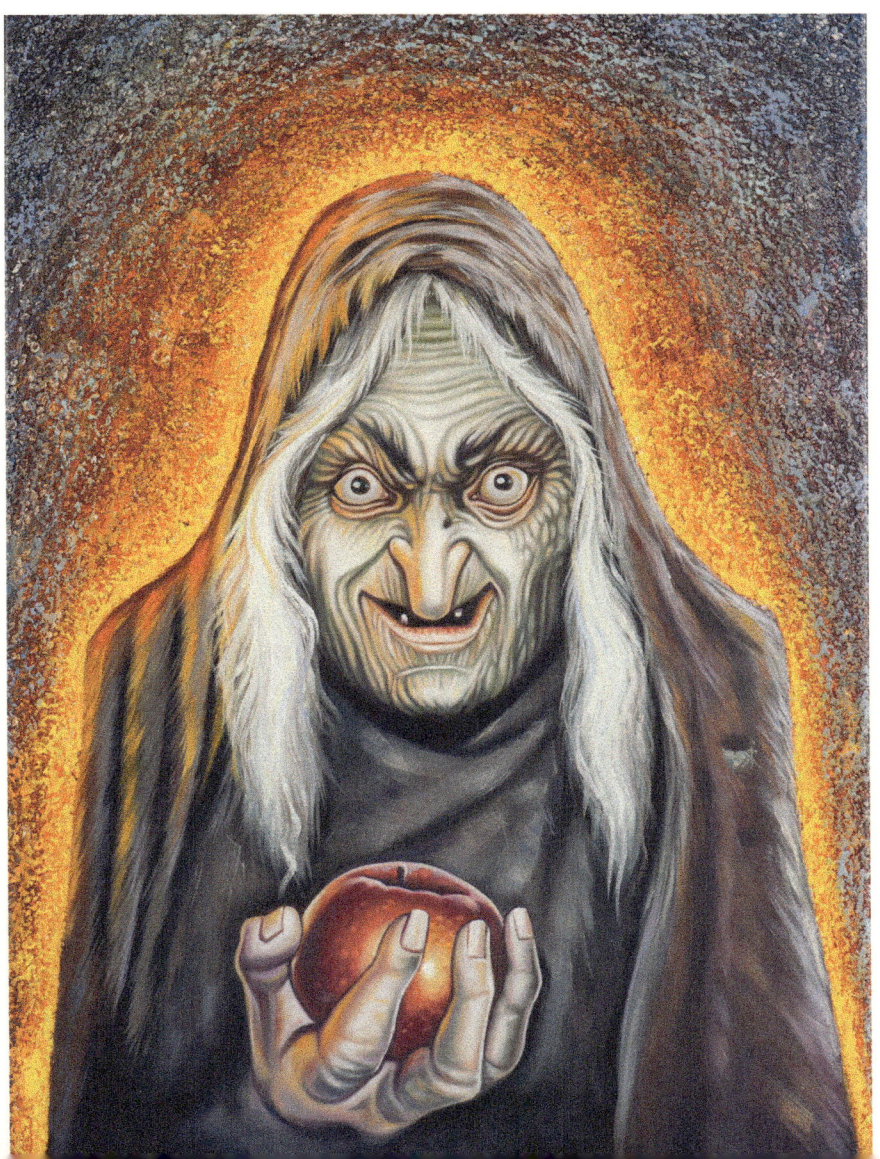

Mit gekrümmtem Rücken und Krückstock humpelt Pudra in Benedikts Geist herum, stets auf der Suche nach Gelegenheiten, die bestehende Ordnung zu torpedieren. Ursprünglich entstammt Pudra dem Dunstkreis von Gaia, der archetypischen Urmutter des Menschengeschlechts. Im Gegensatz zur zugewandt-bewahrenden Mutter eines Kleinkindes hat sie sich aber auf die magisch-dunkle Seite der Mütterlichkeit verlegt. Alles und jeder, der nicht bei drei auf den Bäumen ist, wird von ihr ohne Vorwarnung mit einem schicksalsträchtigen Zauberspruch belegt.

Pudras Gegenpart auf männlicher Seite ist Arkan der Krieger. Mit seinem Mut, seinem zähen Willen und seiner unbändigen Körperkraft unterstützt er Benedikt darin, sich im Leben tatkräftig zu behaupten. Bei Arkans erstem Auftauchen brachte Benedikts Bewusstsein ihn mit dem Wrestler Hulk Hogan in Verbindung. Ich finde zwar, dass diese Identifikation etwas kurios und Arkans Fähigkeiten nicht vollauf angemessen ist. Aber wir Archetypen können uns eben nicht aussuchen, in welcher konkreten Gestalt wir auftauchen.

Und dann gibt es noch mich, Laika den Hund. Meine Aufgabe besteht darin, Benedikt während seines ganzen Lebens als treue Begleiterin zur Seite zu stehen. Offenbar haben meine realen Artgenossen diese Aufgabe über die Jahrtausende so erfolgreich für so viele Menschen erledigt, dass wir diesen Platz im Repertoire des menschlichen Geistes fest abonniert haben.

Im besten Fall ist so ein Archetypenleben ziemlich entspannt. Tief im Inneren des Geistes surfen Archetypen von morgens bis abends auf den herrlich fetten Götterspeisewellen. Hin und wieder muss mal der eine, mal der andere in den Vordergrund treten und seine Fähigkeiten zur Verfügung stellen, damit der Mensch, in dessen Geist sie leben, zu seiner vollen Pracht heranreifen kann. Danach ist

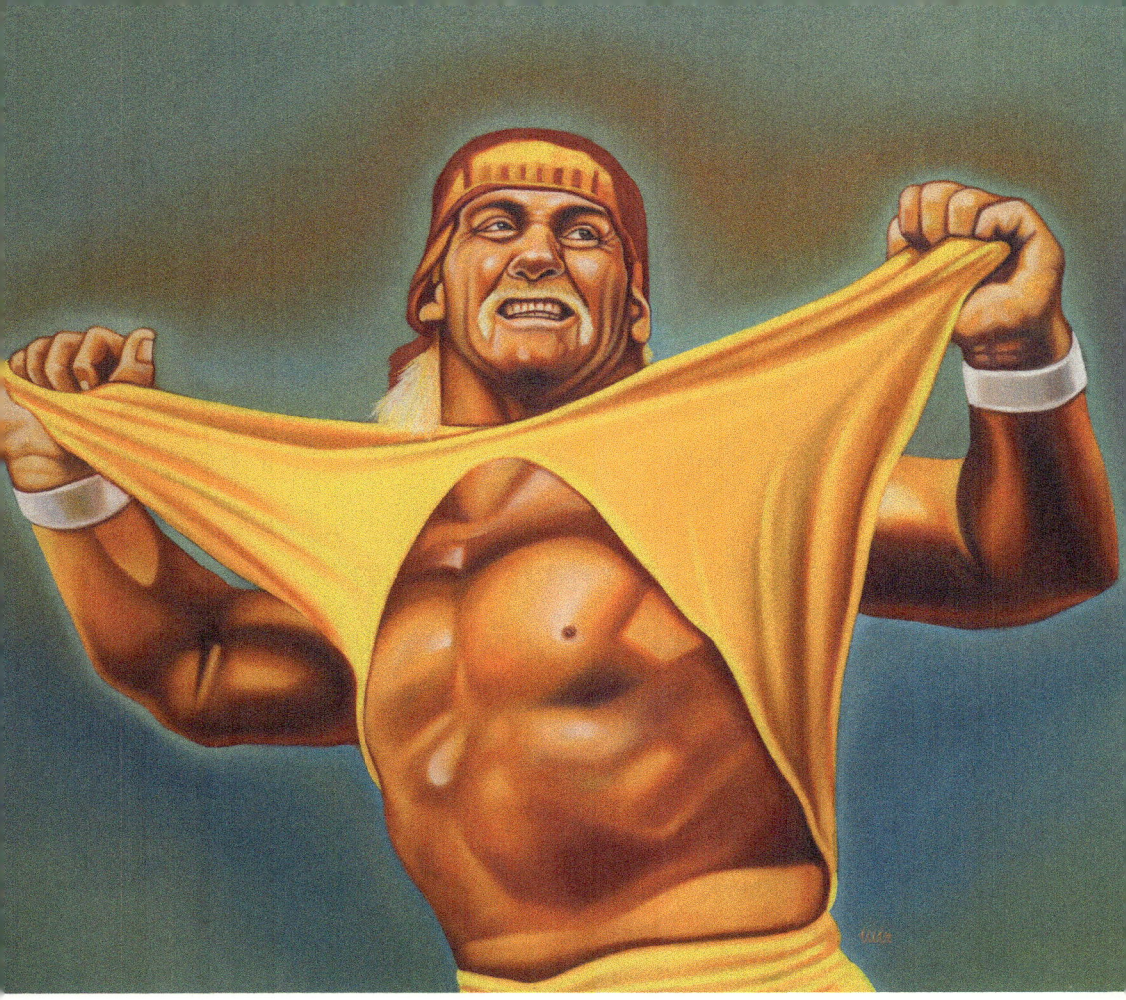

wieder Surfen und gepflegtes Abhängen angesagt. Bei Benedikt lief die Sache jedoch von Anfang an gehörig schief. Ein archetypisches Worst-Case-Szenario sozusagen. Benedikts reale Mutter war psychisch sehr krank und nicht in der Lage, ihrem neugeborenen Sohn Geborgenheit und eine sichere Anbindung zu gewähren. Turmhohe Wellen der Angst, des Hasses und der Einsamkeit peitschten durch den Geist des hilflosen Jungen. Und nicht einmal der notdürftigste Rettungsanker zum Festhalten in Sicht. Je dringlicher der kleine Benedikt um Hilfe schrie, desto verzweifelter wurde seine Mutter. Als die Lage so weit eskalierte, dass Benedikts Mutter die Kontrolle über sich zu verlieren drohte und von ihrem Mann nur mit größter Mühe daran gehindert werden konnte, den um sein Leben brüllenden Säugling gegen eine Wand zu schleudern, rief uns der alte Mönch ohne Namen zusammen. »Meine Freunde, leider läuft die Sache hier ziemlich aus dem Ruder«, sprach er. »Benedikts Mutter ist offenbar nicht in der Lage, ihrem Sohn ausreichend äußere Sicherheit zu bieten, bis dieser ein stabiles eigenes Bewusstsein entwickelt hat. Wenn wir nichts unternehmen, wird Benedikt den morgigen Tag nicht überleben.«

Was tun? Der Notfallplan des alten Mönchs klang wie ein Ding der Unmöglichkeit: Mit seinen kraftstrotzenden Armen sollte der Krieger Arkan einen winzigen Teil der Geistesoberfläche emporheben und so den wild tosenden Wellen unzugänglich machen! Auf dieser geschützten Geistinsel würde Benedikt dann eine vermeintlich nachhaltige Bewusstseinsstruktur aufbauen können, ohne auch nur im Geringsten zu ahnen, dass sein Bewusstsein nicht von natürlich gewachsenen Geistfedern ausbalanciert wird, sondern von Arkans eiserner Willenskraft. Pudra wurde mit der Aufgabe betraut, anstelle von Benedikts völlig überforderter Mutter als innere Amme zu fungieren und sich der dringlichsten Bedürfnisse des kleinen Benedikts anzunehmen. Wir alle wussten, dass dies nicht gerade die Idealbesetzung war - schließlich war Pudra eine böse Hexe! Aber uns blieb keine Wahl: Sie war der einzige Archetypus in unserem Team, der einen (wenn auch sorgfältig unter Verschluss gehaltenen) Kern von Mütterlichkeit in sich trug. Pudra war es zwar höchst peinlich, sich plötzlich von solch einer zarten Seite zeigen zu sollen. Doch sie sah die Not dieses kleinen Menschenkindes, und sie sah die Aussichtslosigkeit der Lage. Also vereinbarten wir, dass sie sich niemandem als Amme zeigen müsse außer dem Säugling, um so in der Archetypenwelt ihren Ruf als verruchte Hexe wahren zu können. Meine eigene Aufgabe war die undankbarste von allen: Ich hatte nichts zu tun. »Benedikt wird lange Zeit nicht in der Lage sein, seinen eigenen Weg zu gehen, weil er keine Anbindung an seinen Wesenskern hat«, erklärte mir der alte Mönch ohne Namen. »Spar dir also deine Kräfte auf, bis die Zeit reif ist und Benedikt sich auf die Reise zu sich selbst macht. Das kann fünfzehn Jahre dauern oder vielleicht auch vierzig Jahre. Dir bleibt im Moment nur, dich in Geduld zu üben und im rechten Moment hellwach zu sein.«

Nachdem der alte Mönch ohne Namen seine Rede beendet hatte, war uns allen schwer ums Herz. Natürlich sahen wir die dringende Notwendigkeit, etwas zu unternehmen. Aber würde das wirklich klappen, eine künstliche Insel des Bewusstseins? Selbst die Bärenkräfte eines Arkan würden nicht genügen, um die Insel dauerhaft in der Luft zu halten! Was, wenn Arkan irgendwann ans Ende seiner Kräfte käme und zusammenbräche? Und wer übernähme Arkans Rolle, wenn dieser in seiner Funktion als Krieger gefordert wäre? Der alte Mönch ohne Namen meinte lapidar: »Jetzt ist jetzt, später ist später. Ich sehe keine andere Möglichkeit. Lasst uns darauf vertrauen, dass es funktioniert.«

So nahm das Leben des kleinen Benedikt seinen Lauf.

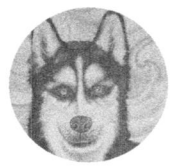

Ein Leben hinter
unsichtbaren Gittern

Und so wuchs der kleine Benedikt ohne eine verlässliche Anbindung an seine Mutter und ohne Verbindung zum Urgrund seines Geistes auf. Getragen von seiner eigenen Willenskraft in Person des Kriegers Arkan. Benedikts sich rasant entwickelndes Bewusstsein hatte einen seltsamen Rand, über den er um keinen Preis treten durfte, weil er sonst an Arkan vorbei in die Tiefe gestürzt wäre. An den Rändern seiner Bewusstseinsinsel hatten wir unsichtbare Barrieren errichtet, wie elektrische Zäune an einer Kuhweide. Immer, wenn Benedikt dem Rand bedenklich nahe kam, erstarrte sein gesamter Körper und verhinderte jede weitere Bewegung, bis sein Bewusstsein wieder auf sicheres Terrain zurückgefunden hatte.

Erstaunlicherweise bekam der heranwachsende Benedikt fast nichts von den dramatischen Ereignissen in seinem Inneren mit. Für ihn fühlte sich alles ganz normal an, schließlich hatte er es nie anders kennengelernt. Wer sein Leben lang ohne Zugang zur inneren Quelle verbracht hat, verspürt keinen Durst mehr danach. Auch das körperliche Erstarren nach versehentlichen Ausritten ins Grenzgebiet der Insel hatte sich sehr bald in Benedikts Unbewusstes verlagert und wurde von uns Innenbewohnern so routiniert abgewickelt, dass Benedikt selbst überhaupt nichts davon mitbekam. Mögliche körperliche Nebenwirkungen wie Zittern oder Gleichgewichtsstörungen unterdrückten die Kollegen aus der Muskelabteilung im Keim. Auch Benedikts geistige Entwicklung zeigte keine besorgniserregenden Abweichungen - er war in jeder Hinsicht ein ganz normales, aufgewecktes Kerlchen. Der Plan des alten Mönchs ohne Namen schien tatsächlich aufzugehen!

Wer genau hinsah, konnte dennoch Spuren des Unglücks entdecken. Beispielsweise hatte Benedikt schon als kleines Kind damit begonnen, seine Fingernägel abzukauen: Nicht nur die Nägel, sondern auch die Haut drum herum zerbiss er bis aufs Fleisch. Als wir den alten Mönch ohne Namen fragten, wie wir auch dieses verdächtige Symptom kaschieren könnten, entgegnete dieser: »Lasst den Jungen machen. Durch den Schmerz lernt er zumindest auf einer ganz groben Ebene, seinen Körper zu spüren. Die Menschen in Benedikts Umfeld werden das Kauen vermutlich als schlechte Angewohnheit abtun, ohne die Tiefe seiner Not zu erkennen.« Und so war es dann auch tatsächlich. Benedikts Eltern versuchten zwar regelmäßig, ihm das Nägelkauen abzugewöhnen. Aber sie verstanden nie Benedikts eigentliches Bedürfnis hinter dem Kauen: den Körper aufbeißen, damit die Spannung aus dem Inneren abfließen kann. Selbst Benedikt ahnte damals nichts von diesem Bedürfnis. Er entdeckte es erst viel später bei seinen Reisen nach innen.

Als Benedikt zum Jugendlichen heranreifte, begann unsere Strategie erste Verschleißerscheinungen zu zeigen. Die Pubertät ist ja schon für ›normale‹ Menschen eine saftige Hausnummer. Benedikt musste sich mit neuen Anforderungen, neuen Bedürfnissen und neuen Freiräumen arrangieren. Da wurde es für uns Geistbewohner immer aufwendiger, Benedikts Aktionsradius auf seine sichere Bewusstseinsinsel zu beschränken. Alle naselang knallte er in den Begrenzungswall, und wir mussten ihn unter großen Mühen in sicheres Geistgebiet zurückzerren. Um den pubertären Impulsen Einhalt zu gebieten, schütteten wir immer neue Schutzwälle aus Muskelspannung und Gefühlsabwehr auf. Davon verkrampfte sich Benedikts Körper zunehmend. Benedikt selbst fand für dieses Problem eine naheliegende Abhilfe: intensive sportliche Betätigung bis zur vollständigen Erschöpfung. Tennis total bei 35 Grad Sommerhitze, Tausendmeterläufe bis zum Umkippen, Sportabitur, ... Immer wenn er seinen Körper bis zum Maximum auslaugte, erlebte Benedikt im Anschluss ein kurzes Gefühl befreiten Loslassens. Dieser Moment der Entspannung war ihm die ganze Mühe wert – zumal er durch seine sportlichen Erfolge auch gehörig Anerkennung erntete.

Dank des Sportventils gelang es Benedikt, die wachsende Körperspannung in sein Bewusstsein aufzunehmen, ohne weiter Verdacht zu schöpfen. Zu dumm nur, dass er uns Innenwesen das Leben doppelt schwer machte mit seiner Strategie! Je näher er sich nämlich an den Rand der Erschöpfung trieb, desto größer wurde die Gefahr, von der Bewusstseinsinsel zu stürzen. Also türmten wir eine Schutzmauer nach der anderen auf, um Benedikts Bewusstsein stabil zu halten. Die von unseren Absicherungsmaßnahmen ausgehende Spannung trieb Benedikt wiederum zu erneuten sportlichen Höchstleistungen. Ein Teufelskreis. Vor allem Arkan war zu dieser Zeit elend zumute. Es schien ihm unfair, dass er seine ganze Kriegerenergie dafür aufwenden sollte, gegen Benedikts natürliche Entwicklungsrichtung anzukämpfen und dabei sogar dessen körperliche Unversehrtheit aufs Spiel zu setzen. Dabei hätte er Benedikt so viel lieber bei den Raufereien mit Klassenkameraden unterstützt oder ihm geholfen, die Mädchen in der Schülerdisko zu beeindrucken! Der alte Mönch ohne Namen hörte sich Arkans Bedenken aufmerksam an. »Die Zeit ist noch nicht reif für ein Absenken der Insel«, gab er zur Antwort. »Wir müssen damit leben, dass es scheinbar in die falsche Richtung geht. Lasst uns hoffen, dass sich bald eine Schleuse auftut, durch die Benedikt zurück in den Strom des Lebens gelangt.«

Auf der körperlichen Ebene wurde schnell deutlich, wie falsch die Richtung war, die Benedikt eingeschlagen hatte. Schon mit achtzehn Jahren wurde bei ihm ein Bandscheibenvorfall im Lendenwirbelbereich diagnostiziert. Statt jedoch die muskuläre Überspannung als Ursache dafür zu erkennen, führten die Ärzte den Vorfall auf eine zu schwache Rückenmuskulatur zurück. Also verdonnerten sie Benedikt zu einem intensiven Muskelaufbautraining. Arkan traute seinen Ohren nicht, als er davon hörte. Da war er Tag und Nacht im Dauereinsatz, um Benedikts Bewusstsein gegen Heerscharen muskulärer Überreizung zu verteidigen, und nun spielten die Ärzte seinen Gegnern auch noch in die Karten! Benedikt selbst kam der Aufforderung natürlich gerne nach, im disziplinierten Auftrainieren war er schließlich ein Profi. Dieses Mal hatte er sogar einen ärztlichen Segen, um sich weiteren Körperstrapazen zu unterziehen.

Nach dem Abitur warteten wir ungeduldig darauf, dass Benedikt endlich bei seinen Eltern ausziehen und mit dem Studium in einer etwa 200 Kilometer entfernten Stadt ein neues Lebenskapitel aufschlagen würde. Wir hatten die vage Hoffnung, dass dann endlich das Kämpfen ein Ende hätte. Aber weit gefehlt! Irgendwann in den Jahren zuvor hatte sich in Benedikts Ohr ein Floh festgesetzt. In seinem Gepäck trug der Floh das haltlose wie verführerische Versprechen, dass Benedikt seine Mutter von ihrer inneren Not erlösen könnte, wenn er sich als perfekter Mustersohn erweisen würde. Folgerichtig erschien es Benedikt am vielversprechendsten, alle Erwartungen seiner Eltern (besser noch: seines gesamten Umfelds) tadellos zu erfüllen (besser noch: übererfüllen). Die Mustersohn-Strategie erwies sich leider als wohnortunabhängig: Bei seinem Auszug machte Benedikt keinerlei Anstalten, den Floh im Haus seiner Eltern zurückzulassen und in seinem Ohr Platz für originellere Flohversprechen zu schaffen. Und so waren wir auch beim Erstsemesterstudenten Benedikt mit großem Ehrgeiz und höchster Akribie konfrontiert. Sei es an der Universität oder im Sport - er spornte sich zu immer neuen Bestleistungen an. Dabei kann ich Euch gar nicht sagen, wer Benedikt diesen Mustersohn-Floh ursprünglich ins Ohr gesetzt hatte. Von uns Archetypen kam die Idee ganz sicher nicht. Irritierend war vor allem, dass Benedikts Eltern nicht mit der erhofften

Wertschätzung auf die Bestleistungen ihres Schützlings reagierten. Im Gegenteil schienen sie von dessen Getriebenheit nach Erfolg eher besorgt als erfreut zu sein. Trotz anfänglicher Enttäuschung hatte das Benedikt aber nicht von seiner irrigen Annahme abgebracht, wonach er sein Leben am besten meistern würde, wenn er alle äußeren Anforderungen möglichst perfekt erfüllte. Irgendwann war das Konzept zum einsamen Selbstläufer geworden.

Wen wundert, dass solch ein unausgewogenes Selbstbild über kurz oder lang in einer realen Lebensschieflage mündete? Bald tauchten auch in Benedikts Bewusstsein erste Zweifel an seinem Masterplan auf. Schon in seinem ersten Studienjahr hatte er sich zu einem Psychotherapeuten in Behandlung begeben, nachdem ihm seine Großmutter den Tipp gegeben hatte, dass er damit vielleicht sein lästiges Fingernägelkauen loswerden könne. Am Ende der ersten Sitzung hatte der weitsichtige Therapeut auf zugewandte Weise rückgemeldet, dass er Fingernägelkauen als das kleinste von Benedikts Problemen ansehe. Die Rückmeldung gab Benedikt auf merkwürdige Weise Zuversicht. Er beschloss, diesem Menschen genauer Gehör zu schenken. Zwar erwies sich diese erste Phase therapeutischer Begleitung als nicht besonders ergiebig, da Benedikt mehr auf Selbstoptimierung denn auf Selbsterkenntnis bedacht war. Zudem kam der Therapeut nach nur einem Jahr der Zusammenarbeit sehr überraschend ums Leben. Doch in seiner Obhut waren bei Benedikt zarte Knospen der Einsicht getrieben, dass er bisher ein paar wesentliche Dinge im Leben übersehen hatte. Durch einen minikleinen Spalt hatte er einen raschen Blick auf ein düsteres Geheimnis in seinem Inneren erhascht. Der erste Kinderschritt in Richtung Aufgeben und Neubeginn war getan.

Ein weiteres Einsichtsfenster öffnete sich nach Benedikts Vordiplom - das er natürlich in Rekordzeit und mit Bestnoten absolvierte.

Mittlerweile war er Stipendiat einer Hochbegabtenförderung und hatte auch sonst maximale Anerkennung von außen erfahren. Mit einem perfekten Physikvordiplom in der Tasche, einer bildhübschen Freundin an seiner Seite und vergleichsweise viel Geld auf dem Konto stand Benedikt nun da in seinem Leben und wusste nicht mehr weiter. Er hatte ziemlich alles erreicht, was er sich vorgenommen hatte und man von einem Menschen seines Alters erwarten konnte. Dennoch stellte sich kein Gefühl von Befriedigung ein. Noch nicht einmal Erleichterung. Alles, was er spürte, war Sorge. Sorge darüber, die folgenden Hürden nicht überspringen zu können.

Bei all dem hektischen Erreichenmüssen wurde das Fingernägelkauen natürlich nicht weniger. Im Gegenteil gesellte sich pünktlich zum Vordiplom ein weiteres Kuriosum zu Benedikts Symptomblumenstrauß: Immer wenn er vor einer Gruppe sprechen sollte, wurde er von unerklärlichen Panikattacken überfallen. Bis zu diesem Zeitpunkt war Benedikt als höchst kompetenter und eloquenter Redner in Erscheinung getreten. Umso befremdlicher wirkte es auf die Zuhörer, als der bis dahin für seine Vorträge geschätzte Benedikt plötzlich am ganzen Leib zitternd und von Weinkrämpfen geschüttelt vor ihnen stand und nicht ein noch aus wusste. Aber wir Archetypen hatten die Grenze des Machbaren erreicht. Mittlerweile hatte sich die innere Anspannung so hoch in Benedikts Geist aufgetürmt, dass wir nicht mehr alle emotional belastenden Situationen im Versteckten regulieren konnten. Das Lampenfieber, das beim öffentlichen Sprechen ganz natürlich auftaucht, löste eine solche Paniklawine in Benedikts Innerem aus, dass alle Dämme brachen und er gen Abgrund taumelte.

Unmittelbar nach dem ersten Auftauchen dieser Anfälle waren auch meine Freunde und ich gehörig in Panik geraten. Die Sorge, dass der Plan des alten Mönchs ohne Namen nun doch außer Kontrolle geraten könnte, versetzte uns in höchste Alarmbereitschaft. Als wir jedoch eines Abends den alten Mönch um Rat fragten, lächelte dieser zu unserem Erstaunen fröhlich und sagte: »Eine Rampensau mit Bühnenangst, das ist doch mal eine originelle Mischung! Da hat sich Benedikts Psyche einen feinen Schachzug ausgedacht, um dem Jungen weitere Irrwege zu ersparen. Zwar ist er mit der aktuellen Situation ziemlich ratlos. Nun kommt er aber nicht mehr umhin, alte Brücken abzubrechen und sich auf den Weg zu neuen Ufern zu machen.« In der Tat hatte die Redeangst Benedikt einen dicken Strich durch seine Lebensrechnung gemacht. Plötzlich war er mit einem nach außen sichtbaren Makel auf seinem ansonsten so lupenreinen Selbstbild konfrontiert. Ein Makel, der sich nicht mal so eben wegwischen ließ.

Als angehender Physiker war Benedikt natürlich bestens mit dem Prinzip von Ursache und Wirkung vertraut. Und so zog er zum ersten Mal ernsthaft in Erwägung, dass seine Herangehensweise ans Leben ihn nicht zum erwünschten Ziel führen könnte. Zwar konnte Benedikt zu diesem Zeitpunkt nicht benennen, was sein Ziel war. Doch er war weit genug gelaufen, um zu wissen, was nicht sein Ziel war.

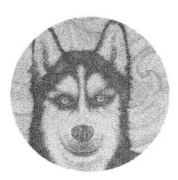 # Die Wunden der Wanderjahre

So wagte Benedikt zum ersten Mal den Absprung vom dahinrasenden Lebenszug, dessen Fahrtrichtung ihm nicht mehr behagte. Aber auch Springen – und vor allem das darauf folgende Landen – will gelernt sein! Da ist es nicht weiter verwunderlich, dass Benedikt beim ersten Versuch nicht dort landete, wo wir ihn alle gerne gesehen hätten, nämlich auf dem Boden seiner selbst. Vielmehr zog er sich, nachdem er seine Verkleidung als Hochleistungsphysiker abgelegt hatte, einfach eine neue, vielversprechendere Verkleidung an: Benedikt der *easy-going Traveller* war geboren. Mit demselben nach außen gezeigten Enthusiasmus und mit derselben Perfektion wie bisher begann er, die Welt zu bereisen und dabei so entspannt wie möglich rüberzukommen.

Statt Physikformeln erklomm Benedikt nun die Gipfel der Rocky Mountains. Schließlich gehörten waghalsige Klettertouren und ausgiebiges Bergsteigen mit schwerem Gepäck ins Standardrepertoire seines neuen Selbstbildes. Im Rahmen eines universitären Austauschjahres in Kanada bekam er ausreichend Gelegenheit, sich weitere Accessoires für seinen Traveller-Lebensentwurf zuzulegen, zum Beispiel Bodybuilding, ausschweifende Partynächte und Verführungskünste, vor denen Casanova seinen Hut ziehen würde. All diese Aktivitäten dienten letztlich nur einem Zweck: Benedikt wollte sich selbst beweisen, dass er ein netter Kerl ist, der von anderen Menschen gemocht und angenommen wird. Jeder Beweisversuch kitzelte jedoch unweigerlich an Benedikts frühen Lebenserfahrungen, die dann hektisch ihre Köpfe hoben und uns eindringlich vor einer erneuten Ablehnung warnten. Benedikt selbst durfte von diesem Aufruhr natürlich nichts mitbekommen. Was blieb uns also anderes übrig, als weitere Schutzmauern aufzuschütten? So führte jede neue Bekanntschaft Benedikt nicht zur erhofften Ankunft, sondern verstärkte im Gegenteil seine Sehnsucht nach Angekommensein nur noch mehr. Auf jeden neuen Reisekick folgten ein Gefühl von Leere und die nimmer müde werdende Hoffnung, dass im nächsten Land alles besser würde. Der nächste Teufelskreis war geboren.

In den allermeisten Fällen ging es Benedikt nicht wirklich um die Menschen, auf die er traf. Vielmehr verlangte sein fragiles Selbstkonzept in regelmäßigen Abständen nach einer Rückversicherung, dass die ›Benedikt macht sich beliebt‹-Prozedur fehlerfrei funktioniert. So spielte er über die Jahre überzeugend einen ganzen Zoo von Rollen, die andere Menschen ihm zugedacht hatten – nur um im Gegenzug ein Gefühl des Gemochtwerdens einzufahren. Angesichts seiner Verwicklungen in diesem Rollengewirr stand er mächtig unter Druck. Tagein tagaus eine extreme Rastlosigkeit und innere Unruhe. Kaum ein Moment, in dem er einfach mal innehielt. Stets war Benedikts Terminkalender bis zum Anschlag gefüllt mit Verabredungen, Reisen und anderen aufreibenden Aktivitäten. Solange er sich auf rein geistigem Gebiet betätigen und den Kontakt zu seinem Körper abschneiden konnte (zum Beispiel bei mathematischen Berechnungen), legte er eine erstaunliche Konzentration an den Tag. Sobald aber die reale Welt ins Spiel kam, war seine fehlende innere Mitte mit Händen zu greifen.

Kein Wunder, dass Benedikts Defizite nun auch zum ersten Mal ganz unverblümt in Erscheinung traten. Zum Glück nur gegenüber seiner damaligen Freundin, mit der er eine zwar konfliktreiche, aber auch sehr vertrauensvolle Beziehung führte. Nach einer vielversprechenden Anfangszeit war Benedikt schnell ans Ende seines Beziehungslateins – bestehend aus Verführungskünsten und Befriedungsstrategien – gekommen. In den Wirren des anschließenden Beziehungsalltags verlangte seine Freundin ihm mehr Konfrontation ab, als es seine bis dahin entwickelten Fähigkeiten zuließen. Dank seiner Therapieerfahrung war Benedikt zwar meist in der Lage, seine erlebbare Gefühlswelt detailliert vor anderen Menschen auszubreiten, ohne an die Grenzgitter seiner Bewusstseinsinsel zu stoßen. Aber in der brisanten Akutsituation eines Beziehungskonflikts, wenn seine Angst vor einem Beziehungsende und sein Unmut gegenüber seiner Freundin schonungslos aufeinanderprallten, rannte er unweigerlich in vollem Tempo gegen den Absperrungszaun. Nichts zu machen: Wir mussten ihn auf die harte Tour ausbremsen. Gerade wenn Benedikt in einem Streitgespräch das Wort ergreifen wollte, froren plötzlich seine Gesichtszüge ein. Kein Wort drang über seine Lippen. Für seine Freundin sah es im ersten Moment so aus, als denke er intensiv über die bestmögliche Antwort nach. Angesichts der teils minutenlangen Wartezeit befiel sie dann aber doch der Verdacht, dass Benedikt sich in seinen Gedanken verheddert habe. Sein Verhalten wirkte gespenstisch – als hätte jemand den Benedikt-Stecker aus der Steckdose gezogen und ihn vom Lebensstrom abgeschnitten.

Auch Benedikt erlebte diese Stecker-raus-Momente als ziemlich verstörend. Für ihn fühlte es sich an, als wäre er gegen eine innere Barriere gestoßen, die er denkend nicht überqueren konnte. So sehr er auch versuchte, einen klaren Gedanken zu fassen und zurück ins Gespräch zu finden – er blieb hilflos im öden Grenzgebiet stecken. Erst nachdem er sich umständlich in anderes geistiges Terrain abgelenkt hatte, gelang es ihm, wieder Kontakt nach außen aufzunehmen. In der Zwischenzeit war dem Streit natürlich der bedrohliche Dampf entwichen, sodass sich das Gespräch in ruhigere Gewässer verschob. Nicht zuletzt, weil Benedikts Freundin instinktiv spürte, in welche innere Sackgasse ihr Partner geraten war.

Außerhalb von Benedikts vertrauter Beziehung gelang es uns nach wie vor, den Schein irgendwie aufrecht zu erhalten. Bei genauem Hinsehen war jedoch offensichtlich, dass sich die Puzzleteile von Benedikts Auftreten nicht zu einer fundierten Gesamtperson zusammensetzten. Benedikts Leben wirkte wie ein hastig zusammengeflickter Teppich, ohne bestimmenden Inhalt, ohne klares Ziel und ohne Substanz. Bei einem Recruiting-Event einer renommierten Unternehmensberatung wurde der Leerlauf, in dem sich Benedikts Lebensrad erneut drehte, besonders augenscheinlich. In einem Anflug alter Hochleistungsgewohnheiten hatte Benedikt sich dafür beworben, obwohl er eigentlich gar kein Interesse daran hatte, in dieser Sparte zu arbeiten. Wegen seiner Vortragsangst konnte er sich im offiziellen Teil der Veranstaltung nicht durch Redebeiträge profilieren. Also versuchte er, zu später Stunde alle Anwesenden mithilfe seiner neu entdeckten Partyskills für sich einzunehmen. Am Ende der Veranstaltung war er bei Teilnehmern wie Recruitern gleichermaßen beliebt, obwohl er selbst keinen der Anwesenden besonders sympathisch fand. Auch sah er sich durchgehend in seiner Haltung bestätigt, nicht für eine Unternehmensberatung arbeiten zu wollen. Die Mühe war also völlig umsonst! Bezeichnenderweise wurde ihm zum Abschluss der Veranstaltung unter donnerndem Applaus der ›Late Night Award‹ verliehen. (Ein Stellenangebot erhielt er natürlich nicht.)

Diese Episode war der Auslöser für einen der seltenen Momente, in denen ich den alten Mönch ohne Namen ratlos erlebt habe. Während Benedikt sich beim Socializing im Pool eines Luxushotels völlig verausgabte, saß er auf einem Stein, blickte ins Leere und seufzte: »Ob Benedikt auch dann so verschwenderisch mit seinen Ressourcen umgehen würde, wenn er wüsste, welche unglaublichen Mühen Arkan und die anderen auf sich nehmen, um ihn einigermaßen stabil in seiner kleinen Welt zu halten?« Aber der alte Mönch wusste so gut wie ich, dass Benedikt kein Vorwurf zu machen war: Selbst wenn wir Innenwesen bei Aktionen wie dieser fast draufgingen, konnte Benedikt weder die riesige Anstrengung noch die Vergeblichkeit seiner Bemühungen unmittelbar spüren. Aus Sicherheitsgründen hatten wir die Leitungen zu solchen Gefühlen längst gekappt.

Wieder konnte die Einsicht nur über körperliche Symptome nach außen dringen. Dieses Mal waren es die Fersen, die sich entzündeten und es Benedikt nur unter großen Schmerzen erlaubten, längere Strecken zu gehen. Von großartigen Gipfelstürmen ganz zu schweigen. Das gerade so richtig liebgewonnene Selbstbild des weltgewandten Wanderers war erneut in Gefahr. Doch Benedikt wäre nicht Benedikt, wenn er so schnell klein beigeben würde. Kurz vor dem Abschluss seines Studiums stehend beschloss er, nach der Uni-Zeit buchstäblich ans andere Ende der Welt zu reisen: für ein Jahr nach Neuseeland. Sein Traveller-Bewusstsein hatte die Entscheidung natürlich auf Basis der beeindruckenden Natur und der großartigen Wandermöglichkeiten getroffen. Und obwohl wir Bewohner des Untergrundes wussten, dass sich Benedikts Vorstellung von der Reise als völlig unrealistisch erweisen würde, hatten auch wir uns für dieses Land stark gemacht. »Zwar kann Benedikt auf Dauer nicht vor seiner Familiengeschichte wegrennen«, meinte der alte Mönch ohne Namen. »Aber vielleicht kommt er ihr näher, wenn er für einige Zeit einen möglichst großen räumlichen Abstand zu seinem bisherigen Leben hat.«

Die Reise einmal um die Welt wurde für Benedikt zu einem erneuten Spagat. Viele beeindruckende Erfahrungen und tolle Momentaufnahmen auf der einen Seite. In Form der müden Füße, zunehmender Erschöpfung und einem Gefühl von innerer Orientierungslosigkeit stand sie aber auch immer unter einem bedrohlich-dunklen Stern. Irgendwo auf halber Reisestrecke stellte Benedikt zu seinem eigenen

Erstaunen fest, dass seine körperlichen Beschwerden und seine seelische Verfassung gewisse Parallelen aufwiesen. Als hätten sich Körper und Seele auf eine gemeinsame Formel verständigt: »Meine Füße sind müde vom ziellosen Herumrennen. Mein Wesen will innehalten und einen sicheren Platz finden.« Diese vage Einsicht brachte Benedikt zum ersten Mal in Kontakt mit *Körperpsychotherapie*. Körper? Psycho? Therapie? Ja, was denn nun? Eine messerscharfe Definition kann ich Euch leider nicht bieten, das liegt weit jenseits meines Hundehorizonts. Grob gesagt geht dieser therapeutische Ansatz von der Erkenntnis aus, dass sich psychische Defizite eines Menschen auch in dessen Körper zeigen. Für einen Archetypen wie mich ist das natürlich keine besonders neuartige Erkenntnis, sondern beruflicher Alltag. Benedikts chronische muskuläre Verspannungen, mit deren Hilfe wir tagtäglich bedrohliche Emotionen am Aufsteigen hindern, sind ein Paradebeispiel für diesen Zusammenhang. Aber als Innenwesen habe ich leicht reden. Von außen muss man erst mal auf diesen Trichter kommen!

Bis zu diesem Zeitpunkt hatte Benedikts Bewusstsein nicht das geringste Interesse an psychosomatischen Zusammenhängen gezeigt. Nun war immerhin ein erster Anfang getan. Noch in Neuseeland kontaktierte Benedikt die Körperpsychotherapeutin Kate, deren Kontaktdaten er im Internet ausfindig gemacht hatte. Ganz im Stile eines Travellers bot er ihr an, Bürotätigkeiten im Austausch gegen Therapiestunden zu erledigen. Kate antwortete sehr freundlich, dass solch ein Deal leider nicht funktioniere, weil es dem therapeutischen Prozess hinderlich sei, wenn ein Klient außerhalb der Therapie in einem beruflichen Abhängigkeitsverhältnis zu seinem Therapeuten stehe. Da sie aktuell aber nach einer helfenden Hand im Haushalt und bei der Betreuung ihrer beiden Kinder suchte, schlug sie spontan einen Alternativdeal vor: Benedikt könne als Au-pair-Junge umsonst bei Kates Familie wohnen und die eingesparten Lebenshaltungskosten in Therapiestunden bei einem von ihr sehr geschätzten Kollegen investieren. Ein erstes Kennenlernen in einem Café in Wellington verlief sehr positiv. Und so wurde Kates Vorschlag Realität.

Wir alle (Benedikt inklusive) waren sehr beeindruckt von der Offenheit und dem Vertrauen, das diese Frau einem völlig fremden Reisenden aus dem fernen Deutschland entgegenbrachte. Pudra war besonders angetan von Kate. Zum ersten Mal gab es in Benedikts Leben so etwas wie eine tragfähige mütterliche Unterstützung von außen. Ein verlässliches und warmherziges Bindungsangebot, ohne Benedikt zu überfordern oder ändern zu wollen. Bei Kate und ihrer Familie konnte Benedikt zum ersten Mal seit langem etwas loslassen. Auch Kates Kollege Gary - ein ehemaliger Rugbyspieler - erwies sich trotz seiner bärigen Statur als äußerst feinfühliger Therapeut. Nach drei Monaten zeigten sich erste Lichtstreifen am Horizont: Die therapeutische Arbeit mit Gary hatte in Benedikt den tiefen Wunsch ausgelöst, zurück in Deutschland nach einem Körperpsychotherapeuten zu suchen, der ihn auf seinem weiteren Weg nach innen begleiten würde.

Vor möglichen Lichtblicken musste Benedikt jedoch zuerst ein Tal tiefster Dunkelheit durchqueren. Der psychische Zustand seiner Mutter hatte sich über die Jahre zunehmend verschlechtert. Kurz vor der Pensionierung stehend und mit einer inneren Orientierungslosigkeit konfrontiert, die ihrem Sohn verdächtig bekannt vorkam, verlor sie zunehmend den Halt im Leben und rutschte immer tiefer in Endlosschleifen aus Angst, Verzweiflung und Einsamkeit. Mit der gefühlten Sicherheit des gesamten Erdballs zwischen sich und ihr hatte Benedikt während seiner Reise dennoch erste zaghafte Versuche unternommen, dem dringlichen Selbstanspruch, seine Mutter retten zu müssen, zu widerstehen und sich ihren Wünschen offen zu widersetzen. Und so war Benedikts Rückkehr nach

Hause von großer Sorge geprägt, wie sich der Kontakt zu seiner Mutter entwickeln würde und ob es ihm gelänge, seinem neu entdeckten Weg auch gegen ihren Willen treu zu bleiben.

Es kam schlimmer, als wir es uns in unseren schlimmsten Träumen ausgemalt hatten. Benedikts Mutter hatte sich völlig aus der Welt zurückgezogen. Mithilfe von Psychopharmaka hielt sie sich mehr schlecht als recht über Wasser. Zeitweise war sie völlig unnahbar, dann plötzlich wieder hilflos und bedürftig wie ein kleines Kind. Für Benedikt, der selbst so dringlich nach einer klaren Position gegenüber seiner Mutter suchte, war dieses Wechselbad der Gefühle unerträglich. Er wusste sich nicht anders zu helfen, als den Kontakt zu ihr auf das Allerwesentlichste zu beschränken. Als sich ihre Krise noch weiter verschärfte, begab sich Benedikts Mutter widerwillig in eine psychotherapeutische Klinik. Zwei Tage vor Weihnachten des Jahres 2005 erhängte sie sich in einem Waldpavillon nahe der Klinik – mit dem Schal der diensthabenden Therapeutin, den sie sich kurz zuvor unter dem Vorwand, ihr sei zu kalt, ausgeliehen hatte. Auch in diesem letzten Menschenkontakt ihres Lebens hatte Benedikts Mutter das wahre Ausmaß ihrer Verzweiflung für sich behalten und ihre Fassade so erfolgreich aufrechterhalten, dass selbst bei einer erfahrenen Therapeutin keine Warnsignale aufleuchteten. Ein allerletztes Mal wurde offenbar, welch exzellentes Vorbild Benedikt dafür hatte, wie man Rollen im Leben anderer Menschen spielen kann, ohne sich selbst helfen zu können. Und wie sehr sich auch seine Mutter danach gesehnt hatte, wärmende Geborgenheit bei einem anderen Menschen zu finden.

Wen wundert es, dass Benedikt durch den Selbstmord seiner Mutter zunächst völlig auseinanderbrach. Zwar wusste er vom Kopf her, dass die Motive für ihren Freitod tief in ihrer Seele eingebrannt waren und nichts mit ihrem Sohn zu tun hatten. Trotzdem wurde er von beißenden Schuldgefühlen eingeholt, dass seine zarten Auflehnungsversuche vom anderen Ende der Welt seine Mutter zu diesem Schritt bewogen haben könnten. Benedikt hatte ihr seine Fürsorge entzogen, und sie strafte ihn dafür mit ihrem Tod. Er hatte dem akademischen Erfolg abgeschworen; seine schwindende körperliche Leistungsfähigkeit machte es ihm immer schwerer, die dringend benötigte Außenbestätigung zu finden; und nun hatte er auch noch seine Lebensaufgabe als erlösender Rettungsanker seiner Mutter verspielt. Die Luft in Benedikts Leben war bedrohlich dünn geworden.

Auf die naheliegende Idee, dass er auch gemocht werden könnte, ohne dafür toll oder erfolgreich oder fürsorglich sein zu müssen, wäre Benedikt von selbst nie gekommen. Sie war in seinem seelischen Werkzeugkasten schlichtweg nicht enthalten. Der alte Mönch ohne Namen brachte es wieder einmal auf den Punkt: »Benedikt braucht dringend einen weisen äußeren Ratgeber, der ihn behutsam an diese Erkenntnis heranführt.« Aber woher nehmen und nicht stehlen?

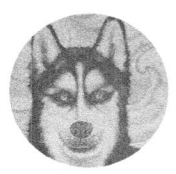 # Übersetzer gesucht und gefunden

Ein Geistinhalt, der es ins Bewusstsein eines Menschen geschafft hat, kann sich glücklich schätzen: Bullige Türsteher und raffinierte Zensurmechanismen sortieren um Eingang bittende Inhalte gnadenlos aus, sobald sich auch nur die geringste Möglichkeit abzeichnet, dass durch ihr Auftauchen das psychische Gleichgewicht ins Wanken geraten könnte. Entsprechend müssen wir Geistbewohner höchst kreativ sein, um unsere Botschaften am Bewusstsein vorbei nach außen zu schleusen. Der alte Mönch ohne Namen hatte schon sehr früh deutlich gemacht, dass wir einen äußeren Verbündeten brauchen würden, um Benedikts künstliche Bewusstseinsinsel absenken zu können. Einen Verbündeten, der unsere Signale zu deuten verstünde. Einen Verbündeten, der Benedikt eine nachhaltige Alternative zu dessen aktuellem, bröckelndem Selbstbild anbieten könnte. Zum Glück tauchte solch ein Verbündeter pünktlich zur dunkelsten Stunde in Benedikts Leben auf - in Form des Körperpsychotherapeuten Jens. Kurz nach seiner Rückkehr aus Neuseeland war Benedikt auf Jens' therapeutisches Angebot aufmerksam geworden und meldete sich spontan für einen mehrtägigen Selbsterfahrungsworkshop zwischen Weihnachten und Neujahr 2005 an. Trotz des unmittelbar vorangegangenen Selbstmords seiner Mutter nahm er an diesem Workshop teil - er hatte das vage Gefühl, in seinem desolaten Zustand noch am besten in einer Therapiegruppe aufgehoben zu sein. So lernte Benedikt Jens kennen.

Mit Jens war endlich ein Mensch aufgetaucht, der Benedikts Seelenlage - allen bewussten und unbewussten Ablenkungsmanövern zum Trotz - erkannte und diese in den folgenden Jahren so geduldig wie beharrlich benennen sollte. Sowohl Benedikt als auch wir Archetypen fassten schnell Vertrauen, und so wurde Jens die Erweiterung unseres Archetypen-Teams in der Außenwelt. Es gelang ihm erstaunlich gut, direkt mit uns Innenwesen in Kontakt zu treten, ohne Benedikts Bewusstsein allzu sehr zu kränken. Wir fanden unsererseits verlässliche Kanäle, um Mitteilungen an der Zensurbehörde in Benedikts Bewusstsein vorbei zu Jens zu schleusen, zum Beispiel in Form von Träumen oder unwillkürlichen Körperbewegungen. In Jens' Anwesenheit konnten auch Pudra und Arkan endlich ihre notdürftig besetzten Stützfunktionen zeitweilig verlassen, schließlich wurden beide dringender denn je auf ihren ursprünglich vorgesehenen Positionen gebraucht. Natürlich konnte Jens keine Wunder bewirken und die Kluft in Benedikts Geist mir nichts, dir nichts überwinden – diese Aufgabe würde nur Benedikt selbst zu gegebener Zeit erledigen können. Doch mit Jens hatte Benedikt einen erfahrenen Begleiter für den schweren vor ihm liegenden Weg nach innen gefunden.

Der alte Mönch ohne Namen und Jens verstanden sich auf Anhieb prima. Endlich hatte der alte Mönch einen Gleichgesinnten im Außen! Beide hatten dieselbe unerschütterliche Geduld. Beide besaßen die Fähigkeit, Benedikt voller Anteilnahme zu begleiten, ohne ihm seine Fehltritte je zum Vorwurf zu machen. Jens drückte Benedikt nie in eine vermeintlich heilsame Richtung, meldete ihm jedoch stets vertrauensvoll zurück, warum dessen Bewältigungsstrategien zum Scheitern verurteilt waren. Der alte Mönch ohne Namen beschrieb das einmal ganz treffend: »Jens lässt Benedikt so lange den drückenden Schuh des Lebens auspolstern, bis Benedikt die Nase voll hat vom Polstern und den Schuh auszieht, um die Druckstelle an seinem Fuß zu behandeln.«

Wie auch der alte Mönch war sich Jens der Tatsache vollauf bewusst, dass es eine längere Anlaufzeit brauchen würde, bis Benedikt das

Wagnis eingehen würde, in seine inneren Tiefen hinabzusteigen. Ganz offensichtlich fehlte seinem Schützling derzeit noch das nötige Rüstzeug dafür. Auch hatte offenbar die Einsicht, sich tatsächlich auf ein Abstellgleis des Lebens manövriert zu haben, bei Benedikt noch keine ausreichende Dringlichkeit entwickelt. Im Gegensatz zu Benedikts Bewusstsein war Jens jedoch kein großer Freund von Ausweichmanövern. Vielmehr ermutigte er Benedikt wiederholt, sich beängstigenden und vermeintlich überfordernden Situationen seines Alltags bewusst auszusetzen. Nur so würde Benedikt seine realen Grenzen von den durch Schutzmuster suggerierten Beschränkungen zu unterscheiden lernen. (›Schädeltheater‹ nannte er letztere immer humorvoll.) Nur so würde ihm auf Dauer die Vergeblichkeit seiner bisherigen Lebensstrategien einleuchten. Und nur so würde er die für seinen weiteren Werdegang dringend benötigte Krisentoleranz entwickeln. Wir Innenwesen fanden Jens' Herangehensweise sehr einleuchtend, zumindest in der Theorie. In der Praxis geriet unser Archetypenleben durch Benedikts neue Grenzgänge aber mächtig aus den Fugen. Schließlich hatten wir bei allem Verständnis für therapeutische Interventionen auch ein aufrichtiges Interesse daran, Benedikts Alltagsbewusstsein stabil zu halten!

Ähnlich wie wir Hunde uns beim ersten Kennenlernen von allen Seiten sorgsam beschnüffeln, machte sich Benedikt anhand offensichtlicher Problemfelder seines alltäglichen Lebens langsam mit Jens und dessen Arbeitsweise vertraut. Eine der ersten Baustellen, die Benedikt mit Jens' Unterstützung in Angriff nahm, war beruflicher Natur. Mittlerweile hatte sich Benedikt recht erfolgreich im Berufsleben arrangiert und war ein allseits geschätzter Kollege. Aus Konkurrenzsituationen und Konflikten hielt er sich jedoch weitgehend heraus. Stattdessen punktete er durch Charme und seine jugendliche Cleverness. Jetzt, wo Arkan zeitweise seine Hände für Kämpferjobs frei hatte, ermutigte Jens Benedikt, sich beruflich mehr in die Gefahrenzone zu bewegen. In Benedikts Firma war gerade eine Leitungsposition frei geworden, die inhaltlich sehr ansprechend klang. Die Vorstellung, dabei in direkte Konkurrenz zu Kollegen treten und sich gegenüber seinen Mitarbeitern behaupten zu müssen, bereitete Benedikt jedoch Bauchschmerzen. Mit Jens im Rücken entschied er sich dann aber doch, seinen bisherigen Komfortbereich zu verlassen und die Herausforderung anzunehmen.

In den drei folgenden Jahren durchlief Benedikt die Schule des Berufslebens mit all seinen Ecken und Kanten. Dabei musste er sich wiederholt eingestehen, wie schwer es ihm fiel, seine eigenen Interessen gegen den Willen anderer Menschen durchzusetzen. Bisher hatte er sich voll auf seine Verführungskünste verlassen und versucht, Menschen dahingehend zu beeinflussen, dass sie von selbst in die von Benedikt gewünschte Richtung liefen. Doch die Anwendungsmöglichkeiten dieser Casanova-Strategie waren natürlich begrenzt – ganz zu schweigen vom enormen Aufwand, den Benedikt für die emotionale Überzeugungsarbeit leisten musste. Eine ruppigere Handlungsoption wäre also durchaus nützlich gewesen. Der Haken an der Sache war jedoch, dass Benedikt bei jedem Anzeichen von Konflikt Gefahr lief, den Elektrozaun am Rand seiner Bewusstseinsinsel zu streifen. Entsprechend schalteten wir sofort auf Alarmstufe Rot, und Benedikt erlebte ein Gefühl existenzieller Bedrohung, das die reale Situation nur sehr bedingt widerspiegelte. Mit Jens' Hilfe lernte er aber zu unterscheiden, welche seiner Befürchtungen begründet waren und wann er panisch überreagierte, weil ein Kontra seiner Vorgesetzten, Kollegen oder Mitarbeiter lebensbedrohliche Verlassenheitserinnerungen aus seiner frühen Säuglingszeit in ihm wachrief. So lernte Benedikt die Grenzen seiner Verführungskünste kennen und bekam eine erste Ahnung, wie sich das Leben jenseits dieser Grenzen anfühlen könnte.

Nach etwa zwei Jahren der Zusammenarbeit mit Jens begann Benedikt, auf einer weiteren Spielwiese des Lebens aufzuräumen: Er verliebte sich in eine wunderbare Frau namens Anna und entschloss sich, eine Beziehung mit ihr einzugehen. Bis dahin hatte Benedikt zwar mehrere langjährige Beziehungen geführt und diverse kürzere Affären gehabt – dabei war es ihm jedoch nie gelungen, sich wirklich auf sein Gegenüber einzulassen. Entweder hielt er innerlich Distanz zu seinen Partnerinnen, oder er blendete weite Bereiche seines eigenen Erlebens aus dem Kontakt aus. Nur allzu leicht verhedderte er sich in dem Versuch, ein möglichst idealer Partner zu sein. Schon zu Beginn von Benedikts Pubertät hatte der alte Mönch ohne Namen einen dringlichen Appell an uns gerichtet: »Jetzt kommt Benedikt in ein Alter, in dem die Beziehung zu seiner Familie in den Hintergrund tritt und er versuchen wird, neue Beziehungsnetze zu spinnen. Doch aus welchem Erfahrungsgarn soll er erfüllende Netze weben? Benedikts bisheriges Beziehungsrepertoire ist ziemlich einseitig: Er hat gelernt, sich selbst völlig aufzugeben, um die Verbindung zu einem geliebten Menschen aufrechtzuerhalten. Für erfüllende Begegnungen auf Augenhöhe reicht das leider nicht aus. Benedikt wird sich also weit ins bedrohlich Ungewisse hinauswagen müssen. Lasst uns Geduld mit ihm haben bei diesem Drahtseilakt.« Immerhin war mit Jens eine kleine Portion gefühlter Verbindungssicherheit in Benedikts Leben getreten. Bei Jens erlebte er verlässlich, dass sein inneres Erleben anerkannt und wertgeschätzt wurde. Völlig unabhängig von Benedikts Verhalten hielt Jens die Verbindung zu ihm aufrecht. Mit diesem zarten Kontaktsprössling im Hinterkopf wagte sich Benedikt an das Abenteuer ›Partnerschaft mit Anna‹. Auch hier musste er eine Menge lernen und riskieren: Zahlreiche Sprünge über innere Schatten und Stürze in vermeintliche Untiefen verlangte ihm das ABC der Beziehungen ab. Aber die Mühe lohnte sich! Allmählich entwickelte sich die Verbindung mit Anna zu einem vertrauensvollen Rückzugsraum, in dem sich Benedikt angenommen fühlte und für seine Verhältnisse ziemlich gut loslassen konnte. Auch Anna trug eine schwer verdauliche Biografie im Gepäck, entsprechend groß waren ihr Verständnis für Benedikts Unzulänglichkeiten und ihr Respekt vor seinen Versuchen, sich seiner Lebensgeschichte zu stellen.

Während all dieser Veränderungen hin zu einer realistischeren Selbstsicht verließ sich Benedikt weiterhin auf seine bewährte Strategie, innere Unruhe durch Extremsport zu besänftigen. Jogging oder Wandern waren mit den entzündeten Fersen nicht mehr zu machen, darum hatte er sich mittlerweile aufs Rennradfahren verlegt. Nicht selten sah man Benedikt morgens um sechs Uhr in Radklamotten aus dem Haus gehen, in einem Höllentempo die 60 Kilometer lange Wegstrecke zu seinem Arbeitsplatz strampeln, nach kurzem Duschen einen vollen Arbeitstag absolvieren und abends eine extra lange Routenvariante zurückradeln. Gemeinsam mit einem Kumpel hatte er sich vorgenommen, die höchsten Straßenpässe der Schweiz mit dem Rennrad zu erklimmen. Nach allem, was Ihr bisher über Benedikt gelesen habt, sollte Euch nicht wundern, dass er alles daran setzte, diesem Anspruch gerecht zu werden. Im Spätsommer 2010 brach er gemeinsam mit seinem Rennradfreund ins Schweizer Wallis auf, um seinen Worten Taten folgen zu lassen.

In der Zwischenzeit hatte sich an der Arbeitsfront einiges getan. Nach relativ erfolgreichen beruflichen Anfangsjahren war sowohl Benedikt als auch seiner Frau bewusst geworden, dass sie mit ihren derzeitigen Arbeitsbedingungen nicht zufrieden waren. Beide hatten wichtige Lektionen des Berufslebens gelernt - jetzt waren erst mal andere Themen dran. Also entschieden sie sich, das Jahr 2011 komplett freizunehmen und im Rahmen einer langen Asienreise der Frage nachzugehen, welche Richtung sie in Zukunft einschlagen würden. Benedikt hatte mittlerweile mit allen Sinnen erkannt, dass sein bisheriges Lebenskonzept auf Sand gebaut war und er nach Alternativen suchen musste, bevor sein Körper den Geist aufgeben würde. Und so wurden die Rennradto(rt)uren am Grimsel-, Gotthard- und Simplonpass zu einer Abschiedstournee für Benedikts bisheriges Leben auf der Überholspur. Er konnte und wollte nicht mehr weitermachen wie bisher. Irgendwo in seinem Leben war er falsch abgebogen und raste nun mit vollem Tempo in eine Sackgasse. Der Zeitpunkt war gekommen, um das Tempo zu drosseln, den Rückwärtsgang einzulegen und zur Kreuzung zurückzukehren, an der er den Anschluss an seine eigene Lebendigkeit verloren hatte. Zum Glück ahnte Benedikt damals noch nicht, dass diese Kreuzung so ziemlich am Anfang seines Lebens lag und er einen langen, beschwerlichen Rückweg vor sich hatte. Doch der alte Mönch ohne Namen traf den Nagel wieder einmal auf den Kopf: »Jeder Weg beginnt mit einem ersten Schritt.«

Bevor ich weitererzähle, gönne ich Euch eine kurze Verschnaufpause und lasse jemanden zu Wort kommen, der eng mit Jens verbandelt ist: das Introjekt Jənz. Keine Sorge, Ihr habt keinen Knick in der Optik! Der Name kommt tatsächlich etwas gewöhnungsbedürftig daher. Ich kann Euch aber versichern, dass alles seinen Sinn ergibt, sobald Ihr Jənz erst mal kennengelernt habt.

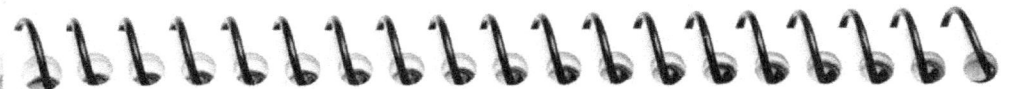

»Was würde Jens wohl sagen?«

Mein Name ist Jens. Seit etwa zehn Jahren begleite ich Benedikt auf seinem Lebensweg. Um möglichen Missverständnissen vorzubeugen, weise ich gleich zu Beginn darauf hin, dass ich eine fiktive Gestalt bin, die wie Laika und ihre Freunde in Benedikts Geist lebt. Meine Wesenszüge sind jedoch eng an den tatsächlich existierenden Körperpsychotherapeuten Jens angelehnt, von dem sich Benedikt seit mehr als einem Jahrzehnt therapeutisch begleiten lässt. Über die Jahre hat sich in Benedikt eine innere Stimme ausgebildet, die viel von dem widerspiegelt, was Jens mit ihm erarbeitet hat. *Ich bin diese innere Stimme.* In der Tiefenpsychologie nennt man solche verinnerlichten Bezugsobjekte *Introjekte*. Im Verlauf der psychischen Reifung eines Menschen übernehmen Introjekte zunehmend die Aufgaben der realen Bezugspersonen. So genügt es Benedikt heute häufig, sich in Krisenzeiten die Frage »Was würde Jens wohl sagen?« zu stellen, um mit mir – und damit gefühlt mit Jens – in Kontakt zu treten und sich auf diese Weise selbst zu beruhigen.

Im Gegensatz zu den Archetypen stehen wir Introjekte nicht für uns selbst, wie das ein Arkan oder eine Pudra tun. Wir können auch nicht von Anfang an frei im menschlichen Geist schalten und walten wie der alte Mönch ohne Namen. Vielmehr sind wir wie Blumensamen im seelischen Repertoire eines Menschen angelegt: In einem gewissen Sinn steckt in uns schon die blühende Pflanze, aber auch wir benötigen bestmögliche Umweltbedingungen und liebevolle Pflege, um zu einem vollwertigen Introjekt heranreifen zu können. Konkret heißt das erstens, dass wir eine geeignete äußere Bezugsperson finden müssen, die für eine Verinnerlichung Modell steht. Und zweitens sind wir auf Schützenhilfe seitens der Archetypen angewiesen: Ohne Fürsprecher im Archetypen-Team hat ein Introjekt nicht die geringste Überlebenschance.

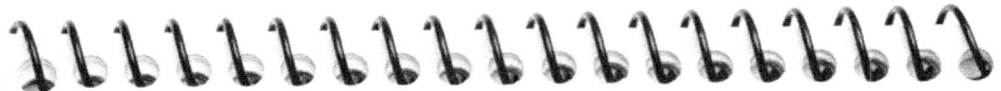

Ich für meinen Teil hatte riesiges Glück: Mit Jens war in Benedikts Leben ein Mensch aufgetaucht, der nicht nur eine prima Kopiervorlage hergab, sondern dem sich der alte Mönch ohne Namen auch sofort eng verbunden fühlte. In der Folge machte sich der alte Mönch dafür stark, mich als Verinnerlichung von Jens aufzubauen. Er fand die Vorstellung klasse, auf Dauer nicht nur mit Jens, sondern auch mit mir fachsimpeln zu können – auf dem kurzen Dienstweg sozusagen. Natürlich sind Jens und ich nicht komplett deckungsgleich: Ich bin ein innerliches Pendant zu Jens, aber nicht sein exaktes Spiegelbild (daher übrigens auch die bizarre Schreibweise meines Namens Jɘnƨ). Doch der alte Mönch ohne Namen war von Anfang an beeindruckt von meiner hohen Trefferquote in Bezug auf Jens-typische Formulierungen. Zudem hatte er großen Spaß daran, mit der Zeit die subtilen Unterschiede in Jens' und meinem Charakter zu entdecken und auf deren psychologische Relevanz hin abzuklopfen. Und Jens selbst? Nun, wie sein Begleitwort ganz vorn in diesem Buch zeigt, fühlte auch Jens sich von mir recht warm verstanden. Verständigungsschwierigkeiten befürchtete er eher im Kontakt mit den Archetypen – schließlich war er kein Archetypenprofi wie seinerzeit ein C.G. Jung! Jens' ursprüngliche Sorge, zuerst Nachhilfestunden in Archetypensprache nehmen zu müssen, um seiner Aufgabe als Übersetzer zwischen den Welten gerecht werden zu können, erwies sich aber als völlig unbegründet: Da die gesamte Archetypenfamilie ihn schnell ins Herz geschlossen hatte, gab sich jeder große Mühe, alle Botschaften an ihn so unmissverständlich wie möglich zum Ausdruck zu bringen. Nicht zuletzt dank Benedikts Fähigkeit, seine Innenerlebnisse hochpräzise zu formulieren, gelang es Jens denn auch stets aufs Neue, die archetypischen Botschaften zu entschlüsseln und für Benedikt zu übersetzen – was wiederum dazu führte, dass die Archetypen mich so freundlich aufpäppeln konnten.

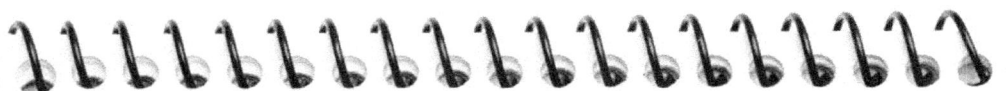

Mit seiner Unterstützung für mich verfolgte der alte Mönch ohne Namen jedoch nicht nur eigennützige Motive. Ihm war natürlich klar, dass wir Introjekte entscheidenden Anteil an der psychischen Reifung eines Menschen haben: Erst durch uns wird der Mensch zum *Mitmenschen*. In dem Maß, in dem ein Kind seine Verbindung zu nahestehenden Bezugspersonen verinnerlicht, kann es sich später im Kontakt mit anderen Menschen erfahren und angemessen in sein soziales Umfeld einfügen. Introjekte sorgen dafür, dass bedeutende zwischenmenschliche Beziehungen sicher in der Seele aufbewahrt und im alltäglichen Wahnsinn nicht von den anderen Seelenbewohnern niedergetrampelt werden. »Ein Subjekt kann nur durch die tiefe Kontaktaufnahme zum Anderen vollständig werden«, pflegte der alten Mönch ohne Namen zu sagen, wenn jemand ihn nach dem Sinn und Zweck von Introjekten fragte. Mit Jens war dem kontaktverstörten Benedikt so ein ›Anderer‹ über den Weg gelaufen, den er sich besser nicht hätte backen können: ein aufrichtiger, standhafter und verlässlicher Mensch, der mit allen Bindungswassern gewaschen war. Ohne die Vertrauenswürdigkeit, die Jens deutlich spürbar ausstrahlte, hätte sich Benedikt vermutlich niemals auf ein derart gewagtes Beziehungsexperiment eingelassen.

Es ist eine Ironie des Schicksals, dass meine Anfänge als Introjekt und Benedikts erste Lebensmonate gewisse Parallelen aufweisen: Während des Selbsterfahrungsworkshops, bei dem sich Benedikt und Jens kennenlernten, musste der alte Mönch ohne Namen ebenfalls tief in die Trickkiste greifen, um mich irgendwie am Leben zu erhalten. Benedikt war angesichts des unmittelbar vorangegangenen Selbstmords seiner Mutter in einem völlig verstörten Zustand. Dennoch zeigte er keinerlei Interesse, sich von seiner bisherigen Strategie zu verabschieden: Statt seiner Trauer Ausdruck zu verleihen, investierte er fast seine gesamte Energie darauf, von den anderen Teilnehmern des Workshops gemocht

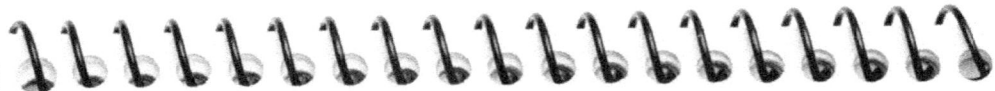

zu werden. Es schien Benedikt unmöglich, trotz seiner Notlage einen geschützten Rückzugsraum innerhalb der Gruppe zu finden. Also sprang der alte Mönch ohne Namen in die Bresche: Mit größter Sorgfalt saugte er alle gefühlsmäßigen und logischen Informationen auf, die Jens im Rahmen des Workshops an Benedikt richtete. Mögliche Gegenspieler in Benedikts Geist geschickt in Schach haltend und sich nicht von Benedikts Ablenkungsmanövern beirren lassend, hegte und pflegte er das frisch gesprießte Pflänzchen Jɘnz mit bewundernswerter Hingabe.

Das widersinnige Verhalten, das Benedikt bei diesem Workshop an den Tag legte, ist typisch für ein *falsches Selbst*. Ein falsches Selbst bildet sich aus, wenn Menschen in einer frühen Lebensphase nicht in ihrer Authentizität bejaht werden. In der Folge entwickeln sie das Gefühl, etwas an ihnen sei grundlegend falsch. Als Kompensation für diesen Mangel konstruieren sie Selbstbilder, die sich ausschließlich an den verfügbaren Angeboten der nahen Bezugspersonen orientieren. Die Grundidee klingt plausibel: Wenn sich ein Kind so verhält, wie seine Eltern es von ihm erwarten, bekommt es auch die dringend benötigte Bestätigung. Die Tragik besteht jedoch darin, dass durch positive Rückmeldungen auf das konforme Selbstbild das ursprüngliche Gefühl des Falschseins noch weiter verstärkt wird: Das Kind beginnt tatsächlich zu glauben, die Bewertungen der maßgeblichen Bezugspersonen seien richtig und sein eigenes Empfinden sei falsch – egal wie defizitär sich die Bezugspersonen auch verhalten mögen. Das eigene Empfinden wird geopfert, um die lebensnotwendige Anbindung aufrechtzuerhalten. In Benedikts Fall bestand eine wesentliche Vorgabe seines falschen Selbst darin, von allen Menschen gemocht werden zu müssen. Dieses unrealistische Selbstbild hielt er um fast jeden Preis aufrecht, um nicht in Kontakt mit darunterliegenden Verlassenheitserfahrungen zu kommen. Selbst eine akute Krisensituation wie der Suizid der Mutter brachte ihm keine Verschnaufpause.

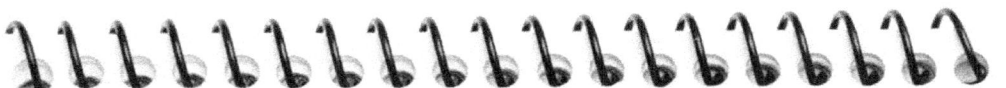

Psychotherapie, wie Jens sie praktiziert, basiert auf einem humanistischen Menschenbild, wonach jedes Kind ein unveräußerliches Grundrecht auf Authentizität hat – eine Idee, mit der Benedikt zum damaligen Zeitpunkt denkbar wenig anfangen konnte. Aber es hilft nichts: Ein Mensch mit einem falschen Selbst muss sich über kurz oder lang mit dem Gedanken anfreunden, dass hinter seiner nach außen gezeigten Fassade noch etwas anderes ›lebt‹ und gesehen werden möchte. In der Zwischenzeit übernimmt der Therapeut die Rolle des Anwalts für das Kind, das dieser Mensch einmal war – ein Kind, das Teile seiner Authentizität opfern musste, um mit seinem familiären Umfeld verbunden zu bleiben. In dieser Funktion sieht sich der Therapeut mit durchsetzungsstarken Anwälten auf der Gegenseite konfrontiert: Über die Jahre haben Menschen mit einem falschen Selbst die (bewussten und unbewussten) Erwartungen ihrer Eltern vollständig internalisiert und bekämpfen mit aller Entschiedenheit Anteile der eigenen Persönlichkeit, die den elterlichen Wertmaßstäben nicht entsprechen. Authentizität ist da ein ziemlicher Ladenhüter – die meisten Menschen mit einem falschen Selbst zeigen keinerlei Interesse, ihr ›wahres‹ Selbst kennenzulernen. Vielmehr beginnen sie eine Therapie in der Hoffnung, dass der Therapeut sie bei der Optimierung beziehungsweise Rettung ihres mühsam konstruierten Selbstentwurfs unterstützt. Auch bei Benedikt brauchte es mehrere Jahre und einige für ihn sehr schmerzhafte Fehltritte, bis ihm die Vergeblichkeit seiner Bemühungen in ausreichender Deutlichkeit bewusst wurde. Beispielsweise unternahm er zahlreiche Versuche, seine Vortragsangst durch verhaltenstherapeutische Maßnahmen in den Griff zu bekommen, um endlich wieder seinem Selbstbild als eloquenter Redner gerecht zu werden. Streckenweise gelang ihm das auch ganz gut. Es zeigte sich aber ein ums andere Mal, dass sich die Symptome nur zeitweise gelegt oder verschoben hatten. An seiner grundlegenden Angst vor Ablehnung hatte sich nichts verändert.

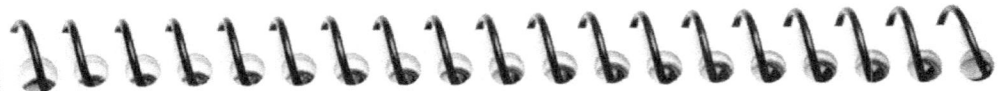

Es liegt in der Natur der Sache, dass Menschen mit einem falschen Selbst nicht von allein auf ein realistischeres Selbstbild kommen. Ohne eine frische Außenperspektive verheddern sie sich stets aufs Neue in Selbstüberzeugungsversuchen. An dieser Stelle kommt der Therapeut ins Spiel: Mit seiner Feinfühligkeit und seinem geschulten Blick für menschliche Verhaltensweisen lässt er in sich ein intuitives Bild des Klienten entstehen, das alle für ihn im unmittelbaren Kontakt wahrnehmbaren Wesenszüge enthält. Dieses innere Bild stellt er dann als Arbeitshypothese für ein alternatives Selbstbild in den Raum. Bei den meisten Klienten mit einem falschen Selbst weicht das vom Therapeuten gezeichnete Bild deutlich vom eigenen Selbstbild ab – und Benedikt machte da keine Ausnahme. Beispielsweise lag Benedikts Selbstkonzept die Idee zugrunde, dass er alles erreichen könne, wenn er sich nur genügend dafür anstrengte. Entsprechend fremd war ihm der Gedanke, dass Dinge einfach geschehen oder gar unkontrollierbar sind. Er investierte Unmengen seiner Ressourcen, um seine kleine Welt um jeden Preis am Laufen zu halten. Trotz seiner gerade mal 28 Jahre wies er beträchtliche körperliche Verschleißerscheinungen auf: Sein verhärteter Rücken fühlte sich an wie der eines Rentners; seine Füße waren wund; in seinen Gelenken zeigten sich erste Anzeichen von Arthrose. Keine dieser offensichtlichen Anzeichen von Überforderung hielten ihn jedoch davon ab, sich immer wieder neu zu beweisen. Jens' intuitives Bild von Benedikt war hingegen das eines ohnmächtig ausgelieferten Jungen, der vom unkontrollierten Hass seiner Mutter so existenziell bedroht wurde, dass er seine eigene Lebendigkeit opferte und körperlich wie seelisch erstarrte. »Volltreffer!«, freute sich der alte Mönch ohne Namen im Stillen – doch Benedikt hatte sich auf die Seite der ›Täterin‹ gestellt und längst keinen Zugang mehr zu der Erfahrung, ein wehrloses Opfer seiner Umstände geworden zu sein.

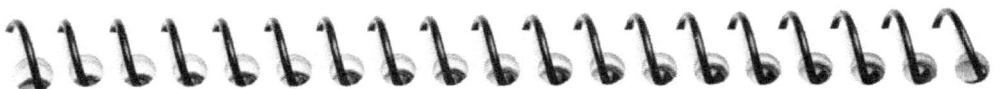

Ist die Selbstbildalternative erst mal auf dem Tisch, ermutigt der Therapeut seinen Klienten, sie möglichst vorbehaltlos auf Herz und Nieren zu prüfen: Welche Erfahrungen in seinem Leben lassen sich anhand seines bisherigen Selbstbildes schlüssig erklären, welche nicht? Was sagt das vom Therapeuten vorgeschlagene Bild in diesen Fällen voraus? Erstaunlich häufig zeigt sich, dass der Therapeut mit seiner intuitiven Wahrnehmung weitgehend richtig liegt und sein Alternativbild die innere Realität des Klienten besser beschreibt als dessen eigenes Bild von sich selbst. Im Verlauf der Therapie kann der Klient dann versuchen, sich mit Persönlichkeitsanteilen anzufreunden, die ihm bisher fremd bis völlig inakzeptabel erschienen waren. Dabei machen viele Klienten die zuerst verstörende, dann aber unendlich erleichternde Erfahrung, dass diese so gefürchteten Anteile wohlwollend vom Therapeuten aufgenommen und als Teil ihres Wesens anerkannt werden. Eine jahrzehntelang gehegte Angst des Klienten, dass das Auftauchen seiner Schattenseiten zu einem sofortigen Abbruch der Beziehung führen könnte, erweist sich in der Praxis als unbegründet. So kann im Klienten langsam die Einsicht reifen, dass bestimmte Aspekte seines Selbstbildes ihm mehr im Weg stehen, als dass sie ihm helfen.

Erst wenn der Klient diese Hürde genommen hat und anerkennen kann, dass seine bisherige Strategie nicht zum gewünschten Ziel führt, entsteht ein *therapeutisches Bündnis*: Der Klient gesteht dem Therapeuten die Deutungshoheit bezüglich Teilen seines Innenlebens zu und weist ihm die Rolle des erfahrenen Begleiters auf dem Weg zu neuen Ufern zu. Dabei muss der Therapeut sorgfältig darauf bedacht sein, diese Hoheit nicht zu missbrauchen, sondern sie im Gegenteil in den Dienst des Klienten zu stellen, damit dieser sich besser kennenlernen und bisher verborgene Aspekte seiner Persönlichkeit in sein Selbstbild integrieren kann.

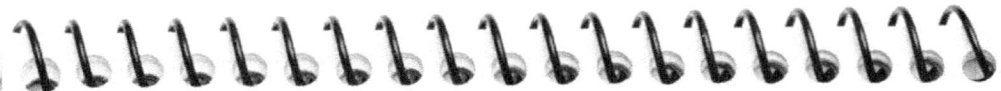

So behutsam ein Therapeut auch vorgeht: Viele Klienten, bei denen ein falsches Selbst diagnostiziert wird, brechen die Therapie nach wenigen Sitzungen ab. Das Risiko, ihr Selbstbild aufgeben zu müssen, erscheint ihnen zu bedrohlich. Viel später, als ich schon ein stattlich ausgereiftes Introjekt war, hat Jens Benedikt erzählt, dass er auch bei ihm die Vermutung hatte, ihn nach dem ersten gemeinsamen Workshop nicht mehr wiederzusehen. Das wäre dann wohl mein Todesurteil gewesen. Doch zum Glück setzte sich der alte Mönch ohne Namen auch in den Monaten nach dem Workshop unermüdlich für mich ein! Und siehe da: Benedikt beschloss, auch an Jens' nächstem Workshop teilzunehmen. In der Folge zimmerten die beiden während etwa zwanzig weiterer Workshops sowie vermehrt auch in Einzelsitzungen ihr therapeutisches Bündnis.

Blättert erst einmal der Lack vom bis dahin so sorgsam polierten Selbstbild, können sich Therapeut und Klient gemeinsam an die Ursachenforschung machen: Welche biografischen Ereignisse führten dazu, dass der Klient sein eigenes Leben zugunsten einer von Außenbestätigung abhängigen Rolle aufgeben musste? In Benedikts Fall hatte Jens die Vermutung, dass es sich um eine *schizoide Störung* handelte, ausgelöst durch die schwere psychische Erkrankung seiner Mutter. In seinem Buch ›Der Verrat am Körper‹ definiert Alexander Lowen, einer der Begründer der Körperpsychotherapie, die schizoide Störung als eine Spaltung zwischen dem Ich und dem Körper, einen Rückzug aus der (Körper-)Wirklichkeit. Ein Mensch mit einer schizoiden Störung erlebt seinen Körper nicht als Verkörperung seines Selbst, sondern fühlt sich seltsam abgetrennt von seinem Körper und dessen Empfindungen.

Vieles deutet darauf hin, dass schizoide Störungen eng mit traumatischen Erfahrungen in einem sehr frühen Lebensalter zusammenhängen. In diesem Entwicklungsstadium ist das Ich-Bewusstsein noch nicht ausreichend gereift, um bedrohliche Erlebnisse auf psychischer Ebene

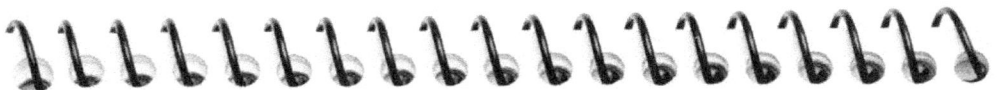

verarbeiten zu können. Stattdessen greift der Säugling zur Selbstberuhigung auf instinktive Körperabwehrmuster zurück. Ein Beispiel für solch ein Notfallprogramm wäre ein alleingelassener schreiender Säugling, der durch reflexhaftes Anspannen des Zwerchfells einen Atemstillstand und damit eine Ohnmacht erzwingt, um seiner inneren Not Herr zu werden. Solche Ausnahmesituationen, in denen Säuglinge verzweifelt und Eltern völlig überfordert sind, kommen in den besten Familien vor. Zum Glück verfügen Säuglinge aber auch über ein Notfallverarbeitungsprogramm, um sich nach Verzug der Gefahr wieder zu entspannen und neu zu organisieren. Prekär wird die Lage jedoch, wenn die Gefahr niemals endet, weil der traumatisierende Auslöser Teil des ständigen Bezugsrahmens ist. Ein Beispiel dafür wäre eine Mutter, die auf die Wutausbrüche ihres neugeborenen Kindes mit starken Vernichtungsimpulsen reagiert und so zu einer konkreten Bedrohung für das Leben des Säuglings wird. Ein Neugeborenes ohne Wut hat die Natur aber nicht vorgesehen – dem Säugling bleibt somit keine andere Wahl, als alle in ihm aufsteigenden Wutimpulse im Keim zu ersticken, bevor sie sein Leben in Gefahr bringen könnten. Dabei organisiert sich die Gefühlsabwehr instinktiv auf körperlicher Ebene, beispielsweise durch chronisches Anspannen der Beiß- oder Beckenmuskulatur. Für diesen Kunstkniff der Natur bezahlt das Kind jedoch einen hohen Preis: Durch die chronifizierte Abwehr wird seine körperliche wie seelische Erlebnisfähigkeit massiv beeinträchtigt. Ein großer Teil der Lebensenergie muss für die Ausgrenzung der abgespaltenen Gefühle aufgewandt werden. Der Körper geht in eine Starre.

Die griechische Mythologie liefert ein eindrückliches Bild für die schizoide Störung – in Form des Helden Perseus. Dem König Akrisios war prophezeit worden, dass sein Enkelsohn Perseus ihm über kurz oder lang zum Verhängnis werden würde. Also beschloss Akrisios, Perseus eine vermeintlich unlösbare Aufgabe aufzutragen, nämlich ihm den Kopf der Medusa zu bringen. Im Mythos steht das Ungeheuer Medusa für

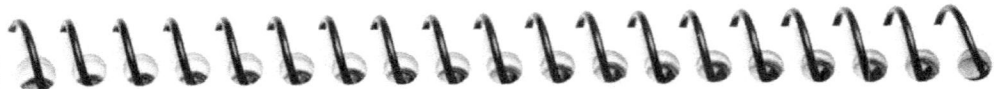

den furchtbaren, todbringenden Anteil der Urmutter. Jeder, der Medusa in die Augen blickt, erstarrt sofort und wird in Stein verwandelt. Bei seiner Aufgabe erhält Perseus jedoch unerwartete Unterstützung durch die Weisheitsgöttin Athene, die ihm einen Spiegel schenkt. Und siehe da: Indem Perseus die Medusa nicht direkt, sondern durch den Spiegel anblickt, erweist sich deren Versteinerungstrick als wirkungslos. In der Folge kann Perseus sie köpfen und so seine Mission zu einem erfolgreichen Abschluss bringen. Der Spiegel im Mythos steht für ein gereiftes Ich-Bewusstsein: Indem der Held die todbringende Seite der Mutter reflektieren, das heißt ins Bewusstsein bringen kann, ist er ihr nicht mehr ohnmächtig ausgeliefert und überlebt. Leider kommen Säuglinge ohne Spiegel auf die Welt, sodass sie beim Anblick der Medusa-Seite ihrer Mutter zum Erstarren verdammt sind. Erst eine spätere Bewusstmachung der frühen Erlebnisse im Rahmen einer Psychotherapie ermöglicht die notwendige Spiegelung, um im – mittlerweile nicht mehr realen, sondern inneren – Kampf mit der vernichtenden Mutter bestehen zu können.

In Folge einer schizoiden Störung entwickeln sich die äußere Fassade des Kindes und sein inneres Selbsterleben sehr unterschiedlich. Das Kind kappt den Zugang zu sich selbst und stellt die Außenwelt in den Vordergrund. Menschen mit einer schizoiden Störung sind häufig sehr anpassungsfähig und ›funktionieren‹ gut in sozialen Gefügen. Dementsprechend wachsen viele dieser Menschen recht unbeschwert auf. Zwar sind manche Gefühle vollkommen absent, da sie schon auf körperlicher Ebene ausgebremst werden und somit dem Bewusstsein nicht zugänglich sind. Die heranwachsende Psyche organisiert sich aber erstaunlich kohärent um dieses Defizit herum. Die Spaltung zwischen Körper und Ich verwehrt den Betroffenen jedoch die wertvolle Erfahrung, durch natürliche Belastungsgrenzen ihres Körpers Maß halten zu lernen. Stattdessen bilden sie eine scheinbar grenzenlose Willenskraft aus, während

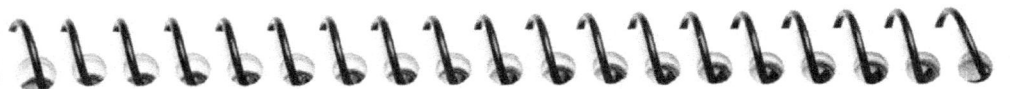

sie ihrem Körper und dessen Bedürfnissen völlig gleichgültig gegen-überstehen. Benedikt zum Beispiel nutzte seinen Körper als Ventil für innere Anspannung und als Quelle äußerer Anerkennung. Der Körper war für ihn aber nur ein Werkzeug, das gefälligst nach seinem Willen zu funktionieren hatte – Benedikt zeigte keinerlei Verbindungswunsch zu seinem körperlichen Empfinden.

Aufgrund der fehlenden Identifikation mit dem Körper beruht der Selbst-entwurf eines Menschen mit einer schizoiden Störung nicht auf realen inneren Impulsen, sondern auf abstrakten Normen und Ideen. Sein Le-ben ist geprägt von Rollendenken – bei Benedikt die Idee des perfekten Mustersohns. Deren Erfüllung ist oberstes Gebot. Entsprechend gering ist die Fehlertoleranz solcher Menschen. Im Extremfall können schon kleinste Unstimmigkeiten zu Selbstmordgedanken führen. Dem starren Diktat ihres Willens unterworfen, gehen sie bei der Verwirklichung ihres haltlosen Selbstkonzepts gewissermaßen über ihre eigene Leiche.

Da viele der aufgezählten Symptome in unserer stark entfremdeten Leis-tungs- und Wissensgesellschaft durchaus wünschenswerte Eigenschaf-ten sind, bleiben schizoide Störungen häufig bis ins Erwachsenenalter unerkannt. Wenn jedoch die Ressourcen des Körpers zur Neige gehen, stellen sich bei den Betroffenen zwangsläufig Schwierigkeiten ein. Das bewährte Abwehrprogramm fordert einen hohen Tribut, beispielsweise in Form chronischer Verspannungen, Lähmungserscheinungen oder an-derer psychosomatischer Auffälligkeiten. Da die zugrundeliegenden Ge-fühle aber vom Bewusstsein abgespalten sind, stehen die Betroffenen ihren Symptomen meist ratlos gegenüber. Sie klappern alle Ärzte der Stadt ab, ohne Linderung zu erfahren. Die Einsicht, dass das ursprüngli-che Problem psychischer Natur sein könnte, setzt in den meisten Fällen erst ein, wenn sich der körperliche Leidensdruck ins Unermessliche ge-steigert hat.

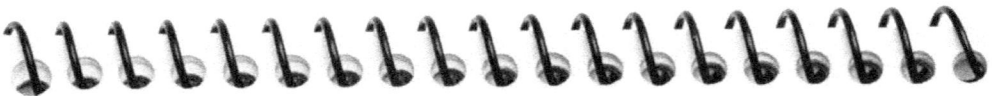

Körperpsychotherapeuten verfügen über vielfältige Methoden, um ihren Klienten Zugang zu den hinter den Symptomen versteckten Gefühlen zu verschaffen. Zum Knacken der somatischen Abwehrriegel haben sich strapaziöse Körperübungen bewährt, mit deren Hilfe der Klient in einer vertrauenswürdigen Umgebung an die Belastungsgrenze seiner Muskulatur geführt wird. Mit Erreichen ihres Zerreißschutzes kann die Muskulatur auch die chronische Abwehrspannung nicht mehr aufrechterhalten – die Abwehr bricht zusammen und die angestaute emotionale Energie kann sich kathartisch entladen. Viele Klienten mit schizoiden Themen berichten, dass sie dabei ein nicht näher beschreibbares Gefühl des Grauens erleben. Nach meinem Dafürhalten handelt es sich dabei um sehr frühe Erlebnisse von existenzieller Bedrohung. Da der Säugling in diesem frühen Stadium noch nicht in der Lage ist, Gefühle bewusst zu erleben, bleiben die zugehörigen Erfahrungen als abstrakter und unbezogener (grauer) Schrecken im Körper gespeichert.

Nachdem Benedikt Jens' Vermutung erst einmal Glauben geschenkt hatte, machte er sich mit der für ihn typischen Beharrlichkeit daran, seinen Körper Stück für Stück zurückzuerobern und die abgespaltenen Gefühle in sein Leben zu holen. Doch das soll mal besser Laika erzählen...

Wenn in den folgenden Kapiteln Texte dieser Gestalt auftauchen, hat Benedikt Kontakt zu mir – dem Introjekt Jǝnz – aufgenommen, indem er sich die Frage »Was würde Jens wohl sagen?« stellt. Dann bringe ich meine tiefenpsychologische Sichtweise auf die betreffende Situation ein.

»Was würde Jens wohl sagen?«

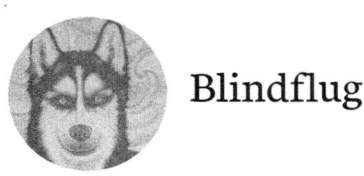 # Blindflug

Ich bin es wieder, Laika. Nach Benedikts Schulterschluss mit Jens konnte unsere Operation ›Insel zurück ins Meer‹ endlich beginnen. Dazu war es auch allerhöchste Zeit. Fast jede von Benedikts inneren Regungen führte mittlerweile zu einem bedenklichen Wackeln seiner Bewusstseinsinsel. Die Begrenzungszäune sendeten im Dauereinsatz Alarmsignale aus. Die Insel hatte ihre kritische Masse überschritten, und Arkan war am Ende seiner Kräfte. Von außen betrachtet hatte sich Benedikts Körper so sehr verhärtet, dass ihm jedes längere Gehen oder Sitzen eine Qual war. Er fühlte sich wie gelähmt in seinem Körper. Seine Hüft- und Kniegelenke ächzten vor Überlastung. Sein überspannter Kiefer knirschte nachts mit den Zähnen wie ein Weltmeister. Voller Hoffnung, aber auch mit einer riesigen Portion Ungewissheit brachen Benedikt und seine Frau zu ihrer Auszeit nach Asien auf.

Schon in den Jahren zuvor war Benedikt mit Entspannungstechniken wie Yoga und Meditation in Berührung gekommen. Sie hatten aber nur wie Tropfen auf den feuerheißen Stein gewirkt - minikleine Portionen an Gegengift, deren Wirkung im Nu verpufft war. Für die nun anstehende Reisezeit hatte sich Benedikt vorgenommen, auf Sport als Spannungsventil zu verzichten und stattdessen nach einer vielversprechenden Methode für andauernde Entspannung Ausschau zu halten. Folgerichtig war sein erstes Reiseziel ein buddhistisches Kloster in der Nähe von Bangkok. Der Abt des Klosters erwies sich prompt als kompetenter Ratgeber. Völlig unaufgefordert sprach er den Neuankömmling Benedikt auf Thai an. Eine Nonne, die sowohl Thai als auch Deutsch sprechen konnte, übersetzte die

Botschaft: »Du hast in deinem Leben genug gelesen. Leg alle Bücher beiseite! Jetzt ist die Zeit für konkrete Erfahrungen gekommen.« Der perplexe Benedikt kam ins Grübeln. Bis dahin hatte er tatsächlich unzählige Bücher verschlungen. Wenn er aber mit Abstand darüber nachdachte, musste er sich eingestehen, dass ihn alles Gelesene nicht entscheidend weitergebracht hatte. Vielleicht hatte der Abt ja Recht, und es gab eine Weisheitsform, die nichts mit intellektuellem Verständnis zu tun hat!? Benedikt beschloss, sich den Rat zu Herzen zu nehmen: Ein Jahr lang würde er auch auf jegliche Bücher verzichten und sich auf dem Weg der achtsamen Selbsterfahrung versuchen.

Das Dumme war nur, dass sich die beiden Ziele Achtsamkeit und Entspannung zu Beginn der Reise nahezu ausschlossen. Je mehr sich Benedikt darin übte, achtsam in sich hineinzublicken, desto mehr Anspannung und Schmerz entdeckte er dort. Entsprechend überfordert war er bei seinen ersten introspektiven Gehversuchen: Meditieren im Sitzen bereitete ihm große Schmerzen; Gehmeditationen fühlten sich ebenfalls sehr unangenehm an; und bei Liegemeditationen schlief er sofort ein. Selbst nach mehreren Stunden intensiver Meditationspraxis gelang es Benedikt nicht, sich länger als eine Sekunde auf seinen Atem zu konzentrieren. Alle Bemühungen, seine inneren Regungen und körperlichen Befindlichkeiten neutral zu beobachten, führten Benedikt stets zur gleichen Erfahrung: ein lähmend-tauber körperlicher Abwehrwall und ein wie wild denkender Geist. Als wäre sein Körper von einer Teflonschicht überzogen, an der jegliche Achtsamkeit abperlt wie Wassertropfen. Keinerlei innerer Frieden. Von Entspannung keine Spur. Schlimmer noch, die gefühlte Spannung nahm sogar zu. Benedikt war frustriert - das konnte doch nicht der Sinn von Meditation sein!

Benedikt fragte bei Menschen nach, die offenbar mehr von Meditation wussten als er selbst. In deren Erklärungen fand er jedoch keinen Hinweis auf mögliche Fehler in seiner Praxis. Ein Mitreisender gab ihm den Tipp, dem Meditieren nicht so viel Bedeutung beizumessen und stattdessen lieber mithilfe von ein paar Joints die Reisezeit zu genießen. Das klang zwar verlockend, kam für Benedikt aber nicht wirklich in Frage. Klar wollte er die lange gemeinsame Auszeit mit seiner Frau auch genießen. Doch sein Entschluss, mit aller Kraft nach einem Schlüssel zu seinem Inneren zu suchen, war unumstößlich. Wieder einmal stand Benedikt in breitem Spagat im Leben.

Auch bei uns in Benedikts Innenwelt lagen die Nerven blank. Der Rand seines Bewusstseins hatte sich in den Jahren zuvor schon deutlich abgezeichnet, und wir konnten die Illusion einer in der Tiefe verankerten Psyche nur mit größten Mühen aufrechterhalten. Und nun sollten wir ohnmächtig dabei zusehen, wie Benedikt uns die Arbeit noch zusätzlich erschwerte, indem er seinen Blick nach innen schärfte? Einige Geistbewohner riefen zum Boykott auf: »Lassen wir die Scheißinsel doch einfach zusammenbrechen! Dann sieht Benedikt, was er davon hat!«, rief ein Bekannter von mir, der im Bautrupp für die Schutzwälle alle Hände voll zu tun hatte. Am selben Abend rief uns der alte Mönch ohne Namen zusammen. »Wir schneiden uns ins eigene Fleisch, wenn wir Benedikts Bewusstsein plötzlich kollabieren lassen«, erklärte er geduldig. »Die Geistwelle, die solch ein Kollaps mit sich bringt, würde uns alle fortreißen. Ich verstehe, dass Euch die aktuelle Entwicklung Sorgen bereitet. Aber ich finde, dass es an Benedikts bisheriger Praxis nicht viel zu meckern gibt. Schließlich ist Meditation ein systematisches Üben, die Realität so unvoreingenommen wie möglich zu beobachten. Sobald sich Benedikt an den Rand seiner Komfortzone bewegt, besteht seine erlebbare Realität größtenteils aus Anspannung, geistigen Ablenkungsversuchen und Verzweiflung. Was erwartet Ihr also - nach all dem, was wir gemeinsam erlebt haben? Rosa Wolken und eine Friedenshymne? Natürlich sucht Benedikt im Moment in seinen Meditationen nach etwas, das Meditation in Wirklichkeit nur bedingt liefern kann. Ihm fehlt noch die Fähigkeit, das Erlebte sinnvoll zu verarbeiten. Lasst ihm dafür etwas Zeit. Diese Fähigkeit kann nur verlässlich reifen, wenn Benedikt sich ausprobiert. Dazu gehört der eine oder andere Fehltritt, auch wenn uns das hier drinnen gehörig anstrengt.«

Aufgrund seiner Lebensgeschichte steht Benedikt seiner Umwelt und deren Ratschlägen sehr misstrauisch gegenüber. Da wundert es mich nicht, dass er auch beim Meditieren alles auf die harte Tour herausfinden und auf Plausibilität prüfen muss, bevor er sich darauf einlassen kann. Das mag für Außenstehende unnötig beschwerlich wirken. Doch es scheint mir folgerichtig, dass Benedikt nicht auf spirituelle Einsichten anderer Menschen vertraut, sondern seinen eigenen Weg sucht – einen Weg der Selbstkonfrontation, der ihn verlässlich an seine eigenen Grenzen führt. Solch ein Weg ist schmerzhaft, aber aus therapeutischer Sicht begrüßenswert. Grenzen anzuerkennen und einen angemessenen Umgang mit ihnen zu finden, ist nach meinem Verständnis ein wesentlicher Bestandteil des Erwachsenwerdens.

»Was würde wohl Jens sagen?«

Die arme Pudra war mächtig beschäftigt. Tausende Kilometer entfernt von seinem Heimatland und ohne die ihm vertrauten Sport-

und Leseaktivitäten zur Selbstregulation erlebte Benedikt in Asien erstmals bewusst, wie wenig Zugang er zu sich selbst hatte. So dringlich er auch anklopfte, ihm wurde kein Einlass in seine Innenwelt gewährt. Große Verlorenheit machte sich breit. Fast jeden Abend sah ich Pudra vor ihrer Hütte sitzen, den kleinen Benedikt eng an ihren Hexenkörper geschmiegt. Das arme Kind war blau vor innerer Kälte und schrie verzweifelt. Wie gerne hätte Pudra es durch einen Zauberspruch von seinem Leid erlöst! Aber der alte Mönch ohne Namen hatte sie eindringlich gewarnt, dass dies nicht der Moment für magische Alleingänge war. Vielmehr war die Zeit für Benedikt gekommen, den verheerenden Zustand in seinem Inneren zu entdecken - und zu lernen, mit diesem schweren Erbe zu leben. Das einzige, was Pudra für den kleinen Benedikt tun konnte, war, ihn an ihre knorrige Brust zu drücken und geduldig im Arm zu wiegen, bis er erschöpft einschlief.

In dieser Reifungsphase waren die Nächte unsere geheimen Verbündeten. Tagsüber brachte Benedikt die Bewusstseinsinsel mit seinem Meditationseifer gehörig ins Straucheln. Teile der Insel drohten abzubrechen, und wir hielten von innen so gut es ging dagegen. Nachts konnten wir dann ohne großes Risiko das Chaos des Tages aufräumen - sobald Benedikt in einen Tiefschlaf sank, bestand keine Gefahr mehr, dass er etwas allzu Bedrohliches von unseren Innenaktivitäten mitbekommen könnte. Während Benedikt scheinbar friedlich schlummerte, führten wir gewaltige Sprengarbeiten durch und machten die Insel wieder flott für den nächsten Tag. Manchmal, wenn sich tags zuvor angedeutet hatte, dass Benedikt mit einer hineinschwappenden Emotionswelle würde leben können, wies uns der alte Mönch ohne Namen an, die gesamte Insel ein Stück abzusenken. Welche Erleichterung! Wir hätten tagelang jubeln können. Klar war die Versuchung riesengroß, Benedikt am nächsten Morgen von unserem Erfolg zu berichten. Aber nix da! Stattdessen gaben wir peinlich genau Acht, unsere Spuren zu verwischen, bevor Benedikt aufwachte. Ein gelegentlicher Alptraum oder ein morgendliches Bauchgrummeln ließen sich natürlich nicht vermeiden. Zum Glück schöpfte Benedikts Bewusstsein aber nie wirklich Verdacht! Im Gegenteil war es stets erfreut angesichts der frisch gekehrten Geistbürgersteige, über die es seine Alltagsroutinen jagen konnte.

Benedikts Bewusstseinsinsel war mittlerweile aber so brüchig geworden, dass manchmal selbst bei vollem Bewusstsein gewaltige Felsbrocken abrissen und tosend in die Tiefe stürzten. Dann half nur noch der geistige Notausgang: Unversehens versetzten wir Benedikt in einen Dämmerzustand. Zum Glück waren unsere Kollegen aus der Schlafabteilung sehr hilfsbereit und schritten zu jeder erdenklichen Tageszeit ein. Wann immer Benedikt sich mal wieder zu weit hinausgewagt hatte, aktivierten sie einen Geistmodus, bei dem sich seine Augen plötzlich tonnenschwer anfühlten und er in einen dösigen Halbschlaf versank. In diesem Zustand konnte sein Bewusstsein keine Informationen mehr aufnehmen, das Geschehen im Inneren blieb also vor Benedikt verborgen. Sobald das Schlimmste vorüber war, weckten wir ihn wieder auf, und alles ging weiter wie gewohnt.

Die von uns induzierte Tagschläfrigkeit machte Benedikt natürlich schwer zu schaffen, da sie sich nicht besonders gut mit seiner regelmäßigen Achtsamkeitspraxis vertrug. Die meiste Meditationszeit pendelte er von hektischem Aufruhr im Geist zu Schläfrigkeit und direkt wieder zurück zu Gedankenrasen - offenbar keine Idealbedingungen für meditative Einsichten. Wir alle waren aber überrascht, wie schnell er lernte, diese Einschränkung als Teil seiner Entwicklung zu akzeptieren und dennoch das Beste daraus zu machen. So fand er zum Beispiel nach langem Experimentieren eine Sitzhaltung, bei der das Müdigkeitsgefühl nachließ. Im Gegenzug war die Sitzhaltung nicht besonders bequem und löste in seinem Bewusstsein ablenkende Aversionsgefühle aus. Ein typischer Kompromiss eben. Auch hatte Benedikt entdeckt, dass es vor jedem Wegdämmern einen ganz kurzen Moment gab, in dem der Geist klarer wurde und sein Bewusstsein noch immer aufnahmefähig war. Von nun ab versuchte er, zumindest dieses Momentchen geistiger Klarheit zu erhaschen, wenn er von einem Schlummer übermannt zu werden drohte. In solchen Momenten sah man den alten Mönch ohne Namen zufrieden vor sich hin lächeln. Er freute sich mit Benedikt: »Seht Ihr, man kann selbst in der trockensten Wüste Wasser finden, wenn man eine gute Schaufel hat und weiß, wo man graben muss.«

In diesem Stil ging es etwa sechs Monate weiter: Benedikt machte einen Schritt nach vorne, wir machten zwei Innenschritte zurück; Benedikt machte einen vorsichtigeren Schritt, der weniger Geistchaos auslöste und uns nur zu einem Schritt zurück zwang; und so weiter. Allmählich fand er eine Schrittlänge, mit der er beständig seine Achtsamkeit schulen konnte, ohne in seinem Inneren allzu große Lücken aufzureißen. Er akzeptierte, dass mehr Einsichtstiefe in seinem derzeitigen Zustand nicht möglich war. Und er fand eine stimmige Balance zwischen der herausfordernden Achtsamkeitspraxis und anderen Reiseaktivitäten, die ihn ausfüllten.

Gemeinsam mit seiner Frau streunte Benedikt durch den farbenfrohen Urwald der Yoga-, Entspannungs- und Selbsterfahrungslehren, immer auf der Suche nach einer für ihn stimmigen Methode. Wer selbst schon einmal in diesen Gefilden unterwegs war, weiß um deren unübersichtlich breites Spektrum: Brillante Einsichten und haarsträubende Voodoopraktiken liegen häufig nur einen Steinwurf voneinander entfernt. Einige der Urwaldbewohner fand Benedikt recht überzeugend, andere eher weniger. In vielen Fällen hatte deren fehlende Glaubwürdigkeit aber auch mit Benedikts ziemlich speziellen Voraussetzungen zu tun. Wenn ihm zum Beispiel von Meditationslehrern empfohlen wurde, aufkommende Gefühle von Wut oder Angst zu beobachten, geriet er zwangsläufig in eine Sackgasse, weil ihm solch elementare Gefühle auf seiner künstlichen Bewusstseinsinsel nie über den Weg liefen. Wie sollte er da deren Auf- und Abtauchen beobachten? Andere Lehren waren ganz offensichtlich jenseits von Gut und Böse. Ich erinnere mich beispielsweise an eine Yogalehrerin in Indien, die Benedikt allen Ernstes den Tipp gab, seine körperlichen Beschwerden auf ein Blatt Papier zu schreiben und anschließend das Papier in den Ganges zu werfen. Schade eigentlich, dass Benedikt den Vorschlag direkt zu den Akten legte. Zwar hätte auch ich meine vier Pfoten verwettet, dass diese Bewältigungsstrategie nicht von Erfolg gekrönt würde. Doch trotz der Kurzatmigkeit ihres Vorschlags schien mir die Dame ziemlich erfinderisch zu sein - da war ich natürlich neugierig, welche originellen Varianten ihr im absehbaren Fall eines Misserfolgs wohl in den Sinn gekommen wären. Vielleicht hätte sich Benedikt erst dreimal entgegen des Uhrzeigersinns im Kreis drehen müssen, bevor er den Brief ins Wasser warf? Oder er hätte auf eine klare Vollmondnacht warten müssen? Oder der Fluss hätte nur in Sanskrit verfasste Wünsche erfüllt?

Im Rahmen seiner Suche erlangte Benedikt viele wichtige Einsichten, stieß auf bereichernde neue Techniken, lernte inspirierende Mitreisende kennen und traf spirituelle Lehrer aller Couleur. Es sollte jedoch mehr als ein halbes Jahr dauern, bis er auf eine Praxis stieß, die tief in seinem Inneren eine Resonanz auslöste. Bis dahin hatte Benedikt zwar sehr beharrlich meditiert, war vor längeren Meditationsretreats aber stets zurückgeschreckt. Nicht nur, dass es ihm zu Beginn seiner Reise unmöglich gewesen wäre, über mehrere Tage hinweg einigermaßen achtsam zu bleiben - geschweige denn in sitzender Meditationshaltung. Auch empfand er es als sehr bedrohlich, derart lange völlig auf sich selbst gestellt zu sein. Doch nach einigen Monaten in verschiedensten Esoterik-Camps war Benedikt langsam gedämmert, dass auch spirituelle Meister nur mit Wasser kochen. Ein Lehrer kann seinem Lehrling zwar mit all seiner Lebenserfahrung zur Seite stehen, aber er kann nicht den Weg für seinen Lehrling laufen. Benedikt war ein Licht aufgegangen: Er musste sein eigener Retter werden! Es war *seine* Aufgabe, ins Dunkel seines Inneren hinabzuklettern und dort unten aufzuräumen. Mit Jens hatte er schon einen erfahrenen Kletterguide gefunden. Was ihm noch fehlte, waren verlässliche Haken und Seile für den Abstieg. Dieses Rüstzeug und noch viel mehr fand Benedikt bei einem zehntägigen Vipassana-Meditationsretreat.

Bisher war Benedikt vom Wunsch getrieben, einen Retter zu finden, der um den Ursprung seiner Not weiß und diese Not ausradieren kann. Psychologisch korrespondiert diese unrealistische Vorstellung mit Benedikts ursprünglichem Selbstbild, der Retter seiner verzweifelnden Mutter sein zu müssen. Entsprechend befremdlich erscheint ihm die Idee, dass ein Mensch sich selbst retten kann beziehungsweise muss. Letzten Endes führt aber nur diese Selbstrettung zum Ziel. Benedikt muss seine persönliche *Heldenreise* durchleben. Er muss sich dem lauernden Drachen in Form seiner frühen Lebensgeschichte stellen. Kein anderer Mensch kann das für ihn tun. Zwischendurch kann er – entweder direkt oder durch mich – bei Jens andocken. Unsere Deutungen helfen ihm, sich immer wieder Klarheit über sich selbst zu verschaffen. Aber wir müssen ihm auch Konfrontationen und Krisen zumuten.

»Was würde Jens wohl sagen?«

Das Konzept der Heldenreise liegt zahlreichen Mythen in aller Welt zugrunde. Mit ihrer Hilfe lassen sich therapeutische Reifungsprozesse sehr treffend beschreiben. Jede Heldenreise unterteilt sich grob in sechs Abschnitte:

1. Ausgangspunkt ist die gewohnte Welt des Helden. Dort wird der Held zu einem Abenteuer gerufen.

2. Er überschreitet eine Schwelle, nach der es kein Zurück mehr gibt.

3. Er wird auf Bewährungsproben gestellt und trifft dabei auf Verbündete und Feinde.

4. Er dringt bis zur tiefsten Höhle vor und trifft dort auf seinen Gegner, den Drachen. Die Tötung des Drachens ist die entscheidende Prüfung.

5. Der Held hält den Schatz – das Lebenselixier – in seinen Händen. Er ist durch die Reise zu einer neuen Persönlichkeit gereift.

6. Der Rückkehrer wird zu Hause mit Anerkennung belohnt.

Eigentlich stand mir nicht der Sinn danach, technische Details der Vipassana-Meditation in meinen Bericht aufzunehmen. Warum groß Worte verlieren über eine Sache, die sich eh nur durch unmittelbare Erfahrung erfassen lässt? An dieser Stelle hat Benedikt jedoch ausnahmsweise Einspruch erhoben: Im Hinblick auf die folgenden Ereignisse findet er es wichtig, die Grundidee der Technik, mit deren Hilfe er sich auf den Weg zu uns nach innen machte, grob zu erklären. Also will ich mal keine Spielverderberin sein und lasse Benedikts Schreibzügel während des nächsten Kapitels etwas schleifen. Sorgt Euch aber bitte nicht, falls Ihr nicht alles auf Anhieb versteht! Benedikt drückt sich manchmal komplizierter aus, als es in der Praxis dann tatsächlich ist.

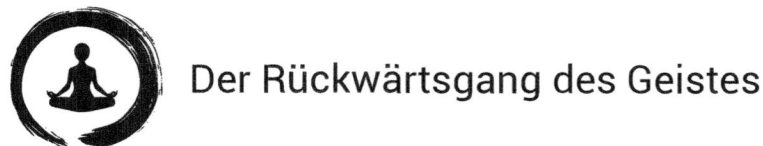

Der Rückwärtsgang des Geistes

Hallo, hier spricht Benedikt. Laika hat mir freundlicherweise erlaubt, die Grundzüge der Vipassana-Meditation, wie ich sie verstehe, zu erläutern.

Im Geist des Menschen leben zwei Ganoven, von denen wir uns jeden Tag unzählige miese Deals aufquatschen lassen: Ihre Namen sind *Wohlbefinden* und *Unwohlsein*. Alle Gedanken, Gefühle und Eindrücke, die durch unsere Sinnesorgane ins Innere strömen, werden von diesen beiden Geistgaunern direkt am Eingang abgefangen und dahingehend bewertet, ob sie sich angenehm oder unangenehm anfühlen. Ist die Empfindung angenehm, wird der Sinneseindruck mit dem Etikett ›Lecker!‹ versehen und in die Wohlbefinden-Schublade des großen Lebenserfahrungsschranks verfrachtet. Fühlt sich die Empfindung unangenehm an, bekommt der Sinneseindruck das Label ›Igitt!‹ und wandert in die Unwohlsein-Schublade. So türmen sich über die Lebensjahre Unmengen an Erfahrungen im Schrank auf, allesamt liebevoll etikettiert und ordentlich abgelegt.

Dass wir bei der Lecker/Igitt-Bestandsaufnahme der Geistgauner ein schlechtes Geschäft machen, verdeutlicht eine Analogie aus der Welt der Digitalfotografie. Angenommen, auf einem digitalen Foto ist ein exotischer Strand zu sehen. Mit bloßem Auge ähnelt der Strand auf dem Foto exakt dem Originalstrand. Wenn wir jedoch in das Bild hineinzoomen, entdecken wir je nach Auflösung früher oder später, dass es sich aus einzelnen Pixeln zusammensetzt. Noch weiter in der Tiefe zeigt sich, dass der Strand auf dem Foto nichts als eine lange Folge von Nullen und Einsen auf einer Computerfestplatte ist. Klingt extrem unromantisch, ich weiß. Aber so ist nun mal die Natur des Digitalfotos – Null oder Eins, und nichts dazwischen. Ganz ähnlich verhält es sich mit dem Bewertungsmechanismus des menschlichen Geistes: Alle unsere Gewohnheiten und inneren Standpunkte setzen sich in letzter Konsequenz aus unzähligen Igitt-Nullen und Lecker-Einsen zusammen. Anstatt die Realität eines Moments erst einmal in Ruhe ankommen und sich entfalten zu lassen, unterziehen wir sie sofort einer groben Lust/Unlust-Rasterung. Was auf den ersten Blick aussieht wie ein detailgetreues Abbild der Realität, entpuppt sich bei genauerem Hinsehen als Realitätsfragment, das um der Lecker/Igitt-Pixel willen seiner Nuancen beraubt wurde.

Doch es kommt noch schlimmer. Beim Digitalfoto herrscht weitgehend Einigkeit bezüglich der Anordnung der Nullen und Einsen. Wenn ich das Bild per Email an einen Freund schicke, erstellt dessen Computer aus den digitalen Daten ein originalgetreues Abbild. Jeder sieht also dasselbe (wenn auch unvollkommene) Bild. Bei der Erfahrungsrasterung im menschlichen Geist ist die Entscheidung hinsichtlich Lecker oder Igitt hingegen höchst subjektiv: Ein und derselbe Sinneseindruck kann bei unterschiedlichen Menschen ein völlig verschiedenes Erleben auslösen. Ein Beispiel: Zwei Freunde sind auf der Suche nach einem Restaurant fürs Mittagessen. Der eine hat ein Faible für Cheeseburger, der andere ist militanter Veganer. Wie sehen wohl ihre jeweiligen Reaktionen aus, wenn am Straßenrand ein großes gelbes M auf rotem Hintergrund auftaucht? Derselbe Input für beide Augenpaare − aber eine diametral entgegengesetzte Bewertung. So verkümmert die Realität zu einer Projektion der Realität auf unser ganz persönliches Vorliebenschema. Tückischerweise ist dieser Projektionsmechanismus an einem bestens abgeschirmten Speicherplatz im Gehirn installiert − schließlich soll sich das Alltagsbewusstsein nicht seiner eigenen Wirkungsgrundlage berauben können. So kommt es, dass die meisten Menschen noch nicht einmal ahnen, dass ihr subjektives Erleben der Realität etwas anderes sein könnte als die Realität selbst.

Natürlich hat die Bewertung von Sinneseindrücken hinsichtlich des Un-wohlseins, das sie auszulösen vermögen, durchaus ihre Berechtigung. Wenn wir beispielsweise zum allerersten Mal in unserem Leben auf eine heiße Herdplatte fassen, fühlt sich das ziemlich unangenehm an. Also ziehen wir blitzschnell die Hand zurück und vergeben ein entsprechendes Igitt-Label. Beim nächsten Mal weiß unsere Psyche Bescheid und sendet ein Warnsignal, bevor wir die heiße Platte berühren. Auf diese Weise verfügt der Mensch über eine exzellente Schutzfunktion vor möglichen Gefahren. In ihrer Funktion als Schutzengel beläßt es die Psyche aber nicht dabei, vor heißen Herdplatten zu warnen. Vielmehr greift sie zuverlässig in allen Situationen ein, bei denen wir uns – real oder metaphorisch – die Finger verbrennen könnten. Da kann leicht aus einer Mücke ein Elefant werden. Ich kenne beispielsweise einen Menschen, der sich mehr als dreißig Jahre lang nicht traute, zum Tanzen in eine Diskothek zu gehen, obwohl er eine riesige Sehnsucht danach verspürte. Im zarten Alter von fünf Jahren war er höhnisch von Dorfjugendlichen ausgelacht worden, als er beim Gemeindefest tänzerisch-freudig zur Musik einer Blaskapelle herumwackelte. Diese Beschämung hatte ihn so schmerzhaft getroffen, dass seine Kinderpsyche sich schwor, es nie wieder zu einem vergleichbaren Vorfall kommen zu lassen – Tanzspaß hin oder her.

Das Fiese ist, dass solche überzogenen Schutzmanöver meist tief im Inneren und ohne das Wissen der Betroffenen ablaufen. Letztere haben sich längst an ihren diffusen Widerwillen gegenüber Diskotheken gewöhnt. Sie rationalisieren ihre Ablehnung mit Plattitüden wie »In Diskos stinkt es immer eklig nach Zigarettenrauch« oder »Ich habe nicht ausreichend Taktgefühl fürs Tanzen«, die völlig am Kern der Sache vorbeigehen. Zum eigentlichen Auslöser haben sie längst keinen Zugang mehr. Stattdessen verlassen sie sich blindlings auf eine Strategie, die vielleicht vor dreißig Jahren angemessen war, heute aber überholt ist oder sogar eine kontraproduktive Wirkung hat. Klar lassen sich die daraus resultierenden Komplikationen eine Zeit lang leugnen oder schönreden. In den meisten Fällen ist jedoch irgendwann ein Punkt erreicht, an dem man selbst nicht mehr an seine Version der Wahrheit glauben kann. Dann müssen wir uns notgedrungen auf die Suche nach einer plausibleren Wahrheit machen. Wer dann in den Geist hineinzoomt und der Sache auf den Grund geht, stolpert fast zwangsläufig über die Tendenz des menschlichen Geistes, Sinneseindrücke hinsichtlich subjektiver Lust- und Unlustgefühle zu bewerten und mit Begierde beziehungsweise Ablehnung darauf zu reagieren. Ist dieser grundlegende Mechanismus erst enttarnt, lässt sich eine Vielzahl scheinbar voneinander unabhängiger Problemfelder an ihrer gemeinsamen Wurzel packen.

Aber in den Geist hineinzoomen, wie soll das bitte gehen? Um dem Bewertungstrick der Geistgauner seinen Stachel zu ziehen, braucht es eine raffinierte Taktik. Ein vielversprechender Kandidat dafür heißt Vipassana-Meditation und wurde vor 2500 Jahren von einem cleveren Kerl namens Siddhartha Gautama (Nickname: Buddha) erfunden. Bereits als Jugendlicher hatte Siddhartha mit unterschiedlichen Meditationstechniken herumexperimentiert, entsprechend hatte er schon früh Bekanntschaft mit den Lust/Unlust-Ganoven in seinem Geist gemacht. Doch so sehr er sich auch darin übte, ihnen nicht auf den Leim zu gehen – in regelmäßigen Abständen musste er sich enttäuscht eingestehen, dass er erneut in die Falle getappt war. Die Ganoven waren einfach extrem überzeugend und nutzten jede noch so kleine Willensschwäche schonungslos aus! Mit konfrontativer Kampfhaltung war ihnen offenbar nicht beizukommen. Also beschloss Siddhartha, sie mit ihren eigenen Waffen zu schlagen und sich ein überzeugendes Gegenargument auszudenken, das er ihren Manipulationsversuchen stets entgegenhalten könnte. Zu diesem Zweck fragte er sich: »Gibt es wohl eine übergeordnete Wahrheit jenseits meiner subjektiven Vorlieben? Eine universelle Eigenschaft, die jedem meiner Sinneseindrücke innewohnt – so unterschiedlich sie sich für mich auch anfühlen mögen? Eine Eigenschaft, deren Gültigkeit selbst die Geistgauner vorbehaltlos anerkennen müssen?« Und siehe da, nach langem und sorgfältigem Experimentieren wurde er fündig: Alles, was er erlebte, war ... ohne Wenn und Aber ... *unbeständig*!

Unbeständigkeit ist eine Art Generalschlüssel für jegliches menschliches Erleben: Egal in welcher Epoche und auf welchem Kontinent wir leben, egal welcher gesellschaftlichen Schicht wir angehören und welche Sprache wir sprechen – wir müssen anerkennen, dass alles in unserem Leben von endlicher Dauer ist. Egal wie beglückend oder schrecklich sich ein Lebensmoment anfühlt, egal wie gerne wir eine Empfindung aufrechterhalten oder loswerden möchten, egal ob ein Gedanke unserer Weltsicht ent- oder ihr widerspricht – all diesen Ereignissen ist gemeinsam, dass sie nicht ewig währen. Der fieseste Schmerz im Knie lässt irgendwann nach. Jede Zornlawine ebbt irgendwann ab. Auch bei der geilsten Party kommt irgendwann der letzte Song. Und auf jedes Leben folgt zwangsläufig ein Tod. Kein noch so manipulativer Geistgauner kann diesen unumstößlichen Tatsachen ernsthaft widersprechen. Wozu also dieses Klammern an Wohlbefinden und dieses vehemente Bekämpfen von Unwohlsein, wenn sich diese Zustände doch eh über kurz oder lang von allein wandeln?

Aus dieser Einsicht heraus fasste Siddhartha Gautama einen waghalsigen Plan: »Komme, was wolle – ich werde den Kleiderberg im Schrank meiner Lebenserfahrung Stück für Stück durchgehen, die alten Lecker/Igitt-Etiketten abschneiden und ein neues, universell gültiges Etikett mit der Aufschrift ›Unbeständig!‹ annähen.« Klar würde das eine Heidenarbeit sein, schließlich hatten sich beim damals etwa dreißigjährigen Siddhartha auch schon eine Menge Klamotten angesammelt. Zu Siddharthas großer Überraschung zeigte sich aber, dass das Schrankinventar tatkräftig bei seiner eigenen Umetikettierung mithalf. Er musste gar nicht nach den bisher vergebenen Labels graben; vielmehr kamen die gespeicherten Bewertungen ganz von allein aus den Schranktiefen hervorgekrochen, nachdem Siddhartha gelernt hatte, verlässlich keine neuen Lecker- und Igitt-Etiketten mehr zu vergeben. Anstatt wie bisher seine bestehenden subjektiven Denk- und Verhaltensmuster zu verstärken, verebbten eben diese Muster Schicht um Schicht an der Oberfläche seines Geistes und verloren zunehmend an Überzeugungskraft. Alles, was Siddhartha dafür tun musste, war – nichts zu tun. Einfach nur in jedem Moment alle Geschehnisse so objektiv wie möglich beobachten und die beiden Trickdiebe ›Wohlbefinden‹ und ›Unwohlsein‹ mithilfe seines genialen Unbeständigkeitsarguments in Schach halten. Voller Gleichmut begleitete er jeden aus der Tiefe auftauchenden Gedanken, jede Emotion und jede Empfindung zur Haustür seines Geistes, im sicheren Wissen um deren Unbeständigkeit. Nachdem er sich des allerletzten alten Etiketts entledigt hatte, war sein Geist voller Klarheit und Freude.

Keine Spur mehr von dringlichen Verhaltensmustern und subjektiven Bewertungen. Nichts und niemand konnte diesen Geist aus der Ruhe bringen. Die ungehindert einströmende Realität spiegelte sich in Siddharthas Bewusstsein wie auf der windstillen Oberfläche eines kristallklaren Gebirgssees. Durch seine Einsicht in die wahre, unbeständige Natur allen Erlebens hatte Siddhartha Gautama den Rückwärtsgang des Geistes entdeckt!

Wie funktioniert der Rückwärtsgang nun ganz konkret? Bei der Vipassana-Meditation[1] wird die Unbeständigkeit allen Erlebens buchstäblich am eigenen Leib erfahrbar: Die zentrale Praxis besteht darin, Körperempfindungen jeglicher Art mit *Gleichmut* wahrzunehmen, das

---

[1] Anmerkung von Benedikt: Das Sanskrit-Wort Vipassana bedeutet übersetzt etwa ›klare Sicht‹. Alle buddhistischen Traditionen benennen Vipassana-Meditation als zentrales Element ihrer kontemplativen Praxis. Die konkrete methodische Vorgehensweise variiert jedoch teils erheblich. Bei meinen Ausführungen beziehe ich mich auf eine Form der Vipassana-Meditation, wie sie vom burmesischen Meditationslehrer S.N. Goenka gelehrt wird.

heißt weder mit Begierde noch mit Ablehnung auf sie zu reagieren. Beispiel gefällig? Ein Jucken an der Backe. Anstatt wie gewohnt sofort den Arm zu heben und zu kratzen, übt der Meditierende, das Jucken nur zu beobachten und es wohlwollend auf dessen Reise durchs Bewusstsein zu begleiten. Das Jucken entsteht, es intensiviert sich, es wird scheinbar unerträglich – irgendwann lässt es aber nach und ebbt schließlich völlig ab. Kein Jucken dauert ewig. Indes löst sich vielleicht an einer anderen Körperpartie eine lästige Muskelverhärtung in Wohlgefallen auf. Die unmittelbare Reaktion des Geistes: Wunderbar, endlich Frieden! Aber halt: Sofort kommt der Meditierende zur Besinnung und vergegenwärtigt sich, dass der Körper stets im Wandel ist und dass auch das angenehme Kribbeln an dieser Stelle nicht endlos anhält. Vielleicht verkrampft sich der Muskel nach einigen Minuten erneut? Oder etwas ganz Neues tritt auf den Plan? Mal sehen, für welche Option sich die Natur entscheiden wird. Zwei Beispiele, zwei Etikettenwechsel von ›Igitt!‹ beziehungsweise ›Lecker!‹ zu ›Unbeständig!‹ hautnah durchlebt. Herzlichen Glückwunsch, zwei Störenfriede weniger im Schrank!

Theoretisch klingt solch ein Geist-Update ganz einfach. In der Praxis ist es aber ein heikles Geschäft. Schließlich kommt dem Meditierenden eine verzwickte Doppelrolle zu: Er ist gleichermaßen Beobachter und Beobachteter. Das ist ein bisschen, als müsste ein Computerbetriebssystem seine eigenen Schwachstellen herausfinden und auf der Basis seiner Analyse ein verbessertes Betriebssystem entwickeln, durch das es sich dann im Anschluss selbst ersetzt. Was bei Computern ein Ding der Unmöglichkeit ist, klappt zwar im menschlichen Geist tatsächlich – aber innere Konflikte sind natürlich vorprogrammiert. Entsprechend muss ein Vipassana-Meditierender höchste Konzentration und viel Geduld aufbringen. Dafür braucht er einen ungestörten Arbeitsplatz. Zum Glück gibt es spezielle Meditationszentren, in die man sich für zehn (oder mehr) Tage zurückziehen kann. Dort lebt man völlig isoliert von anderen Menschen, ohne Smartphone, ohne Lesen und ohne Sprechen.

Haushaltsaufgaben wie Kochen oder Putzen werden von freiwilligen Helfern übernommen. In dieser Abgeschiedenheit bekommt der Geist kein neues Futter von außen. Wie auch beim herkömmlichen Fasten wird dann der bestehende Geistnahrungsvorrat angezapft: Im Schrank abgelegte Lebenserfahrungen kommen in Form angenehmer oder unangenehmer Körperempfindungen ins Bewusstsein zurück und verlangen nach Verdauung.[2] Aber aufgepasst, dass die Geistgauner nicht erneut zuschlagen!

Natürlich ist es ein extrem weiter Weg, bis der Erfahrungsschrank vollständig umgekrempelt ist. Man sollte also keine Wunder nach einem einzigen 10-Tages-Vipassana-Kurs erwarten. Doch jedem Schritt auf dem Vipassana-Pfad wohnt ein eigener Zauber inne, der garantiert heilsame Auswirkungen mit sich bringt. Und damit zurück zu Laika...

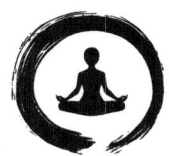

---

[2] Anmerkung von Benedikt: Natürlich können Lebenserfahrungen auch als Erinnerungen ins Bewusstsein aufsteigen. Das Ziel von Vipassana-Meditation ist aber, die Wohlbefinden- und Unwohlsein-Geistgauner zu überlisten – und die interessieren sich nicht für den konkreten Inhalt einer Erinnerung, sondern argumentieren ausschließlich auf der Basis ihres *fühlbaren* Anteils, das heißt auf der Basis von Körperempfindungen. In der Praxis zeigt sich, dass jegliche gedankliche und emotionale Geistesaktivität unweigerlich mit der einen oder anderen Körperempfindung einhergeht. (Selbsttest: Was setzt eine erregende sexuelle Fantasie auf körperlicher Ebene in Gang?) Dem Meditierenden ›entgeht‹ also nichts, wenn er sich auf die Kontemplation seiner Körperempfindungen beschränkt. Vielmehr verdaut er gespeicherte Lebenserfahrungen in einer psychosomatischen Tiefenschicht des Geistes, die durch reines Nachdenken nicht zugänglich ist.

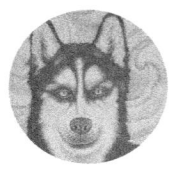

Abtauchen für Anfänger

Ich bin's wieder, Laika. Ich hoffe, Ihr hattet Euren Spaß mit Benedikt in Vipassanien.

Nachdem Benedikt mit Vipassana-Meditation in Kontakt gekommen war, geriet er sofort in ihren Bann. Über Jahre hinweg hatte er unter chronischen Schmerzen gelitten. Alle Versuche, dieser Schmerzen Herr zu werden, waren glorreich gescheitert. Hier kam nun eine Technik daher, die sich (angenehme wie unangenehme) Körperempfindungen zu Nutze macht, um ihnen eine tiefere Weisheit zu entlocken. Und ganz nebenbei würde im Laufe der Praxis auch die körperliche Anspannung nachlassen, quasi als Abfallprodukt bei der Weisheitsgewinnung. Das klang zu schön, um wahr zu sein. Benedikts Lagerbestand an unangenehmen Körperempfindungen war prall gefüllt, also an die Arbeit!

Endlich konnte Benedikt seine strenge Selbstdisziplin auf eine Tätigkeit lenken, die ihn auf seinem Weg zu einem authentischeren Leben wertvoll unterstützte. Schon nach kurzer Zeit gelang es ihm erstaunlich gut, seine körperlichen Beschwerden in ein neues Licht zu rücken. Was sich vormals wie lästige Quälerei ohne jeglichen Sinn angefühlt hatte, sah durch die neue Vipassana-Brille aus wie wohlwollende Wegweiser zu einem ungeahnten inneren Reichtum - wie dumpf aus den Seelentiefen zurückhallende Echolotsignale, mit deren Hilfe Benedikt das dort unten verschollene Schiffswrack seines Lebens aufspüren und bergen konnte. Dabei war ihm völlig klar, dass die Bergung nicht an einem Wochenende erledigt wäre, vielleicht noch nicht einmal am Ende seines Lebens. Und ihm war ebenso klar, dass dort unten große Gefahren und Widerstände lauern würden. Doch irgendwo von ganz tief drinnen sagte ihm eine Stimme, dass dieser Weg vielversprechend sein könnte. So traf Benedikt nach einigen Monaten der Praxis - inklusive erster kleinerer Erfolgserlebnisse - eine ganz bewusste Entscheidung für Vipassana.

Bei der Stimme von ganz tief drinnen handelte es sich natürlich um die Stimme des alten Mönchs ohne Namen, die Benedikt zum allerersten Mal ganz leise vernommen hatte. Bei Vipassana war der alte Mönch voll in seinem Element. Er blühte förmlich auf, wenn er uns anderen Archetypen von dieser Meditationstechnik erzählte. Gestärkt vom Gleichmut zahlreicher Mönchsgenerationen hatte er Jahr um Jahr voll wohlwollender Teilnahmslosigkeit verfolgt, was sich in Benedikts Innerem abspielte. Die Vorstellung, dass Benedikt ihn künftig bei seinen mönchischen Streifzügen begleiten würde, erfüllte ihn mit Freude. Pudra und Arkan fanden das alles zwar etwas schräg: Keine Magie? Kein Kämpfen? Nur still dasitzen und beobachten? Was soll das bringen? Aber das Strahlen im Gesicht des alten Mönchs ohne Namen nahm auch ihnen die letzten Zweifel. Wir Innenbewohner beschlossen also, Benedikt nach Leibeskräften bei seinem neuen Hobby zu unterstützen.

Und so kam es, dass Benedikt in den folgenden Jahren seines Lebens viel Zeit in Meditationszentren verbringen sollte. Fernab der sich weiterdrehenden Welt nahm er seinen beschwerlichen Weg nach innen in Angriff. Nach jeder längeren Innenschauperiode besuchte er Jens, und die beiden ließen Benedikts Erlebnisse Revue passieren. Dank seiner Erfahrung und seines Feingefühls konnte Jens fast alles, was Benedikt während des Meditierens erlebte, in biografische Gegebenheiten beziehungsweise psychische Reifungsschritte übersetzen. So bauten sie gemeinsam Stückchen für Stückchen das Inselpuzzle in Benedikts Bewusstsein zusammen. Nicht mehr lange, und

Benedikt würde meine Freunde und mich auf dem einen oder anderen Puzzleteil erkennen...

Bisher war es Benedikt nur in seltenen Fällen möglich, innere Empfindungen zu benennen, geschweige denn bei diesen Empfindungen zu bleiben. Vor diesem Hintergrund erlebe ich Vipassana-Meditation als große Bereicherung für ihn. Hier lernt er, sich selbst in all seinen Facetten wahrzunehmen und gleichzeitig einen inneren Abstand zu seinem Erleben zu wahren. In der Psychologie wird die Fähigkeit, alle zum Selbst gehörigen Aspekte (inklusive asozialer Impulse wie Hass oder Niedertracht) zu ertragen, als *Ich-Stärke* bezeichnet. Die Fähigkeit, eine innere Distanz zu den eigenen Emotionen, Gedanken und Reaktionen zu wahren, wird *Ich-Distanz* genannt.

»Was würde Jens wohl sagen?«

Beim meditativen Eintauchen in seine Innenwelt erlebte Benedikt die ganze Palette von Himmlisch bis Höllisch, mit deutlicher Tendenz zum zweiten. Davon ließ er sich aber nicht abhalten. Er hatte mittlerweile den Eindruck, dass sein Wesen deutlich besser mit dem Leben zu Streich käme, wenn er nicht dauernd mit seinen fixen Ideen von richtig und falsch dazwischenfunkte. Klingt eigentlich ganz einfach. Doch es sollte sich als eine lebensfüllende Lernaufgabe für Benedikt erweisen, immer von neuem in Distanz zu sich selbst zu treten und die Marschroute, die ihm sein Bewusstsein spontan vorschlug, kritisch abzuwägen. Vor allem für Krisenphasen - und

Krisen lassen sich bei der Absenkung einer Bewusstseinsinsel nicht vermeiden – fehlte Benedikt noch jeglicher Kompass. Welche körperlichen Symptome und welche inneren Regungen sind beim Verdauen einer unbekömmlichen Lebensgeschichte unausweichlich? Wann ist dann aber auch mal Schluss mit Lustig, und ein Arztbesuch angebrachter als das teilnahmslose Beobachten von Schmerzen? Um nagenden Selbstzweifeln einen Riegel vorzuschieben, hatte Benedikt es sich zur Angewohnheit gemacht, seine Meditationserfahrungen regelmäßig mit Jens abzugleichen und auf dessen Einschätzung der Lage zu vertrauen. Schließlich hatte dieser Mann schon viele Klienten durch ähnliche Prozesse begleitet und wusste um die Hindernisse, die es auf dem Weg der Selbsteroberung zu überwinden galt.

Besorgniserregende Symptome erlebte Benedikt mehr als genug. Einmal tauchte zum Beispiel etwa zehn Tage lang jeden Abend eine innere Hitze auf, die sich wie hohes Fieber anfühlte. Die Hitze dauerte bis zum frühen Morgen an und verschwand dann wie auf Knopfdruck. Bis dahin lag Benedikt wach und fühlte sich völlig von seinem Körper abgelöst. Sein Hals war zugeschnürt, er hatte Schwierigkeiten zu atmen und große Beklemmungsgefühle. Dazu eine Endlosschleife aus alptraumähnlichen Sequenzen, in denen er sich aus irgendeinem System befreien wollte, aber immer nur im Kreis laufen konnte. Aufstehen und Ablenkung brachten keine Linderung. Meditieren war angesichts des aufgewirbelten Geistes auch nur bedingt möglich. Ein anderes Mal versorgte Benedikts Geist ihn drei komplette Tage lang mit sich ständig wiederholender Hintergrundmusik. Welcher Song? ›Ihr Kinderlein kommet‹. Es klang so real, dass Benedikt erst dachte, eine Gruppe von Thailändern habe das christliche Kulturgut zu schätzen gelernt. Doch auch nachdem Benedikt seine besten Ohrstöpsel eingesetzt hatte, kamen die Kinderlein fleißig weiter. Kurz gesagt: Benedikt war ziemlich überfordert in dieser Zeit.

In seiner Kindheit war Benedikt den verzweifelten Hass- und Vernichtungsgefühlen seiner
Mutter schutzlos ausgeliefert. Um den daraus
resultierenden schrecklichen Gefühlen entgehen

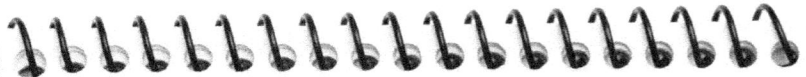

zu können, blieb ihm damals nichts anderes übrig, als innerlich einzufrieren. Die psychische Besetzung seines Körpers lag sprichwörtlich auf Eis. Benedikts Körper konnte sich
nicht zum *Leib*, das heißt zur Basis seines Selbstgefühls, seiner Emotionen und seiner Lebendigkeit entwickeln. Der Kopf
musste alles regeln, während die Aufgabe des Körpers darin
bestand, die erlebten schrecklichen Gefühle fest- und vom
Bewusstsein fernzuhalten.

Im Rahmen seiner psychischen Nachreifung tritt jedoch auch
bei Benedikt irgendwann das allen Menschen innewohnende
Wachstumsbedürfnis der Seele in den Vordergrund: Benedikt will zu einem leibgebundenen Menschen inkarnieren.
Damit gerät er in einen tiefen seelischen Konflikt: Denn sein
Wunsch nach mehr Lebendigkeit kann körperlich nicht aktiviert werden, ohne ihn mit den frühen Vernichtungserfahrungen zu konfrontieren. Diese dürfen aber auf keinen Fall in Benedikts Bewusstsein treten. In den körperlichen Symptomen,
die Laika beschreibt, bildet sich die entsprechende Auseinandersetzung ab: Der Körper bleibt abgetrennt und verhin-
dert durch Anspannen des Brust- und Halssegments ein Auftauchen bedrohlicher Gefühle im Bewusstsein. Ich deute das
Fieberdelirium deshalb als existenziellen inneren Konflikt, der
zu diesem Zeitpunkt noch nicht versprachlicht werden kann
und sich in dem halluzinierten Lied ›Ihr Kinderlein kommet‹
symbolisiert. Schließlich geht es in der Weihnachtsgeschich-
te des Matthäusevangeliums nicht nur um das freudig be-
grüßte Neugeborene, sondern auch um den Kindermord von
Bethlehem, das heißt eine Legende grausamer Vernichtung.

Im Zuge seiner ersten Meditationsmarathons dämmerte Benedikt eine weitere wichtige Erkenntnis: Ihm fiel auf, wie wenige Emotionen er tatsächlich fühlen konnte! Natürlich hatte Benedikt in seinem bisherigen Leben hin und wieder Gefühle wie Ärger, Freude oder ein Bedürfnis nach Nähe erlebt. Nun aber, da er sich in seinem Inneren etwas besser orientieren konnte, bemerkte er eine kuriose Diskrepanz zwischen auftauchenden Gefühlen und dem, was er bis dahin für Gefühle gehalten hatte. Klingt verwirrend? Hier ist ein Beispiel. In einer Situation kam in Benedikt spontan der Gedanke auf, dass er Mitleid fühle. Bei genauerem Hinhorchen wurde aber deutlich, dass von innen eigentlich ein ganz anderes Gefühl hervorquoll, nämlich Wut. Im Vergleich dazu schien ihm das Mitleid eher gedanklicher Natur zu sein. Nur komisch, dass ihm der Mitleidsgedanke viel vertrauter war und in der betreffenden Situation auch wesentlich passender erschien als das Wutgefühl. Zahlreiche vergleichbare Beispiele überzeugten Benedikt letztlich davon, dass das Meiste von dem, was er bisher für Gefühle gehalten hatte, eigentlich Gedanken über Gefühle waren. Um die Verwirrung komplett zu machen, standen viele dieser Gefühlsgedanken in keinerlei Bezug zu den tatsächlich auftretenden Gefühlen. Wer zum Teufel hatte ihm diesen bösen Gefühlsstreich gespielt?

Ihr ahnt sicher schon, dass wir Archetypen auch an dieser Nummer nicht ganz unbeteiligt waren: Benedikt hatte eines unserer zentralen Notfallmanöver durchschaut. Nachdem Arkan die Bewusstseinsinsel in die Höhe gestemmt hatte, war der Säugling Benedikt zwar vor den gewalttätigen Grundwellen seines Geistes geschützt – oben in der Höhe herrschte aber ein ziemlich gefühlloser Zustand. Alle Energieströme, die normalerweise das emotionale Leben eines Menschen füttern, flossen tief unten in unerreichbarer Ferne. Um beim heranwachsenden Benedikt und dessen Umfeld keinen Verdacht zu erwecken, musste der alte Mönch ohne Namen mal wieder alle Register ziehen. Er wies die Kollegen aus dem Kompetenzzentrum für visuellen Input an, ganz genau abzuschauen, wie die Menschen um Benedikt herum auf bestimmte Erlebnisse reagierten. Die Jungs aus der Akustikabteilung sollten außerdem herausfinden, wie die Betreffenden ihr Erleben in diesen Momenten nannten. Wut? Freude? Lust? Mitleid? Der Plan des alten Mönchs klang äußerst gewagt: »Wenn wir eine angemessene Reaktion auf die Situation und den Namen des dabei normalerweise auftretenden Gefühls kennen, können wir daraus Ersatzgefühle basteln. Sie werden sich für Benedikt wie echte Gefühle anfühlen, schließlich kennt er ja nichts anderes. Mithilfe der Ersatzgefühle wird er in der Lage sein, auf die wichtigsten Lebensereignisse angemessen zu reagieren.« Gesagt, getan. In liebevoller Kleinarbeit bauten wir einen künstlichen Emotionsfundus für den kleinen Benedikt. Und wieder einmal ging der Plan des alten Mönchs auf: Unsere Imitate sahen tatsächlichen Gefühlen verblüffend ähnlich – niemand schöpfte ernsthaft Verdacht!

Aufgrund der Spaltung von Körper und Bewusstsein können Menschen mit einer schizoiden Thematik nur bedingt auf die Ressource *Körper* zurückgreifen, um innere Regungen zu erleben. Schon kleinste Irritationen im seelischen Binnenraum können die angestauten Angst- und Vernichtungsimpulse aktivieren und drohen, die Psyche zu überfluten. In der Folge ist es den Betroffenen unmöglich, ein angemessenes authentisches Gefühlsrepertoire zu entwickeln. Stattdessen bilden sich Reaktionen aus, die man *Als-ob-Gefühle* nennen könnte: Das heranwach-

»Was würde Jens wohl sagen?«

sende Kind imitiert die Reaktionen seiner Eltern, ohne Bezug zu seinen eigenen Impulsen zu nehmen.

Benedikt hatte sich im Laufe seines Lebens eine breite Palette von Als-ob-Gefühlen angeeignet. Auf den ersten Blick schien er über ein relativ breites Spektrum von echten Emotionen zu verfügen. Bei näherem Hinsehen wurde aber deutlich, dass ein Bezug zu seinem Innenleben weitgehend fehlte. Vielmehr hatte er sich angewöhnt, eine nicht vorhandene Natürlichkeit und Impulsivität zur Schau zu stellen, um so den in seiner Familie so dringend gewünschten ›normalen Sohn‹ zu verkörpern. In Situationen, für die ihm kein stimmiges Als-ob-Gefühl zur Verfügung stand, setzte Benedikt ein maskenhaftes Lächeln auf, um sich über die Zeit zu retten und unerreichbar zu sein.

Nach der Entdeckung seines emotionalen Selbstbetrugs war Benedikt am Boden zerstört. Schließlich hatte er - wie die allermeisten anderen Menschen auch - die Authentizität seiner Gefühle nie in Frage gestellt. Plötzlich kam ihm sein ganzes Leben falsch und doppelbödig vor. Angesichts dieser Notlage schien es ihm angebracht, einen kleinen meditativen Umweg einzulegen: Er beschloss, seinen Körperempfindungen fürs Erste etwas weniger Aufmerksamkeit zuteilwerden zu lassen und stattdessen eine detaillierte Bestandsaufnahme seiner tatsächlichen Gefühlswelt vorzunehmen. Genauso objektiv und penibel, wie er das sonst mit Körperempfindungen tat, schenkte er nun allen auftauchenden Emotionen und Gedanken seine Aufmerksamkeit. Folgende Gedanken- und Gefühlsschubladen erwiesen sich als hinreichend komplex für seine damalige Erlebenswelt:

- Innere Mono- und Dialoge
- Ärger / Kränkung
- Trauer / Enttäuschung
- Hoffnung
- Freude
- Fantasien von Großartigkeit
- Meditationstheorie
- Zukunft
- Erinnerungen
- Sexuelles
- Computer
- Restliche Gedanken

Zu Beginn seiner Beobachtungen tappte Benedikt ziemlich im Dunkeln. Wenn überhaupt, nahm er nur einen grauen Brei von wirrem Denken und undeutlichen Gefühlen wahr. Allmählich lernte er aber, verlässlich seine inneren Türsteher zu aktivieren, sobald ein Gedanke oder ein Gefühl aufkam. Auch beim Sortieren machte er rasche Fortschritte. Bald war er in der Lage, ganze Erlebniskaskaden in die passenden Schubladen zu verfrachten. Ein Beispiel? Der Gedanke »Ich diskutiere mit meiner Frau über irgendwas« taucht auf. Ab damit in die Schublade ›Dialoge‹. Auch das mit dem Gedanken einhergehende Gefühl ›Ärger‹ wird erkannt und abgelegt. Danach stolz gedacht »Hey, das klappt ja wirklich! So fühlt sich also Ärger an. Das will ich nach dem Retreat Jens erzählen.« - ein klarer Fall für die Schublade ›Restliche Gedanken‹. In Benedikts

Bewusstsein entsteht sofort die E-Mail, die er an Jens tippen wird. Ihr Inhalt wandert als ›Dialog (digital)‹ in die Kiste. Dann noch etwas für die Schublade ›Erinnerung‹ in Form des Gedankens »Mist, ich denke wirklich immer wieder dasselbe!«, plus die dazugehörige ›Enttäuschung‹ an ihren Platz im Gefühlsschrank. Mit »Jetzt verstehe ich, was der Meditationslehrer meinte, als er vom Monkey Mind sprach!« bekommt auch die Schublade ›Meditationstheorie‹ noch ihr Futter ab. Dann ist das Meer der Gedanken und Gefühle erst mal wieder ruhig - nächste Welle ahoi! So lernte Benedikt seinen bisher im Verborgenen gebliebenen Gefühls- und Gedankenhaushalt in handlichen Happen kennen. Und ganz nebenbei machte er die beruhigende Erfahrung, dass auch Gefühle und Gedanken ziemlich unbeständig sind: Selbst der penetranteste Gedanke und das herzzerreißendste Gefühl verlieren irgendwann ihre Dringlichkeit und legen sich wieder schlafen.

Wir Geistbewohner fanden Benedikts Klassifizierungssystem reichlich willkürlich und unpassend. »Wie will Benedikt denn Konzepte, die aus unterschiedlichen Sichtweisen zu widersprüchlichen Interpretationen führen, mit seinen Schubladen einfangen?«, fragte ein Bekannter von mir, der im Content Management von Benedikts Geist arbeitete, den alten Mönch ohne Namen provokativ. »Vielleicht multidimensionale Schubladen mit Unterteilungen für jede mögliche Sichtweise? Oder eine weitere Schublade für zu komplizierte Fälle? Das ist doch lächerlich!« Wie immer warb der alte Mönch um Geduld: »Eins nach dem anderen. Die Schubladen sind für Benedikt ein guter Startpunkt, um Zugang zu seiner Innenwelt zu finden. Er wird früh genug feststellen, dass sein Konzept nicht weitreichend genug ist. Dann wandern die Schubladen auf den Sperrmüll.«

Benedikt hatte viel Energie und Anspannung darauf verwendet, sein Leben eindeutig zu machen – aber das spiegelt die Realität des Menschen nicht wider. Menschliche Wahrhaftigkeit geht immer mit einer *Ambiguität*, das heißt einer Mehrdeutigkeit einher. Der Wunsch nach einem eindeutigen Wesenskern, wie beispielsweise bei Engeln und Teufeln, ist so verführerisch wie vergeblich. Erst mit der Ausbildung einer hinreichend stabilen Ambiguitätstoleranz kann sich die menschliche Psyche der Mehrdeutigkeit des Lebens ausliefern, ohne Schaden zu nehmen.

»Was würde Jens wohl sagen?«

Mein verärgerter Bekannter ließ es aber nicht darauf beruhen: Hinter dem Rücken des alten Mönchs ohne Namen beschloss er, eine Flaschenpost nach oben zu Benedikt zu schicken, um seinem Ärger Luft zu machen. Und so kam es, dass einer von uns Innenwesen erstmals direkt Kontakt zu Benedikt aufnahm. Zwar noch nicht als konkrete Figur - dazu war uns Benedikts Bewusstsein noch zu feindlich gesonnen. Stattdessen versendete mein Freund seine Botschaft in Form eines kryptischen Wachtraumes:

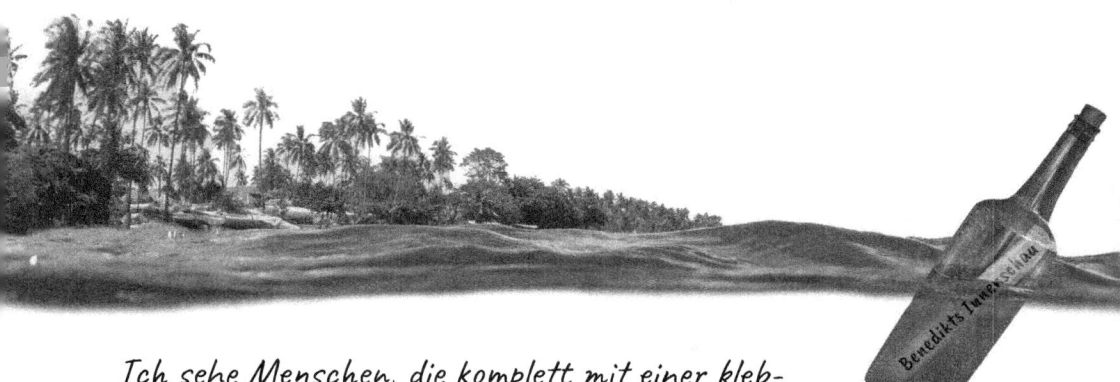

Ich sehe Menschen, die komplett mit einer klebrig-schwarzen Schicht überzogen sind – wie Vögel bei einer Ölpest. Zu Beginn meine Frau, dann meinen Vater. Dann tauchen lose Reisebekanntschaften auf, auch sie völlig schwarz überzogen. Im Anschluss ein klischeehaftes Bild eines Familienidylls mit mir fremden Menschen, die sich plötzlich einschwärzen und zusammensinken.

--- Solche ›Benedikts Innenschau‹-Texte werden ab jetzt häufiger auftauchen. Sie haben Benedikts introspektive Bilder und Filme zum Inhalt. ---

---

Benedikt gab die Botschaft unzensiert an Jens weiter, der sie für ihn übersetzte:

Ich deutete die schwarze Schicht als *Schatten* der Personen, das heißt ihre vor anderen wie auch vor sich selbst verborgenen Schattenseiten. Beim Bild des Familienidylls wird durch die Einschwärzung offensichtlich, dass nicht alles so harmonisch ist, wie es im ersten Moment aussieht.

»Was würde Jens wohl sagen?«

In gewisser Weise vervollständigen diese Bilder das starre kognitive Schema, das Benedikt sich für seinen Emotionshaushalt ausgedacht hatte. Sie sind ein typisches Beispiel dafür, wie aus dem Unbewussten auftauchendes Material komplementäre Aspekte zu einer rein rationalen Sichtweise ans Licht bringt.

Der neu entdeckte Wachtraumkanal sollte sich als erstaunlich effizient zur Informationsübertragung erweisen. In der Folge entwickelte sich darüber ein reger Austausch zwischen uns Innenbewohnern und Benedikts Bewusstsein, immer mit dem Umweg über Jens. Wuchtigere Gefühlsbrocken lenkten wir in dieser ersten Introspektionsphase nach wie vor um Benedikts Bewusstsein herum. Aber auch so gab es für Benedikt eine Unmenge neuer Regungen zu entdecken. Zum Beispiel, wie es tief drinnen um sein Verhältnis zu anderen Menschen bestellt war. Außerhalb der Retreats aktivierten wir in Anwesenheit anderer Menschen sofort das altbewährte Notprogramm zur Kontaktbewältigung. Diese Prozedur hatten wir seit Benedikts Kindheit bis zur Perfektion einstudiert: Wie auf Knopfdruck wurde Benedikt freundlich und zuvorkommend, und er bediente die Bedürfnisse seines Gegenübers so gut wie irgend möglich. »Ein Mensch, der genau bekommt, was er will, wird mit großer Wahrscheinlichkeit wiederkommen und mit geringer Wahrscheinlichkeit zum Angriff übergehen.« - so hatte uns der alte Mönch ohne Namen seinerzeit die dem Notprogramm zugrundeliegende Strategie erklärt. Mit dieser Taktik hielten wir die aus dem Untergrund nach oben drängenden Vernichtungs- und Verlassenheitsängste, die beim Anblick anderer Menschen unweigerlich in Benedikt mobilisiert wurden, geschickt in Schach.

Die stille Abgeschiedenheit des Meditationsretreats bot uns eine ideale Gelegenheit, den Autopilot im Kontakt zu anderen Menschen probehalber zu deaktivieren und auf manuelle Steuerung umzuschalten. In einer Retreat-Umgebung sind alle Verbindungen nach außen gekappt - keine Besuche und kein Handy. Außerdem sind alle Meditierenden angehalten, auf jegliche Kommunikation mit Mitmeditierenden zu verzichten. Kontakte entstehen also nur in übersichtlichen Miniportionen. Von Jens war Benedikt längst darauf vorbereitet worden, dass es mit seinem Selbstbild des kontaktfreudigen Weltreisenden nicht so weit her war. Nun war es für Benedikt an der Zeit, hinter dieses Selbstbild zu kriechen und sich seiner tatsächlichen Gefühle gegenüber anderen Menschen bewusst zu werden. Wenig überraschend fand er dort hinten nicht die zur Schau getragene Offenheit und Neugierde, sondern im Gegenteil größtes Misstrauen, starke Befangenheit und Angst.

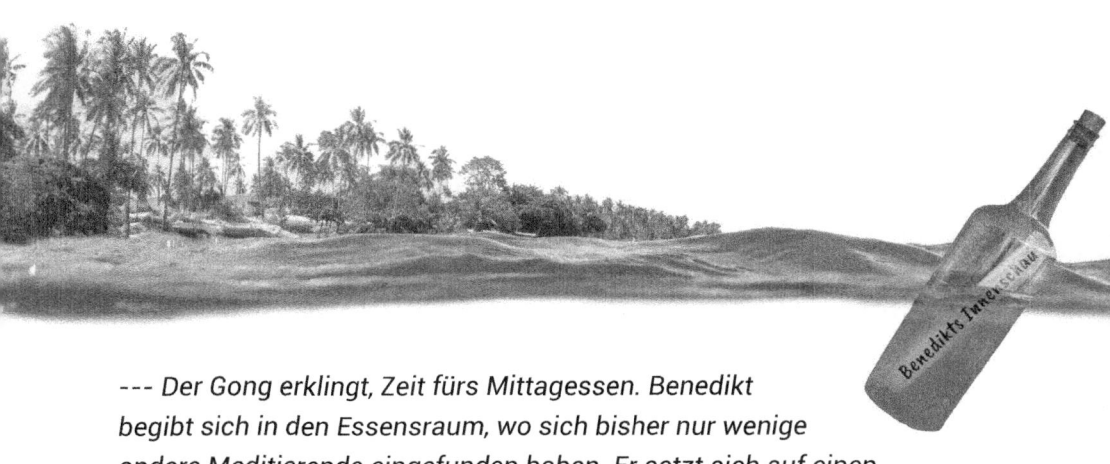

--- Der Gong erklingt, Zeit fürs Mittagessen. Benedikt
begibt sich in den Essensraum, wo sich bisher nur wenige
andere Meditierende eingefunden haben. Er setzt sich auf einen

freien Stuhl am Fenster und beginnt zu essen. In der reflektierenden Fensterscheibe kann er sehen, wie sich der Raum langsam füllt. ---

Bei jedem eintretenden Menschen erlebe ich einen kurzen Anflug von Panik und habe den Gedanken, dass ich auf einem Platz sitze, der eigentlich für jemand anderen bestimmt ist. Und dass nun der rechtmäßige Besitzer auftaucht und mich unter lautem Gebrüll verjagt. Vom Kopf her weiß ich, dass es keine Sitzordnung gibt. Und dass in einem Schweige-Retreat niemand spricht, geschweige denn brüllt. Dennoch bleibt der beharrlich-verstörende Eindruck, dass ich unter kritischer Beobachtung stehe und jeder Fehler meinerseits zu einer demütigenden Bloßstellung führt.
Mit zittrigen Händen führe ich die Gabel zum Mund.

Aber auch die Kehrseite beobachtete Benedikt wiederholt: Sobald andere Meditierende seinen sicher geglaubten Raum verletzten, reagierte er seinerseits mit Kränkung und unbändiger Wut. Einmal verirrte sich beispielsweise eine Retreat-Teilnehmerin in den Gehmeditationsbereich für Männer. (Dazu müsst Ihr wissen, dass in solchen Retreats auf strikte Geschlechtertrennung geachtet wird.) Innerlich geriet Benedikt außer sich vor Entrüstung: »Eine Frau? Im Männerbereich?! Die es dann auch noch wagt, meinen Laufweg zu kreuzen?!!« Zum Glück war es um seine Selbstdisziplin bestens bestellt, sodass er seine Kränkung schweigend bei sich behielt und die verirrte Dame unversehrt in den Frauenbereich zurückkehren ließ.

An all diesen neuen Einsichten hatte Benedikt schwer zu kauen. Doch sie hatten auch ihr Gutes: Benedikt hatte unverhofft Zugang zu einem ängstlich-scheuen Anteil in sich gefunden, der offenbar dringend Beistand brauchte! Schlagartig vernahm er in sich das Bedürfnis, für diesen Anteil ein umzäuntes Stück Seelenland zu schaffen, innerhalb dessen keine Eingriffe anderer Menschen zu befürchten waren. Benedikts bis dahin vorherrschendes Lebensmotiv, sich an anderen Menschen und deren Bedürfnissen zu orientieren, fiel wie ein Kartenhaus in sich zusammen. Stattdessen große Erleichterung angesichts der Aussicht, in Distanz zu anderen Menschen bleiben zu dürfen und sich nicht andauernd seine tollen Social Skills beweisen zu müssen. Was die meisten Leute an Meditationsretreats besonders nervt, wurde für Benedikt zu einem ehrenvollen Geschenk: Dank der strengen Regeln hat dort jeder Meditierende seinen eigenen geschützten Raum.

Benedikt verfügt über keinen sicheren inneren Binnenraum, in den er sich zurückziehen kann, wenn die Verbindung zur Welt zeitweise nicht gelingt. Er ist vollständig darauf angewiesen, im Außen zu finden, was er zum Leben braucht. Entsprechend bemüht ist er, seine Umwelt zu kontrollieren beziehungsweise zu seinen Gunsten zu beeinflussen. Ändern sich die äußeren Umstände zu seinen Ungunsten, reagiert er mit starker Kränkung und wenig innerer Flexibilität. Mit der Kränkung geht eine dem realen Anlass völlig unangemessene Wut einher, die um jeden Preis unterdrückt werden muss und das innere Erleben stark einschränkt. Dieses Verhalten ist typisch für Menschen mit einer schizoiden Störung.

»Was würde Jens wohl sagen?«

Für viele dieser Menschen schließen sich eine Verbindung zu sich selbst und eine Verbindung zu anderen gegenseitig aus. Benedikts originelle Lösung, sich in die Isolation zurückzuziehen und seine Mitmenschen fürs Erste einfach auszublenden, liefert ihm einen Ausweg aus diesem Teufelskreis. Hier kann er sein Misstrauen, aber auch seine Einsamkeit spüren und langsam eine für ihn stimmige Position in Bezug auf Kontakt finden. Wie viel Verbindung nach außen ist nötig beziehungsweise wünschenswert? Zu welchem Preis? Welcher innere Schutzraum soll von außen verborgen bleiben? Indem Benedikt seine eigenen Antworten auf diese Fragen auslotet, können Alternativen zu seiner bisherigen Überlebensstrategie ›Kontakt als Dienstleistung‹ entstehen.

Mit jedem Gefühl, das Benedikt neu kennenlernte und in seinen bewussten Erfahrungsschatz aufnahm, wurde es etwas bunter auf seiner Insel. Aber nicht nur das! Auch Pudras Ammentätigkeit rückte zunehmend in den Hintergrund. Je deutlicher die wogenden Emotionen in der Tiefe an Kontur gewannen und dadurch an Bedrohlichkeit verloren, desto besser gelang es Benedikt, sich selbst zu beruhigen. Und wenn es mal ganz dick kam, war da immer noch Jens, der stets ein offenes Ohr und eine haltende Hand für ihn hatte. Vor diesem Hintergrund hatte der alte Mönch ohne Namen Pudras Wunsch stattgegeben, einen Abend pro Woche frei zu bekommen, um endlich mal wieder ausgiebig ihren Hexereien frönen zu können.

Und Arkan? Auch der hatte allen Grund zur Hoffnung. Jedes Mal, wenn sich Benedikt mit einem sperrigen Gefühl einigermaßen angefreundet hatte, konnte man nachts Arkans Seufzer der Erleichterung bis in die hinterste Ecke von Benedikts Geist hören. Noch eine tickende Zeitbombe entschärft, endlich Luft zum Durchatmen! Schwupps die Insel etwas abgesenkt, die strapazierten Arme ausgeschüttelt und dann auf zum nächsten Gefühlsbrocken...

In Benedikt wirkt eine massive körperliche Abwehr gegenüber inneren Regungen, die als lebensbedrohlich empfunden werden. In Gestalt von chronisch verspannten Muskelsegmenten im Becken-, Schulter- und Kieferbereich werden aufkommende Emotionen daran gehindert, ins Bewusstsein aufzusteigen. Im Laufe des Lebens macht sich diese Abwehrkonfiguration durch einen extrem hohen Muskeltonus und ›verpanzerte‹ Körperpartien bemerkbar. Erst wenn die betroffene Person in der Lage ist, die darunterliegenden Gefühle wahrzunehmen und zu ertragen, wird die ursprüngliche Abwehr obsolet: In dem Maß, in dem die Person Gefühle ›fließen‹ lassen kann, sinkt der Muskeltonus auf ein Normalniveau ab. Erfolgreiche psychische Nachreifung zeichnet sich unter anderem dadurch aus, dass sich (unflexible) somatische Abwehrmuster in mentale (flexiblere) Bewältigungsstrategien wandeln.

»Was würde Jens wohl sagen?«

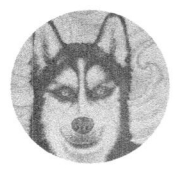 # Abheben für Anfänger

Nach etwa neun Monaten auf der Schattenseite des Lebens lernte Benedikt dann aber auch mal sonnigere Gefilde kennen. Natürlich waren wir längst noch nicht fertig mit den Aufräumarbeiten. Aber Benedikt war in seinen Meditationen durch die dringlichsten Themen gewandert und hatte sich eine Verschnaufpause redlich verdient. Also verbarrikadierten wir fürs Erste alle weiteren Bedrohungen in einem seelischen Geheimverließ und schaufelten einen kleinen Freiraum an der Oberfläche von Benedikts Geist frei. Und siehe da: Teile von Benedikts Körper ließen zum ersten Mal im Leben los! Nachdem Benedikt über Monate hinweg festsitzende Spannungen und Blockierungen in seinem Körper beobachtet hatte, begann die Spannung nun, sich häppchenweise zu bewegen und durch seine Arme und Beine abzufließen. Tonnen einer inneren Last flossen aus ihm heraus. Bezeichnenderweise lebten Benedikt und seine Frau zu dieser Zeit im indischen Örtchen McLeod Ganj in den Ausläufern des Himalaya. Hier hatte der Dalai Lama nach seiner Flucht aus Tibet ein neues Zuhause gefunden. In dessen Dunstkreis hatte sich ein lebendiges spirituelles Treiben entwickelt, das nun Sinnsuchende aus aller Welt anzog. Könnte es einen passenderen Ort geben, um alten Ballast abzuwerfen?

Und so verbrachte Benedikt einen Großteil der folgenden Wochen auf einer wunderschönen Bergwiese liegend, mit den Außenaugen das beeindruckende Himalaya-Panorama bestaunend und mit den Innenaugen das Abfließen der angestauten Körperspannung beobachtend. Mit großem Enthusiasmus verfolgte Benedikt die Bahnen der neu entdeckten Spannungsflüsse in seinem Körper. In detailverliebter Kleinarbeit untersuchte er, wann und wo die Flüsse unterbrochen wurden und welche Umleitungen sie zu nehmen in der Lage waren. Zwischendurch tauchten zwar regelmäßig schwarze Wolken des Ärgers oder der Ohnmacht auf. Doch so rasch, wie sie gekommen waren, verzogen sie sich auch wieder.

Für Benedikt war dies eine Zeit großen Glücks. Nach Jahren der Anspannung entstand plötzlich Raum zum Atmen.[1] Sein Körper wurde von Tag zu Tag fließender und flexibler. Zum ersten Mal seit Jahren konnte er sich wieder relativ beschwerdefrei bewegen. Sogar längeres Wandern oder Herumrennen gelangte wieder in den Bereich des Möglichen! Abends konnte man einen sichtbar erleichterten Benedikt mit seiner Frau durch die kleinen Bergdörfer in der Umgebung schlendern sehen. Doch so sehr ich ihm diese Ruhepause gönnte, hatte ich auch meine Bedenken. Mir schien, dass Benedikt es mit seinen Körperexperimenten ziemlich übertrieb und sich stärker in Glücksgefühlen suhlte, als es ihm auf Dauer zuträglich sein würde. Ich wollte mir gar nicht ausmalen, wie aufwendig es sein würde, ihn im Anschluss an diese Glücksphase zu motivieren, sich wieder mit beschwerlichen Themen zu konfrontieren. Doch der alte Mönch ohne Namen zerstreute meine Sorge: »Der Junge hatte über dreißig Jahre keinen Kontakt zu seinem Körper«, erklärte er mir, »lass ihm doch ein paar Monate seinen Spaß damit! Sicherlich wird es schmerzhaft für ihn sein, wenn er dann wieder in rauere Gewässer driftet. Doch wie soll er lernen, sich von angenehmen Erlebnissen zu distanzieren, wenn er zuvor nie gelernt hat, genüssliche Empfindungen und befreites Loslassen zuzulassen? Benedikt wird früh genug feststellen, dass auch Genuss unbeständig ist.«

---

[1] PS für Detailverliebte: Zu dieser Zeit stellte Benedikt fest, dass sich seine Atmung von der Brust in den Bauch verschoben hatte. Bis dahin war sein Bauch extrem fest und angespannt gewesen, sodass die Atemluft nicht hineinströmen konnte.

Die Entdeckung des eigenen Körpers ist ein wesentlicher Entwicklungsschritt jedes Menschen. Meist geschieht sie im Säuglingsalter, wenn sich die völlige Verschmelzung mit der Mutter langsam zu lösen beginnt. In dieser frühen Phase der Selbstfindung beginnt der Säugling, seinen eigenen Körper als etwas von der Mutter Getrenntes und als Quelle von Lustgefühlen zu erfahren. Eine Zeitlang identifiziert er sich vollkommen mit dem Körper und erforscht voller Neugierde all seine Funktionen und Limitierungen. Ist der Körper hinreichend entdeckt, werden im nächsten Entwicklungsschritt mentale Strategien für eine gelingende Kommunikation mit den Bezugspersonen erworben. Anschließend definieren sich Säuglinge fast ausschließlich über die Resonanz von außen. Der explizite Bezug zum eigenen Körper und dessen Empfindungen tritt in den Hintergrund.

In Benedikts Entwicklung stand von Beginn an die Bindungssicherung zur Mutter im Vordergrund. Dadurch hatte er keine Möglichkeit, sich in geschützter Atmosphäre eingehend mit sich selbst zu beschäftigen. Vor diesem Hintergrund verstehe ich die aktuelle Phase in Benedikts Leben als nachgeholte *Besetzung des eigenen Körpers*. Benedikt geht im wahrsten Sinne des Wortes eine Liebesbeziehung zu seinem Körper ein. Wie auch bei Liebesbeziehungen zwischen Menschen führt dies leicht zu unrealistischen Erwartungen und einer überhöhten Identifikation mit dem Körper. Von einem therapeutischen Standpunkt aus ist dieser Entwicklungsschritt aber unbedingt zu begrüßen. Er ist eine notwendige Bedingung für den Aufbau einer nachhaltigen, dynamischen Distanz zwischen Selbst und Körper.

Mit zunehmendem Aufweichen der Muskelringe, die sich eisern um Benedikts Körper gelegt hatten, war natürlich viel mehr los in Benedikt: Überall überbordende Lebendigkeit und bisher unbekannte Bedürfnisse, die integriert und ausgehalten werden wollten. Eine Million Ablenkungen, ein kreativ-unruhiger Geist, ständige Gefühlsschwankungen von Wut über ängstliche Trauer zu Freude und Gelassenheit zu Einsamkeit und Sehnsucht und wieder zurück. Bei diesem ganzen Tohuwabohu tat sich der sonst so disziplinierte Benedikt plötzlich schwer mit seinen bisherigen Regeln und Routinen. Am regelmäßigen Meditieren hielt er zwar trotz seiner inneren Zerrissenheit stets fest. Doch ansonsten war sein Leben ziemlich aus den starr reglementierten Fugen geraten und musste sich einer Welle positiv-schöpferischer Kraft fügen.

Mit der Geburt wird ein Säugling gewissermaßen in die Welt geworfen, ohne über konkrete Bewältigungsstrategien zu verfügen.

»Was würde Jens wohl sagen?«

Erst allmählich lernt er, sich in dieser Welt zu organisieren und seinem Leben wie auch seinem Welterleben eine Form zu geben. In dieser Hinsicht ähnelt die plötzliche Öffnung von Benedikts Körper einem Geburtsakt. Da scheint es mir unvermeidlich, dass Vieles recht formlos aus Benedikt hinausströmt und lediglich in seiner Existenz anerkannt werden möchte. Mit der Zeit organisiert sich die Psyche, und Benedikt kann dem Ganzen eine Form geben. Dafür braucht es aber Zeit und Geduld – es geschieht einfach und lässt sich nicht erzwingen. Mein spontaner Tipp an Benedikt in diesem Moment: surfen gehen. Mehr steht gerade nicht an.

Was das Surfen anging, beließen wir es erst mal beim Wellenreiten auf Emotionswogen. Dafür tauchte aber eine andere sportliche Aktivität auf, die Benedikt in den folgenden Jahren verlässlich begleiten sollte: Fußballschauen. In seiner Kindheit war Benedikt ein glühender Fan des FC Bayern München gewesen. Gemeinsam mit seiner schon damals uralten Großmutter, die in der Nähe von München lebte, war er einige Male ins Olympiastadion zu Spielen der großen Bayern gegangen. Diese Erlebnisse hatten bei ihm einen tiefen Eindruck hinterlassen: Das Mitfiebern in einer Menschenmasse, die alle für denselben Verein die Daumen drückten; das gemeinsame Aufbrüllen, wenn ein Tor für die Bayern fiel! Hier hatte sich der kleine Benedikt fraglos zugehörig gefühlt, zumal mit seiner fürsorglichen Großmutter an seiner Seite. In seiner Jugendzeit war Benedikts Leidenschaft für den FC Bayern dann ziemlich eingeschlafen, weil Fußball in seinem damaligen Freundeskreis nicht wirklich hipp war - und der FC Bayern dreimal nicht. Aber jetzt, in einem Meditationsretreat in McLeod Ganj, meldete sich der etwa siebenjährige Benedikt (alias B7) lautstark zurück.

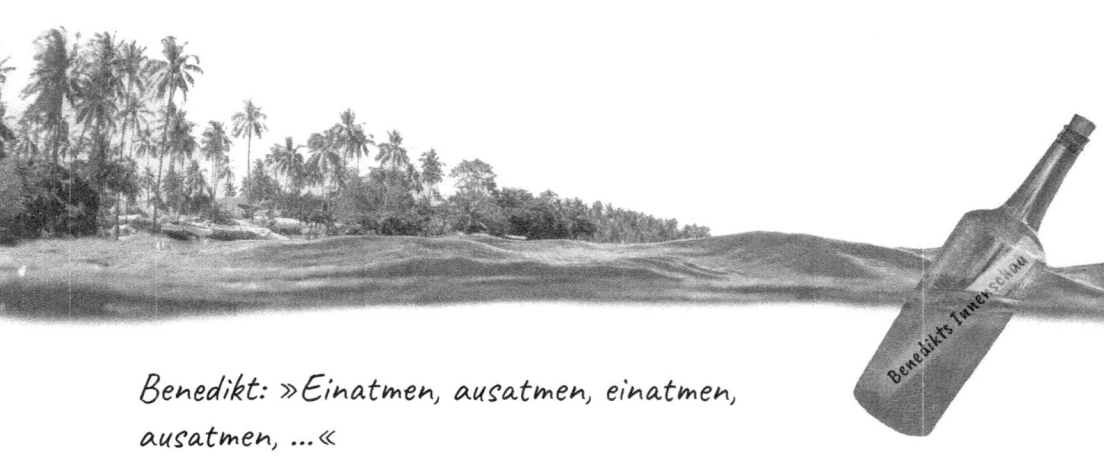

Benedikt: »Einatmen, ausatmen, einatmen, ausatmen, ...«
B7: »Hallo, ist da wer?«

Benedikt: »Ich registriere mentale Aktivität in Form auf-
dringlicher Gedanken. Und zurück zum Atem: einatmen, ausatmen, einatmen, ausatmen, ...«
B7: »Hey Benedikt, ich bin's, dein Alter Ego aus dem Jahre
1986. Mir ist laaaangweiiiiilig!«
Benedikt: »1986? In dem Jahr war doch die Fußball-WM
in Mexiko! Als Deutschland so unglücklich im Finale gegen
Argentinien verlor. Mit dem großartigen Toni Schumacher im
Tor. Mensch, das waren Zeiten!!! ... Ups, jetzt bin ich aber
ziemlich überrannt worden von meinen Erinnerungen. Ich
wollte mich doch auf den Atem konzentrieren. Also nochmal:
einatmen, ausatmen, ...«

--- Pause, in der sich Benedikt auf seinen Atem konzentriert. ---

B7: »Hör mal, Benedikt, ich finde dieses ewige Atmen ziemlich
öde. Können wir nicht endlich mal was anderes machen? Zum
Beispiel Fußball spielen?«
Benedikt: »Naja, mein Lieber, es ist nun mal die Idee eines
Meditationsretreats, dass man dort nichts tut, außer den
Atem zu beobachten. Das ist für Kinder tatsächlich nicht so
besonders aufregend. Ich kann dir jedoch versichern, dass
auch du auf Dauer von dieser Praxis profitieren wirst.«
B7: »Jetzt redest du schon wie unser Papa! Was interessiert
mich die Welt von morgen? Ich will Action, und zwar jetzt!!!«
Benedikt: »Lass mich mal eine Sekunde nachdenken, okay?«
B7: »Wenn's sein muss. Aber beeil dich!«

Benedikt: »Mein Junge, wie wäre es mit einem Deal? Du gibst die nächsten sieben Tage Ruhe und lässt mich langweilig meinen Atem beobachten. Und sobald das Retreat zu Ende ist, gehen wir gemeinsam in eine Kneipe und sehen uns das Champions-League-Finale Bayern gegen Chelsea an?«

B7: »Und darf ich dabei auch eine Cola trinken?«

Benedikt: »Klar, wenn's weiter nichts ist!«

B7: »Okay, abgemacht. Dann langweile dich mal gut weiter mit deinem Atem. Ich spiele solange mit meinen Freunden in deinem Unterbewussten.«

Wir alle waren in höchstem Maße erstaunt, als der frisch aus dem Retreat entlassene Benedikt seinem Versprechen tatsächlich ohne Zögern nachkam. Ihm schien es um die neu entdeckte Freundschaft mit B7 ziemlich ernst zu sein. Dieser hatte zwar mittlerweile schon wieder ganz andere Flausen im Kopf. Doch auch er war gerührt von Benedikts Zuneigung - und die versprochene Cola tat ihr Übriges. Und so machte sich der durchmeditierte Benedikt nachts um drei Uhr in einem kleinen Dorf im indischen Himalaya auf die Suche nach einem Restaurant, das noch offen hatte und das Fußballspiel zeigte. Offenbar hatten noch ein paar andere siebenjährige Anteile gute Deals ausgehandelt, denn die Kneipe war angesichts der späten Uhrzeit erstaunlich voll. Leider verlor der FC Bayern im Elfmeterschießen - völlig unberechtigt, wie Benedikt und B7 einhellig fanden. Trotzdem hatten die beiden einen wunderbar-aufregenden gemeinsamen Abend erlebt. Beim Einschlafen weinte B7 noch ein wenig seine Enttäuschung hinaus. Am nächsten Tag war seine Welt aber wieder heil und er freute sich auf neue Abenteuer mit Benedikt. Vielleicht würden sie ganz bald auch mal richtig Fußball spielen, wenn sich Benedikts Körper wieder jünger anfühlte!? Der alte Mönch ohne Namen meinte lachend: »Da haben sich zwei Freunde fürs Leben gefunden!«

Tatsächlich wurde diese gemeinsame Liebe zum Fußballschauen zu einer Konstante in Benedikts Leben. Zugegebenermaßen ein recht merkwürdiger Kontrast: Erst sitzt dieser junge Mann mönchsgleich meditierend in der Stille, und eine halbe Stunde später starrt er aufgeregt-zittrig auf den Fußballbildschirm. Aber wer Benedikt zusah, konnte nicht umhin zu erkennen, dass beide Aktivitäten aus tiefstem Herzen kamen. Manchmal erklärte sich Benedikts Frau sogar bereit, die gemeinsame Reiseplanung mit dem Terminkalender des FC Bayern abzugleichen. Sie konnte zwar mit Fußball nicht viel anfangen, spürte aber deutlich, was es Benedikt bedeutete.

In dem Retreat, bei dem sich Benedikt und B7 kennenlernten, reifte dann aber auch die vom alten Mönch ohne Namen schon prognostizierte Erkenntnis: Nach Monaten der lustvollen Körperentdeckung musste Benedikt einsehen, dass Wohlfühlen nicht alles im Leben ist. Trotz der abfließenden Spannung ließ sich körperliches Unwohlsein nicht dauerhaft verhindern. Anfangs hatte jede kurzzeitige Unterbrechung des neu entdeckten Körperflow ein mittleres Drama zur Folge gehabt, und Benedikt versuchte fieberhaft, den wohlig-fließenden Körperzustand wiederherzustellen. Zu diesem Zweck hatte er eine Technik ausgetüftelt, um Flussblockaden in seiner Muskulatur aufzuspüren und durch eine Art mentaler Akupressur durchlässig zu machen. So war aus dem meditativ-passiven Beobachten schleichend eine aktive Einflussnahme geworden. Den Preis für diese Einflussnahme bekam Benedikt im Gegenzug deutlich zu spüren: eine starke Hin- und Hergerissenheit seines Bewusstseins, abhängig von der aktuellen Befindlichkeit seines Körpers. Also genau das Muster, das er durch seine Meditationspraxis eigentlich durchbrechen wollte! Der Widerspruch war so offensichtlich, dass auch Benedikt nicht umhin kam, ihn zu bemerken. Je mehr das rauschhafte Experimentieren mit dem Körperflow an Reiz verlor, desto empfänglicher wurde er für die nächste Botschaft des alten Mönchs ohne Namen: »Du musst lernen, auch vom Loslassen loszulassen.«

Der Verlust des Körperflow steht für ein Bewusstsein der eigenen Sterblichkeit. Benedikt wird aus dem paradiesischen Zustand sinnlichen Glücks hart in die Realität der Unbeständigkeit allen (Er-)Lebens zurückgeholt. Der zeitweise Verlust eines solchen Glückszustands erzeugt verständlicherweise Angst. Beispielsweise haben viele Kinder eine Zeitlang Angst vor dem Einschlafen, weil sie befürchten, am nächsten Morgen nicht mehr aufzuwachen. Bei Benedikt finde ich jedoch kurios, wie schnell sich die Vorzeichen gedreht haben. Hatte er doch bis vor wenigen Monaten noch große Angst vor Lebendigkeit!

»Was würde Jens wohl sagen?«

Und so gelangte Benedikt nach einer kurzen, aber heißen Liebesaffäre mit seinem Körper wieder an die Ursprünge von Vipassana zurück. Während er beim ersten Durchlauf nur eine vielversprechende Theorie übernommen hatte, konnte er sich mittlerweile auf zwölf Monate Eigenerfahrung berufen - inklusive Sackgassen, Irrwege und deren leidvolle Konsequenzen. Nun war die Zeit der Narrenfreiheit abgelaufen. Benedikt hatte mittlerweile großes Vertrauen in die grundsätzliche Wirkungsweise von Vipassana gefasst: Was zählt, ist die Körperempfindung, wie man sie im jeweiligen Moment erlebt – und nicht, wie man sie gerne hätte. Er hatte wiederholt miterlebt, wie sein Körper muskuläre Verkrampfungen auch ohne aktives Zutun löste, wenn die Zeit dafür reif war. Anstatt also weiterhin sein Kontrollbedürfnis gegenüber seinem Körper zu füttern, wollte er sich von nun an lieber darin üben, die ganz von allein in seinem Inneren ablaufenden Aufräumarbeiten mit dem gebotenen Respekt zu beobachten. Diese neuen beziehungsweise wiederentdeckten Vipassana-Erkenntnisse fügten sich zu einem revidierten Selbstbild, das Benedikts Meditationspraxis entscheidend prägen sollte.

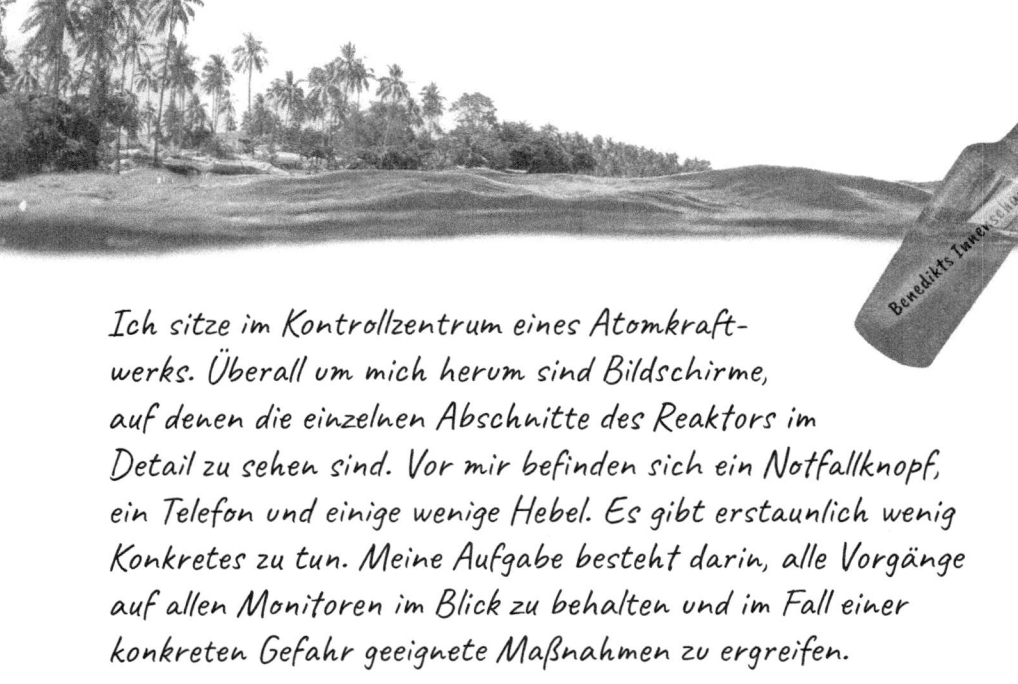

Ich sitze im Kontrollzentrum eines Atomkraftwerks. Überall um mich herum sind Bildschirme, auf denen die einzelnen Abschnitte des Reaktors im Detail zu sehen sind. Vor mir befinden sich ein Notfallknopf, ein Telefon und einige wenige Hebel. Es gibt erstaunlich wenig Konkretes zu tun. Meine Aufgabe besteht darin, alle Vorgänge auf allen Monitoren im Blick zu behalten und im Fall einer konkreten Gefahr geeignete Maßnahmen zu ergreifen.

Mein Atomkraftwerk ist die allermeiste Zeit ein ziemlich friedlicher Ort. Meine alltägliche Arbeit besteht aus dem Beobachten nahezu identischer Bilder, bei denen sich nur kleine Nuancen verändern. Routinekontrollen und Reparaturarbeiten werden ohne mein Zutun vom Fachpersonal ausgeführt. Bei einem Unfall im Reaktor muss ich jedoch sofort hellwach sein! Zielstrebig, aber dennoch bedacht, muss ich die dafür ausgearbeiteten Notfallroutinen einleiten.

Von 30 Millionen Sinneseindrücken pro Sekunde kann das Bewusstsein gerade mal dreißig verarbeiten. Da ist ein Überblick aus der Vogelperspektive essenziell. Details regulieren sich von selbst. Diese Einsicht spiegelt sich im Bild des Atomkraftwerkkontrolleurs Benedikt wider, der nur eingreift, wenn eine Kernschmelze droht. Ansonsten lässt er die Dinge geschehen.

»Was würde Jens wohl sagen?«

Nach dem Kennenlernen des eigenen Körpers lässt sich bei Kindern eine Phase der Abgrenzung beobachten: Das Kind lernt, nicht allen Körperimpulsen blind zu folgen, sondern stattdessen eine innere Distanz zum Körper einzunehmen. In diesem Zuge macht das Kind die wichtige Erfahrung, dass nur ein kleiner Teil des Körpers seiner willkürlichen Kontrolle unterliegt. Von Sigmund Freud ist dazu ein treffendes Bild überliefert, wonach sich der Mensch als Kombination aus Pferd und Reiter beschreiben lässt. Das Pferd verfügt über immense Kräfte und komplexe innere Wirkmechanismen, die der Reiter nicht vollständig beherrschen und in allen Details kennen kann. Mit den richtigen Hand- und Beinbewegungen kann ein erfahrener Reiter die Laufrichtung eines entsprechend geschulten Pferdes steuern. Der Rest ist Vertrauen, dass das Pferd es gut mit ihm meint.

Mit der Erkenntnis, dass körperliche Wohlgefühle nicht alles sind, hatte Benedikt eine weitere wichtige Lektion vom alten Mönch ohne Namen gelernt. Und das, obwohl er überhaupt nichts von der Existenz des weisen Alten in seinem Inneren wusste, geschweige denn ihn je kennengelernt hätte! Dieser zog tief im Untergrund von Benedikts Seele seine Fäden und beließ Benedikt im Glauben, ohne fremde Hilfe auf all die wichtigen Einsichten der letzten Monate gekommen zu sein. So langsam schien es an der Zeit, auch mit diesem Missverständnis aufzuräumen. Schon sehr früh in Benedikts Leben hatte der alte Mönch ohne Namen ein allabendliches Ritual daraus gemacht, sich den Säugling Benedikt vorsichtig auf den Rücken zu schnallen und mit ihm einen Spaziergang durch die Geistwälder zu machen. Bisher hatte Benedikt nie etwas von diesen Ausflügen mitbekommen, da der alte Mönch stets abwartete, bis Benedikt erschöpft eingeschlafen war. Während des besagten Meditationsretreats in McLeod Ganj entschied der alte Mönch jedoch spontan, seinen Spaziergang etwas vorzuverlegen. Und so kam es, dass Benedikt eines Abends - unmittelbar vor dem Einschlafen - eine Begegnung der etwas anderen Art hatte:

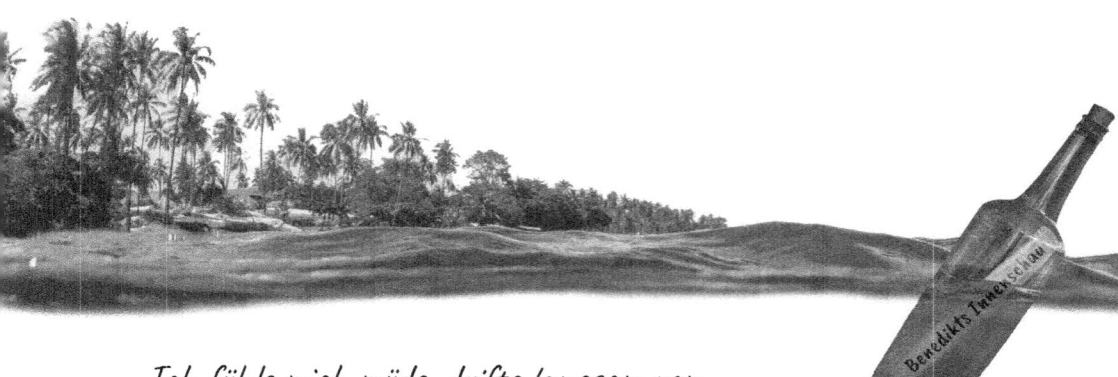

Benedikts Innerschau

Ich fühle mich müde, drifte langsam vom
Wachbewusstsein in Traumbilder ab. Wie aus den
Augenwinkeln erkenne ich ein kleingewachsenes altes
Männlein in einer dunkelroten Mönchsrobe, das langsamen
Schrittes einen Hügel hinaufspaziert. Auf seinem Rücken
trägt er einen Säugling. Das Herz des Säuglings pocht im
wohligen Gleichklang mit dem Herz des Mönchs. Beide scheinen diese Herzverbindung zu genießen. Da bemerke ich, dass
ich selbst der Säugling bin. Ich spüre mein eigenes Herz und
das Pochen des Mönchsherzens direkt darunter.
In seiner linken Hand trägt der Mönch eine weinrote Saunatasche, die einen Ball, ein paar Stöckchen und ein Glas mit
einem Schmetterling darin enthält. Mittlerweile hat sich
auch der etwa vierjährige Benedikt hinzugesellt. Er hält sich
an der rechten Hand des Mönchs fest, hat die Form eines
Baumes und steht auf einem See mit goldenem Wasser.

--- Die Szene verliert sich zunehmend in vagen Traumbildern. ---

Im Anschluss an das Retreat hat Benedikt versucht, seine Begegnung mit dem alten Mönch ohne Namen nachzuzeichnen. Das Gemälde ist etwas abstrakt geraten, aber erkennt Ihr trotzdem den Tross aus Mönch und zweimal Benedikt, der da frohen Mutes durchs Himalayagebirge wandert? Was das wohl alles zu bedeuten hat...

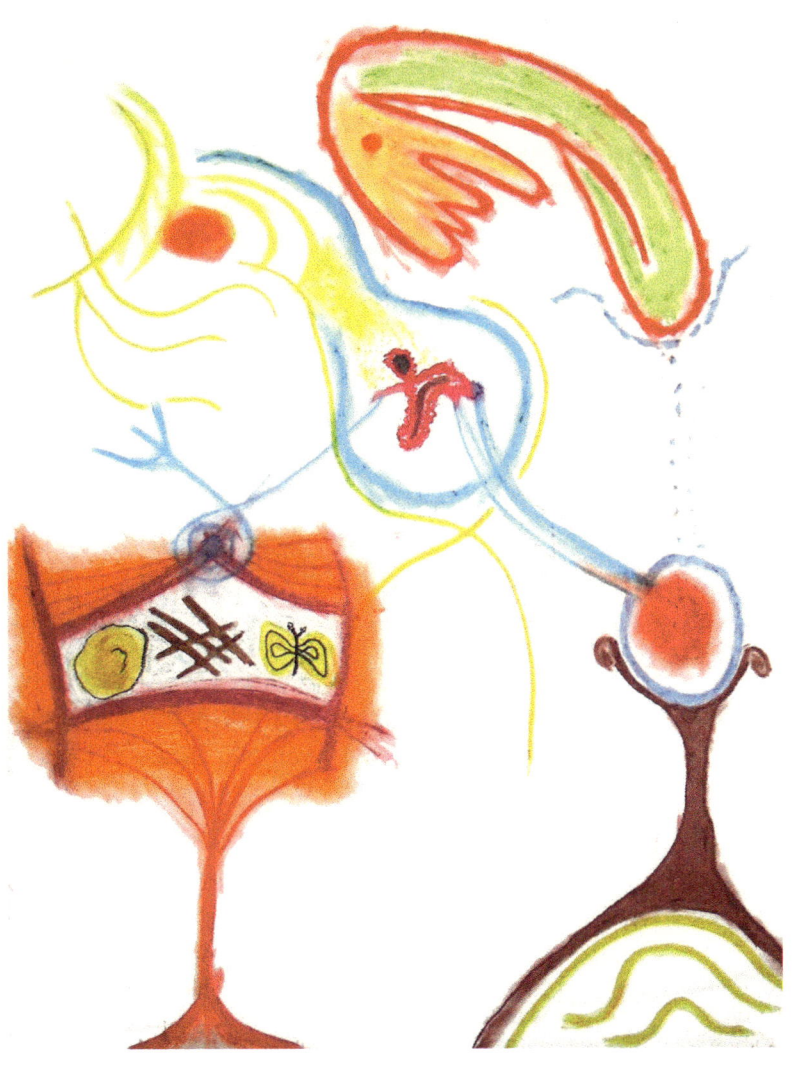

Ich deute das Bild als Fruchtbarkeitssymbol. Die Farbe Rot ist sehr prominent, sie steht für das Leben. In der Figur, die Benedikt mit sich als Vierjährigem in Verbindung bringt, sehe ich den Baum des Lebens. Diese Assoziation deutet an, dass zunehmend ein Kontakt zur (Mutter) Erde entsteht: Benedikt schlägt offenbar Wurzeln, wenn auch noch im – goldenen – Wasser der narzisstischen Selbstbezogenheit.

»Was würde Jens wohl sagen?«

Die Form des Säuglings auf dem Rücken des Mönchs erinnert mich an den ägyptischen Seelenvogel Ba. Der Same des Vogels befruchtet die rote Krone des Lebensbaums. Mit anderen Worten: Die Seele tritt mit dem Leben in Verbindung.

Der Ball in der Saunatasche steht für die Ganzheit, die Vollkommenheit, die Rundheit. Der Schmetterling im Glas symbolisiert die Leichtigkeit des Seins. Die Stöckchen stehen für das Erdige; ihre Anordnung lässt mich an Feuerholz denken. Zwischen diesen Symbolen, die der Mönch für den heranwachsenden Benedikt bereithält, spielt sich das gesamte Leben eines Menschen ab.

Im Bauch des Mönchs ist eine rote Figur erkennbar, die ich als Embryo deute. Der Embryo ist über eine Art Nabelschnur mit dem Lebensbaum verbunden, es handelt sich aber um eine Befruchtung *außerhalb* des (Mutter/Mönchs-)Leibs. Solch eine Symbolik taucht häufig auf, wenn im Gegensatz zur realen Geburt eines Kindes Bezug auf eine geistige Geburt genommen wird, das heißt das Sterben eines Selbstbildes und die Transformation auf eine höhere geistige Ebene.

Für Benedikt schloss sich damit ein Kreis, der mit seiner Asienreise begonnen hatte. Damals war er mit null Körpergefühl gestartet. Nach insgesamt anderthalb Jahren des Reisens im Innen und Außen hatte Benedikt kapiert, wie er seinen Körper spüren und an seinem Leben teilhaben lassen konnte, ohne ihn gleich zum Herrn im Haus zu erheben. Bei seiner Rückkehr nach Deutschland waren seine Freunde ziemlich erstaunt: Da hockte dieser einst so flirrig-umtriebige Benedikt, der vor seiner Abreise kaum ein halbe Stunde schmerzfrei auf einem Stuhl sitzen konnte, plötzlich stundenlang scheinbar friedlich im Schneidersitz auf dem Boden. Und auch sonst wirkte er ziemlich verändert...

Natürlich ging es in Benedikts Geist häufig überhaupt nicht friedlich zu. Auch bestand ein großer Teil seiner körperlichen Beschwerden nach wie vor. Doch mit dem alten Mönch ohne Namen hatte Benedikt einen großartigen Lehrmeister. Von ihm hatte er gelernt, sich leidvollen Erfahrungen nicht blind auszuliefern, sondern sie möglichst objektiv als Leiden zu beobachten. Klar gelang ihm das noch nicht in jedem Moment - vor allem in Krisenzeiten gerieten die neuen Grundfesten noch gehörig ins Wanken. Aber Benedikt machte zunehmend Fortschritte darin, Schmerzen und einschüchternde Gedanken nicht mehr als übermächtige Gegner, sondern als unbeständige Botschaften aus seiner Innenwelt anzusehen.

Einen großartigen Lehrmeister würde Benedikt auch dringend brauchen. Denn Benedikts Einschätzung, dass der Rundgang durch sein bisheriges Leben komplett und der Knoten nun geplatzt sei, erwies sich als gründlich naiv. In Wirklichkeit hatte er gerade mal eine oberste Schutzschicht abgetragen, die den darunterliegenden Schmerz jahrelang betäubt hatte. Der schwerste Teil der Reise stand ihm noch bevor.

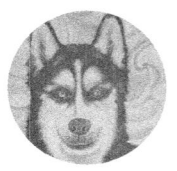 # Gewaltiger Wellengang

Voller Zuversicht kehrten Benedikt und seine Frau nach Deutschland zurück. Fast zwei Jahre lang waren sie auf Wanderschaft gewesen - jetzt hatte Benedikt ein großes Bedürfnis nach Ankommen und beschaulicher Sesshaftigkeit. Seine neu entdeckten, höchst gemischten Gefühle im Kontakt mit anderen Menschen hatten in ihm den Wunsch ausgelöst, nach Jahren des Stadtlebens lieber zurückgezogen auf dem Land zu leben. Hier würde er dem Trubel der Welt wie auch seinen Mitmenschen aus einer gewissen Distanz heraus begegnen können. Zwar sehnte er sich auch nach einem inspirierenden Umfeld. Doch er spürte deutlich, dass er noch nicht in der Lage war, diesen Wunsch in die Tat umzusetzen, ohne dabei den Draht zu sich selbst zu verlieren.

Die beiden Heimkehrer wurden schneller fündig als erwartet: Nur wenige Wochen nach ihrer Rückkehr fanden sie ein gemütliches neues Zuhause in einem kleinen Dorf namens Hoffnungsthal. Dort lebten enge Freunde von ihnen, und der Ortsname klang nach idealen Voraussetzungen für den anstehenden Lebensabschnitt. Auch die übrigen Menschen im Dorf erwiesen sich als sehr freundlich, ohne aufdringlich zu sein. Kurze Zeit später nahm Benedikt dann noch ein Jobangebot an, dem er in Teilzeit von zu Hause nachgehen konnte. So war für das finanzielle Auskommen gesorgt, und Benedikt hatte dennoch ausreichend Freiraum, um sich intensiv der Meditation und seinen neuen Bekannten aus der Innenwelt zu widmen.

In der realen Welt war Benedikt also in sicherem Fahrwasser. Auf diesen Moment hatte der alte Mönch ohne Namen lange gewartet.

Ihm war klar, dass es Benedikt nur unter solchen Idealbedingungen gelingen würde, sich seiner inneren Haltlosigkeit, seinem Getrenntsein von der Quelle des Lebens zu stellen. Eines Sommerabends rief uns der alte Mönch zusammen. »Der Moment ist gekommen, an dem wir alles auf eine Karte setzen müssen«, beschwor er uns eindringlich. »Benedikts Bewusstseinsinsel hat schon schweren Schaden erlitten. Wenn wir sie noch weiter absenken, löst das unweigerlich eine Kettenreaktion aus, die Benedikt nicht mehr in kleinen Happen verdauen kann. Aber es hilft nichts, jetzt muss er durch diesen Sturm hindurch und auf der anderen Seite des Meeres neuen Boden unter seinen Füßen finden.« Der alte Mönch ohne Namen war guten Mutes, dass Benedikt auch diese Hürde meistern würde. Schließlich hatte dieser sich im vergangenen Jahr zu einem erfahrenen und prinzipientreuen Meditierenden entwickelt, und er hatte mit Jens einen verlässlichen Begleiter in der Außenwelt. Wir vernahmen aber dennoch große Sorge in der Stimme des alten Mönchs, als er sagte: »Bereitet Euch auf eine schwere Zeit vor. Und verliert niemals den Mut, selbst wenn die Lage aussichtslos scheint. Jeder noch so beschwerliche Weg hat ein Ende.«

Für Benedikt steht ein zentraler Reifungsschritt an: die Verabschiedung der Mutter und das Ankommen im eigenen Leben. Bis jetzt war Benedikts Leben ausschließlich auf den Wunsch ausgerichtet gewesen, seine Mutter aus ihrer Verzweiflung zu retten, um endlich die lang ersehnte Verbindung zu ihr aufnehmen zu können. Nahezu alle Beziehungen und Handlungsimpulse in seinem Leben wurzelten auf die eine oder andere Weise in diesem

»Was würde Jens wohl sagen?«

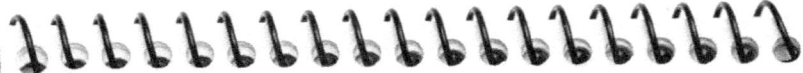

Grundthema. Nun muss in Benedikt die Einsicht reifen, dass seine Mutter es *unter keinen Umständen* geschafft hätte, eine tragfähige Verbindung zu ihm aufzubauen. Dass die brüchige Verbindung der schweren psychischen Krankheit seiner Mutter geschuldet war und nichts damit zu tun hatte, dass Benedikt etwas falsch gemacht hätte. Dass der kleine Benedikt Opfer seiner Umstände geworden und diesen Umständen schutzlos ausgeliefert war. Es ist Zeit, sich aus der Identifikation mit der Mutter zu lösen und Partei für den kleinen Benedikt zu ergreifen.

Der körperliche Ausdruck dieses erneuten Abstiegs in die Tiefe ließ nicht lange auf sich warten: Schon wenige Wochen nach seiner geglückten Ansiedlung im Tal der Hoffnung bemerkte Benedikt beim Meditieren einen merkwürdig tauben Streifen in seiner linken Körperhälfte, vom Steißbein ausgehend die linke Rumpfseite nach oben und über den Hinterkopf bis zur linken Augenbraue – wie vage Schattierungen eines kolossalen Eisbergs, die sich am vernebelten Horizont abzeichneten. Eines Eisbergs, der unaufhaltsam auf Benedikt zutrieb und dem er trotz der langen Vorwarnzeit nicht entkommen würde.

Was Benedikt am Horizont seines Bewusstseins erahnte, war Ausdruck der Kraft, die seine Bewusstseinsinsel so lange Zeit aller Welt zum Trotz emporgehoben hatte: In der mentalen Tiefenschicht, zu der sich Benedikt mittlerweile hindurchmeditiert hatte, wurden Arkans zum Zerbersten gespannte Muskeln für ihn fühlbar. Muskeln, die trotz völliger Verausgabung um keinen Preis loslassen durften

116

– schließlich hing das Schicksal der Insel von ihrer Tragkraft ab. Von der Vitalität und Geschmeidigkeit eines Kriegerkörpers war nicht viel übrig geblieben. Stattdessen hatte der Kraftakt eine Spur der Verwüstung hinterlassen: Arkans Körper war starr wie Stahlplatten, jeder Wirbel seines Rückens wund und von den Anstrengungen zerklüftet. Allerhöchste Zeit, Benedikt mit der harten Realität vertraut zu machen.

Noch ahnte dieser jedoch nichts von den tatsächlichen Ausmaßen der Festung, die Arkan mit seinem Körper gegen die Emotionswellen aus dem Urgrund errichtet hatte. Entlang der tauben Linie erschienen zwar hin und wieder extrem schmerzhafte Punkte an der Oberfläche, beispielsweise im Beckenbereich, beim Zwerchfell oder am Nacken. Die meiste Zeit war ein Großteil seiner linken Seite aber mehr erahn- als fühlbar. Benedikt ließ sich von diesem gespenstischen Nicht-Fühlen nicht abhalten: Wochenlang spendete er den tauben Stellen seines Körpers geduldig seine Aufmerksamkeit. Allmählich kamen die Schmerzpunkte deutlicher zum Vorschein, zum Beispiel in Form bohrender Kopfschmerzen. Dazu ein beißendes Schmerzgefühl im Becken, das bei jedem Krümmen des Rückens durch Benedikts Körper zuckte. Gleiches Recht für alle, innen wie außen: Wie es Arkan nicht erlaubt war, unter seiner Last zu kollabieren, so verwehrte der Schmerz auch Benedikt jede Möglichkeit, sich zu beugen oder gar den Kopf einzuziehen. Anfangs versuchte Benedikt noch, seine erstarrte linke Seite durch Yoga, Dehnungen oder körpertherapeutische Interventionen zu entlasten. Doch alle Versuche erwiesen sich als fruchtlos. Die Festung hielt fest, daran war vorerst nicht zu wackeln.[1]

---

1 PS für Detailverliebte: Die Spannung in der linken Seite folgte exakt dem Nierenmeridian der chinesischen Medizin. Bei seinen Körperbeobachtungen konnte sich Benedikt wiederholt davon überzeugen, dass diese ominösen Meridianlinien tatsächlich eine maßgebliche Rolle in der inneren Organisation seines Körpers spielen.

Nach der zeitweiligen Flow-Öffnung im Jahr zuvor war Benedikts Körper wieder in den Kampfmodus übergegangen. Während sich bisher aber alle Kämpfe hinter den Vorhängen seines Bewusstseins abgespielt hatten, war Benedikt nun plötzlich aktiv am Geschehen beteiligt. Er war im Kern getroffen. Während eines Meditationsretreats, das Benedikt in dieser Zeit absolvierte, tauchten nach wenigen Tagen stechende Schmerzen im Zwerchfell auf, als wäre ihm ein Messer in den Rücken gerammt worden – genau in seine sensible Mitte, über Tage hinweg. Zwar verloren sich diese krassen Empfindungen nach dem Retreat auch wieder in den Tiefen seines Körpers. In Phasen meditativer Versenkung sollten sie aber für die nächsten Jahre zu Benedikts ständigen Begleitern werden. Nur gut, dass Benedikt schon eine Menge Erfahrung mit extremen Körperempfindungen hatte. So geriet er zwar auch jetzt regelmäßig in Krisen und befürchtete jedes Mal aufs Neue, die Grenzen seiner Belastbarkeit erreicht zu haben. Insgesamt gelang es ihm aber recht gut, seinen schmerzenden Körper als Wegweiser zu einem dahinter verborgenen seelischen Schmerz zu deuten.

Zum Glück wusste Benedikt damals noch nicht, dass es insgesamt über ein Jahr dauern würde, sich durch diese körperliche Schutzschicht hindurch zu tasten und ins Schmerzzentrum vorzustoßen. Sonst hätte ihn vielleicht auf halber Strecke der Mut verlassen. So aber ging er ein ums andere Mal mutig weiter. In der Zwischenzeit waren Tod und Vernichtung wesentliche Themen seiner Innenschau.

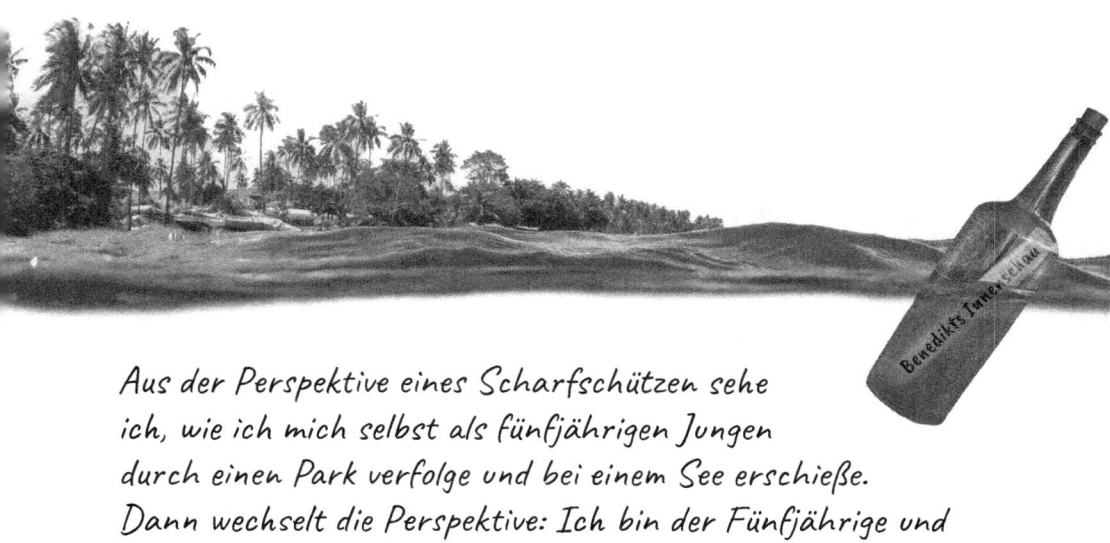

Aus der Perspektive eines Scharfschützen sehe ich, wie ich mich selbst als fünfjährigen Jungen durch einen Park verfolge und bei einem See erschieße. Dann wechselt die Perspektive: Ich bin der Fünfjährige und sehe einen Mann in rotem Mantel, der sich über mich beugt. Dann sterbe ich. Dabei das Bild von einem Mann mit messerscharfem, gleißendem Blick – der Teufel? Im Anschluss gelingt es mir nicht, meinen realen Körper zu spüren. Er ist da, aber völlig ohne Empfindungen. Stattdessen entsteht ein virtueller Körper links von mir, den ich mental abtasten kann.

Hier geht es um die Auseinandersetzung zwischen authentischen Selbstanteilen, die der fünfjährige Benedikt noch immer spürte, und dem verzweifelten Versuch, für das Familiensystem beziehungsweise die Mutter richtig zu sein. Den Mann mit dem roten Mantel assoziiere ich mit einem strengen Weihnachtsmann, der nachfragt, ob der

»Was würde Jens wohl sagen?«

kleine Benedikt auch wirklich brav war. Er steht für die Funktion des Über-Ichs, alles richtig machen zu müssen. In diesem Spannungsfeld hat der authentische Benedikt keine Chance. Er wird vom Scharfschützen liquidiert, das heißt, er gibt wesentliche Selbstanteile zugunsten der Beziehungssicherung auf.

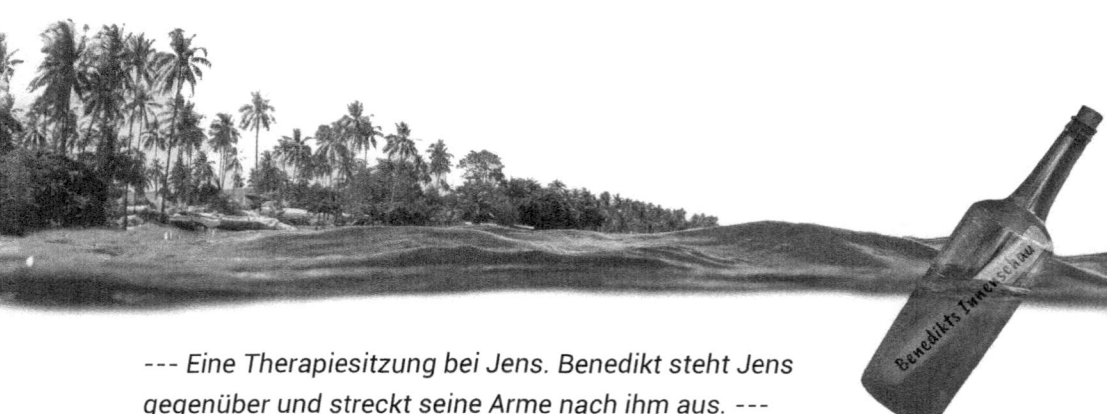

--- *Eine Therapiesitzung bei Jens. Benedikt steht Jens gegenüber und streckt seine Arme nach ihm aus.* ---

Es entstehen warme Bilder von mir als Säugling auf Mamas Arm. Ich werde von ihr gestillt. Ich versuche, Augenkontakt mit ihr herzustellen – aber anstatt Augen sehe ich nur schwarze Punkte. Ich kann ihr Gesicht nur aus großer Entfernung wahrnehmen. Plötzlich ein Bruch, meine Augen verkrampfen. Danach bin ich ein blinder Maulwurf, der sich durch ein unterirdisches Labyrinth bewegt. An einer Strickleiter klettere ich durch einen Tunnel nach oben. Ich sehe ein vage-grünes Licht.

Am Anfang dieser Bildsequenz ist der vernichtende Anteil von Benedikts Mutter noch verborgen. Dadurch kann sie den Säugling zwar versorgen, aber keinen authentischen Kontakt (über die Augen) zulassen. Generell ist in dieser Entwicklungsphase auffällig, dass bei Benedikts Fantasiefiguren nie Augen auftauchen. Offenbar ist direkter Augenkontakt noch zu bedrohlich für ihn. Das ist vor dem Hintergrund seiner Biografie auch verständlich: Wenn eine Mutter die Beherrschung über ihre Zerstörungsimpulse verliert, kann ein Säugling nur überleben, indem er sich völlig abschaltet und ›erblindet‹. Diese in höchstem Maße erzwungene Autonomie, begleitet von innerer Vernichtungsangst und völligem Ausgeliefertsein, ist ein tödlicher Cocktail für ein gelingendes Beziehungserleben – aber leider der Normalzustand im Leben eines Menschen mit einer schizoiden Störung.

»Was würde Jens wohl sagen?«

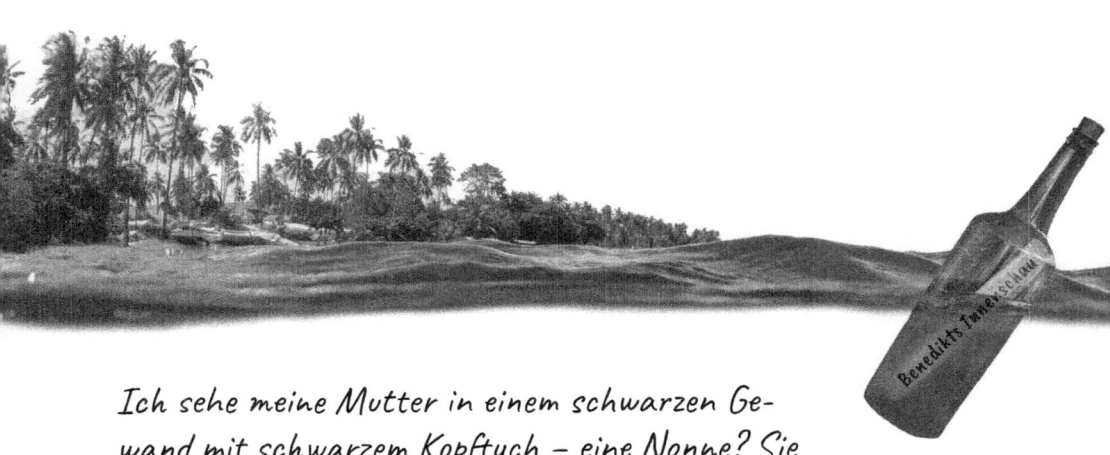

Ich sehe meine Mutter in einem schwarzen Gewand mit schwarzem Kopftuch – eine Nonne? Sie

Benedikts Innenschau

hat einen verzweifelt-verbissenen Gesichtsausdruck. Sie trägt mich als Säugling auf dem Arm und läuft eiligen Schrittes auf die Mitte einer hohen Eisenbahnbrücke zu. Dort wirft sie mich von der Brücke. Ich falle endlos lange in die Tiefe. Meine Mutter schaut von oben über die Brüstung zu mir hinab. Sie hat einen traurigen, aber erleichterten Gesichtsausdruck.

Ich habe die Ahnung, dass diese Vision tatsächlich eine (fast) reale Vernichtungserfahrung in Benedikts Leben wiedergibt. Von Müttern mit einer Wochenbettpsychose ist beispielsweise bekannt, dass sie völlig außer sich geraten und ihre neugeborenen Kinder lebend aus dem Fenster werfen können. Aus späteren Erzählungen seines Vaters weiß Benedikt, dass seine Mutter in seinen ersten Lebensmonaten tatsächlich in vergleichbare Krisenzustände geriet. Es gelang ihr nicht, mit dem lebendigen Benedikt in Beziehung zu treten. Auch dem in seiner Not erstarrten Benedikt stand sie völlig hilflos gegenüber.

»Was würde Jens wohl sagen?«

Ich erlebe die Vision als eine zentrale Episode in Benedikts Leben. Nur vor ihrem Hintergrund ergibt sein weiterer Lebensweg einen Sinn.

Als Benedikt diese letzten Bilder erlebte, breitete sich eine fast unerträgliche Hoffnungslosigkeit in ihm aus - als wäre sein Leben zu einem Ende gelangt, bevor es überhaupt beginnen konnte. Ein Gefühl tiefer Verlassenheit durchströmte sein Bewusstsein - von solcher Intensität, dass selbst der alte Mönch ohne Namen mit seinem Latein am Ende war. »Ich bin ratlos, wie diesem Gefühl beizukommen ist«, sagte er traurig. »Lasst es uns einige Momente still erdulden, damit es seine Nachricht überbringen kann. Dann wird es hoffentlich wieder in die tiefen Seelengründe versinken. Ich bin wahrlich kein Freund des Ausweichens - aber für solche Extremfälle ist die Fähigkeit des Menschen, Gefühle zu verdrängen, ein großer Segen.«

Obwohl uns Innenwesen die aufgestiegenen Bilder natürlich nichts Neues verrieten, waren auch wir sehr betroffen angesichts des verstörenden Eindrucks, den sie bei Benedikt hinterließen. Mir war ohnmächtig-unbehaglich in meiner Hundehaut zumute, und ich wäre nur zu gerne losgeprescht, um Benedikt zur Seite zu stehen. Der alte Mönch ohne Namen zeigte mir jedoch in gewohnt weiser Manier die möglichen Folgen eines vorschnellen Handelns auf: »Ich verstehe, wie schwer es für dich ist, den Ereignissen so tatenlos zuzusehen«, tröstete der mich. »Aber es hilft nichts: Benedikt muss in diesen Abgrund blicken und das zerstörerische Ausmaß seiner Lebensgeschichte kennenlernen. Dabei kannst du ihm nicht helfen. Wüsste er dich schon als treue Begleiterin an seiner Seite, würde er dieses Risiko niemals eingehen. Deine Zeit wird kommen. Und ganz nebenbei: Du wirst bald merken, dass Benedikt trotz der ausweglosen Lage nicht so wehrlos ist, wie es im Moment scheint.«

Wieder einmal sollte der alte Mönch ohne Namen Recht behalten - Benedikt durchquerte das Tal der Hoffnungslosigkeit auch ohne meine Unterstützung. Und tatsächlich blieb es nicht nur beim Vernichtetwerden! Vielmehr lernte Benedikt unmittelbar im Anschluss auch die andere Seite der Vernichtungsmedaille kennen, nämlich seine eigenen Vernichtungsimpulse. Auf diesem Terrain voller gewaltbereiter Killer wäre mir als Hund nichts übriggeblieben, als verschüchtert den Schwanz einzuziehen und mich vom Acker zu machen. Entsprechend erleichtert war ich, den folgenden Ereignissen nach wie vor aus der Distanz beiwohnen zu können – im sicheren Wissen, dass Benedikt mit Jens einen Begleiter hatte, der in solchen Sachen deutlich kompetenter war als ich.

Angesichts der völligen Hilflosigkeit eines Säuglings liegt es nahe, frühkindlich traumatisierte Menschen ausschließlich als Opfer von Gewalt zu sehen. Der schizoiden Thematik liegt jedoch ein Kippbild zugrunde: Auf der einen Seite steht die Angst vor Vernichtung, auf der anderen Seite stehen jedoch auch eigene Vernichtungswünsche. Warum diese Doppelfigur? Wenn ein Säugling vergeblich die Verbindung zur Mutter sucht, löst das bei ihm verständlicherweise Frustration und schließlich Hass aus. Auf diesen Hass reagiert die Mutter ihrerseits mit Vernichtungsimpulsen. Für den Säugling führt diese Reaktion der Mutter zu existenzieller Vernichtungsangst und einem Gefühl völliger Verlassenheit. So pendelt sein Erleben beständig zwischen Hass und Verlassenheit. Beide Gefühle sind eng miteinander verzahnt und werden darum als Gesamtes vom Bewusstsein abgespalten. Im Zuge einer therapeutischen Aufarbeitung wird offenbar, wie sie sich gegenseitig bedingen. Auf diesen Zusam-

»Was würde Jens wohl sagen?«

Bisher hatte Benedikt einen recht friedfertigen Eindruck von sich selbst gehabt. Bis auf ein paar Schnaken hatte er noch nie absichtlich ein Lebewesen verletzt oder getötet. Beim Sport, in angetrunkenem Zustand, bei kontroversen Streitgesprächen - nie war er als besonders aggressiv oder gar gewalttätig aufgefallen. Nicht zuletzt hatte er Freundlichkeit und Zuvorkommenheit zu den Grundpfeilern seines Selbstbildes erhoben. Nun war es an der Zeit, ihn mit der Tatsache zu konfrontieren, dass es mit seiner Friedfertigkeit nicht besonders weit her war. Bei einem längeren Meditationsretreat beobachtete Benedikt wiederholt, wie er sich in intellektuellen Fantasiedebatten mit einem Bekannten verlor. (Es ging um die Grenzen der Naturwissenschaften, wenn ich mich recht erinnere.) Zwanghaft immer dieselben Gedanken und Argumente, immer betont freundlich-respektvoll und tolerant. Irgendwann wurde es Arkan zu bunt mit dem endlosen Gelaber - bei der nächstbesten Diskussion stampfte er so gewaltig mit dem Fuß auf, dass Benedikts Geist erzitterte. Da machte es plötzlich Klick in Benedikts Bewusstsein: Hinter diesen betont sachlichen Gesprächen verbarg sich etwas völlig anderes! Aber was?

Im Geiste schaute sich Benedikt vorsichtig um - außer ihm schien niemand zu Hause zu sein, der ihm auf die Schliche kommen könnte. Also wagte er den Versuch, dieses völlig Andere zum Vorschein kommen zu lassen. Holla, die Waldfee - und dann ging gehörig die Post ab! Der völlig verdatterte Benedikt wurde Zeuge einer Gewaltorgie, die mit allen Höllenwassern gewaschen war:

125

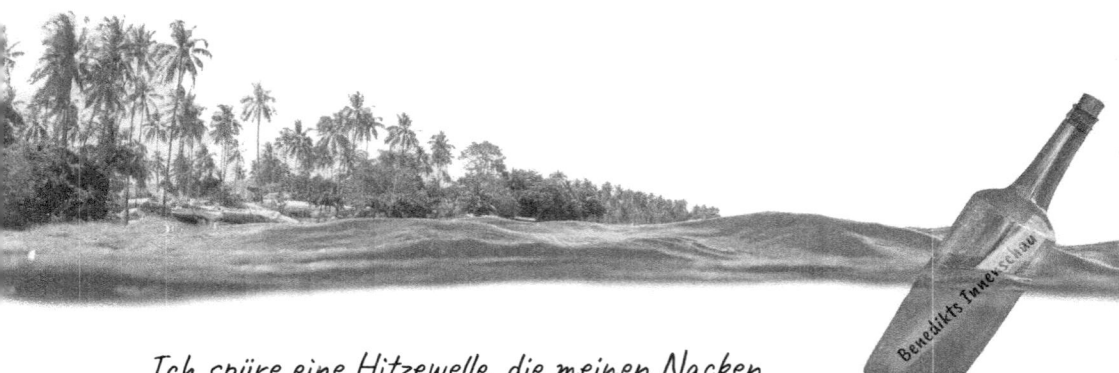

Ich spüre eine Hitzewelle, die meinen Nacken emporschießt. Dann das Bild, wie ich mit nacktem Oberkörper meinem Bekannten in Kampfstellung gegenüberstehe. Anstatt ihn argumentativ zu überzeugen, schlage ich ihm mit einem einzigen Fausthieb den Kopf ein. Dabei schreie ich »Hier bestimme ich!«. Anschließend zertrümmere ich mit einem riesigen Hammer seinen gesamten Körper, bis nur noch eine Blutlache am Boden übrig ist.

--- Wie ein Stehaufmännchen erscheint der Bekannte erneut. ---

Ich breche ihm mit meinem Ellbogen das Genick und zertrümmere unter wütendem Geschrei sein Rückgrat. Ich trete den am Boden Liegenden so lange, bis er Blut spuckt. Dann furze ich ihm ins Gesicht.

--- Kurze Pause, dann wieder eine Diskussion, die sich aber schneller als vorhin wandelt. ---

Beim nächsten Durchlauf durchschneide ich meinen Bekannten mit einem riesigen Schwert. Der Schnitt fühlt sich aber *zu leicht an. Ich spüre ein Gefühl von Enttäuschung ob des fehlenden Widerstands.*

--- Es folgt eine lange Reihung ähnlicher Bilder, die im Detail keinen weiteren Erkenntniswert bringen. Die gängigsten Waffen sind Hämmer, Morgensterne und Heugabeln. Besonders intensiv sind Bilder, bei denen Benedikt Schädel spaltet und Körper in zwei Hälften teilt. ---

Die Zahl der Menschen, die ich zerstöre, wächst stetig an. Einmal ein Schlachtfest: Ich renne wie ein wild gewordener Berserker durch eine Menschenmasse und zerfleische alle Anwesenden ohne Ausnahme. Dabei der Gedanke: »Ich bringe alle Menschen auf der ganzen Welt um!«. Dann ein Bild von mir als jungem Adolf Hitler, dem die Massen zujubeln.

Bei diesem wie auch allen vorherigen Gewaltbildern nehme ich keine Reue wahr. Auch ist offenbar nicht von Belang, ob mein Gegenüber stirbt und was das bedeutet. Die Zerstörung steht für sich allein, es tauchen keine Bilder eines Danach auf.

Zum Glück nahmen es meine Kollegen aus der Fantasieabteilung in dieser Phase nicht so genau mit Kausalzusammenhängen: Um Benedikts neu entdeckten Zorn nicht gleich wieder zu ersticken, ließen sie dessen Opfer ein ums andere Mal auferstehen, damit Benedikt sie in jeder nur erdenklichen Weise abschlachten konnte. Mit jeder Zornlawine wanderte ein Zittern durch Benedikts Nacken nach oben. Für Benedikt fühlte es sich sprichwörtlich an, als würden ihm die Bilder aus der Tiefe in den Kopf steigen.

In den Monaten vor dieser Episode tauchte in mir wiederholt das Bild von Benedikt als einer verletzten Kreatur auf, die sich zu wehren beginnt. Benedikts Körper zeigte großen Schmerz, jedoch war der Impuls des Zurückschlagens weitgehend blockiert. Wenn Benedikt in Therapiestunden versuchte, über seine Stimme in einen Gefühlsausdruck zu gehen, kam meist nur ein Röcheln, aber kein Schrei aus seinem Mund. Offenbar wurden die aufsteigenden Gewaltimpulse am Hals blockiert.

»Was würde Jens wohl sagen?«

In der Abgeschiedenheit des Meditationsretreats scheint sich nun ein Kanal zu diesem animalischen Persönlichkeitsanteil geöffnet zu haben. Hinter dem Zorn und dem Wunsch, Kontrolle über andere Menschen zu erlangen, steht letztlich eine große Einsamkeit. In dieser Reifungsphase spielt das aber noch keine Rolle. Hier stehen das Kennenlernen aggressiver Impulse und deren kathartische Beruhigung im Vordergrund.

Die Gewaltbilder sprechen für sich. Interessant finde ich die Wahl der Waffen. Der Hammer und der Morgenstern stehen für eine urtümliche, rohe Form der Gewalt. Das Zertrümmern und Zerreißen bringe ich mit frühkindlicher Aggression in Verbindung: begreifen, was wirklich in einem Ding beziehungsweise einer Person drin steckt. Das Schwert als Waffe erfordert hingegen weitaus mehr Selbstbeherrschung und Berechnung. Es verweist auf eine phallische Dimension und zeugt von der Erfahrung, dass Gewalt mit *Macht* über Menschen einhergeht. In Benedikts aktuellem Entwicklungsschritt dreht sich alles um das Erleben unmittelbar körperlicher Gewalt, entsprechend fühlt sich das Schwert für ihn (noch) zu raffiniert an. Die klaren Schnitte deuten darauf hin, dass er beim Töten noch keine Verbindung zu seinem Opfer zulassen kann. Vor diesem Hintergrund wird auch verständlich, warum die möglichen Folgen für das Gegenüber keinen Raum in Benedikts Visionen einnehmen.

Benedikt durchlebt ein Stück Kulturgeschichte: Wie kann man durchsetzen, was man selbst für richtig hält? Hitler und die Nationalsozialisten sind ein gutes Beispiel dafür, wie Menschen versuchen, durch Gewalt zu bestimmen, was Wahrheit ist. Die ethische Vertretbarkeit dieses Vorgehens ist natürlich indiskutabel. Nichtsdestotrotz ist es *eine* der Möglichkeiten, die uns Menschen zur Verfügung stehen.

Über mehrere Tage hinweg saß Benedikt von außen gesehen denkbar friedlich beim Meditieren, während in seinem Inneren Kriegsrecht herrschte. Zornausbrüche, Demütigungen, Vergewaltigungen, Quälen und Töten - Benedikt lernte die dunkle Seite seiner Seele von allen erdenklichen Seiten kennen. Bei aller Furcht war er auch fasziniert von der Urgewalt dieser Impulse. Zum Glück war er im Retreat völlig auf sich allein gestellt, sodass er seine Sorge, mit diesen Ausbrüchen andere Menschen in Gefahr zu bringen, fürs Erste ausklammern konnte. Als er aber nach zehn Tagen das idyllisch im

Schweizer Jura gelegene Meditationszentrum verließ, fühlte er sich mächtig wackelig mit all diesen neu entfachten Gewaltfeuern in seinem inneren Gepäck. Also beschloss er, erst einmal telefonischen Kontakt zu Jens aufzunehmen und ihn um seine Einschätzung der aktuellen Lage zu bitten. Wie das Leben so spielt, war eben an diesem Tag das schweizerische Telefonnetz völlig überlastet: Von einer schweizerdeutschen Konservenstimme wurde Benedikt freundlich, aber bestimmt darauf hingewiesen, dass ein Anruf nach Berlin derzeit nicht möglich sei. Könnt Ihr Euch das Martyrium ausmalen, das der arme Vorstandsvorsitzende der SwissCom in Benedikts innerem Kino erdulden musste? Zum Glück saß dieser weit weg in seinem Büro irgendwo in Bern, sonst hätte Benedikt (und auch der Vorstandsvorsitzende) ein mittelgroßes Problem gehabt!

Wie man es aber von Schweizern kennt und schätzt, war die technische Störung nur von kurzer Dauer. Und so kam Benedikt wenige Stunden später doch noch in den Genuss einer beruhigenden Rückmeldung von Jens und konnte den SwissCom-Boss unversehrt aus der Kampfzone entlassen.

Jeder Mensch trägt solche Zerstörungsfantasien in sich. Auch psychisch gesunde Kinder durchlaufen eine Phase, in der sie Gewaltfantasien nachgehen und die damit verbundene Wirkmächtigkeit genießen. Problematisch wird es, wenn Zerstörungsimpulse über das schizoide Kippbild an frühe Vernichtungserfahrungen gekoppelt sind. In diesem Fall lösen die Gewaltaffekte ein überwältigen-

»Was würde Jens wohl sagen?«

des Ohnmachtsgefühl aus und werden darum im Keim erstickt. So blieb es Benedikt in seinem bisherigen Leben verwehrt, diesen Anteil seines Wesens spielerisch zu explorieren.

In all den Jahren, die ich Benedikt nun kenne, war für mich deutlich wahrnehmbar, dass er über extrem starke psychische Kontrollmechanismen verfügt. Das macht die therapeutische Arbeit bisweilen zäh, minimiert aber Benedikts Risiko, von seinen eigenen Affekten überwältigt zu werden. Vor diesem Hintergrund hatte ich keine Bedenken, dass er mit seiner neu entdeckten Zerstörungswut zu einer unberechenbaren Gefahr für seine Umwelt werden könnte. Für Benedikts Reifung ist die aktuelle Entwicklung indes äußerst begrüßenswert. Das Kennenlernen seiner dunklen Seiten führt ihm deutlich vor Augen, wie wenig sein bisheriges Selbstbild des netten Kümmerers mit seiner inneren Realität übereinstimmt. Neben dem netten Benedikt und dem Retter Benedikt beanspruchen nun auch der Killer Benedikt und der Sadist Benedikt mit gutem Recht ihren Platz im Marionettenspiel seines Lebens. Natürlich geht Benedikts Fähigkeit, nett zu anderen Menschen zu sein, dadurch nicht verloren. Er verfügt jedoch über eine neue Wahlfreiheit: Aus dem einseitigen Selbstbild ›Der nette Benedikt‹ hat sich ein übergeordnetes, flexibleres Selbstbild ›Der Benedikt‹ entwickelt.

Als wir Archetypen uns ein paar Wochen später versammelten und die aktuelle Lage erörterten, hatte Arkan eine interessante Einsicht: »Ich erlebe in letzter Zeit eine deutliche Entlastung«, teilte er uns mit. »Die Alarmzäune am Inselrand reagieren wesentlich gelassener und Benedikts Anflüge von Panik lassen nach. Gleichzeitig wächst mein kreativer Kriegerwille ins Unermessliche. Über Jahre habe ich mich diesem monotonen Insel-Hochhalten demütig ergeben. Aber es gab auch nicht viel anderes für mich zu tun, da alle kriegerischen Aktivitäten auf Eis lagen. Jetzt höre ich die Schlachtrufe in Benedikts Visionen. Ich glaube, dass meine Zeit gekommen ist, um Benedikt als richtiger Krieger zur Seite zu stehen und nicht nur als oller Wagenheber.«

Der alte Mönch ohne Namen hatte Arkan aufmerksam zugehört. Auch ihm war Benedikts allgegenwärtiges Kriegsgeheul à la »Ich bringe dich um, bevor du mich umbringst!« nicht entgangen. Keine Frage, Arkan wurde mehr denn je als Krieger gebraucht. Mit dem Auftauchen der Zerstörungsimpulse in Benedikts Bewusstsein war aber auch die künstliche Insel hinfällig geworden. Ihre löchrige Oberfläche bot keinen effektiven Schutz mehr vor den Seelenwellen in der Tiefe – es war nur noch eine Frage der Zeit, bis sie vollends der Zerstörung anheimfallen würde. Also entschloss sich der alte Mönch ohne Namen, das Inselkapitel kurzerhand für beendet zu erklären. Er entband Arkan von dessen Lebenslast und öffnete die Schleuse zum Nichts.

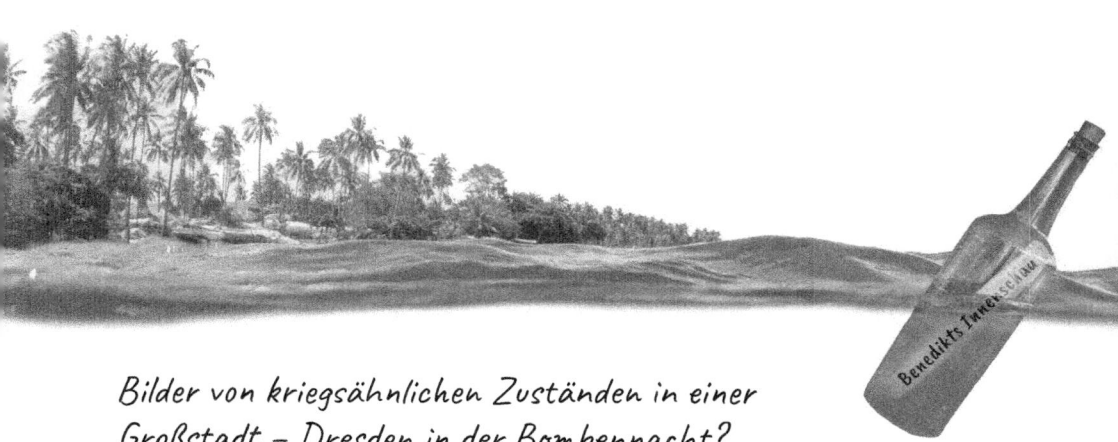

Bilder von kriegsähnlichen Zuständen in einer
Großstadt – Dresden in der Bombennacht?
Überall verkohlte Leichen und schreiende Menschen.
Ich spüre Wut im Bauch. Mitten auf einer großen Straße ein
hochgeklappter Kanaldeckel, der gerade im Begriff ist, sich
wieder zu schließen. Nur eine Hand ist noch zu sehen. Ich
zögere, ob ich die zur Hand gehörige Person retten soll. Dann
entscheide ich mich dafür. Heraus kommt ein ziemlich gebeu-
telter Wrestler Hulk Hogan – in der Kleidung eines Landstrei-
chers. Er stellt sich mir als Arkan der Krieger vor. Er steht
recht leblos vor mir, doch ich verstehe seine Botschaft: Er
stellt mir seinen Kriegerkörper zur Verfügung!
Ich versuche, in seine Haut zu schlüpfen. Es klappt tatsächlich – ich kann mich in Arkans Körper versetzen und werde
zum Wrestlingkämpfer. Einige Zeit schleudere ich genussvoll
meine Gegner durch den Ring und brülle dabei. Besonders intensiv erlebe ich, wie ich mich mit dem Ellbogen voraus auf den
Kopf meiner am Boden liegenden Gegner stürze.
Irgendwann wird mir das Kämpfen langweilig und ich schaue
Arkan nur noch passiv beim Vermöbeln seiner Gegner zu.
Da verwandelt er sich in einen Indianerhäuptling, mit einem
schwarzen Feder-Tattoo auf der Wange.

Endlich waren die Urkräfte in Benedikt entfesselt.[1] Arkan war frei für das, was er am besten konnte und am liebsten tat: richtig kämpfen, Mann gegen Mann! Trotz der einseitigen Belastung der letzten Jahrzehnte fand er schnell zu seiner urtümlichen Körperform zurück und schwang sich binnen kürzester Zeit zum unangefochtenen Champion im Kampfring von Benedikts Leben empor.

In Benedikts Fall scheint mir Hulk Hogan eine passende Figur für den Archetypus des Kriegers zu sein: Er gibt Benedikts neu entdeckten Gewaltimpulsen einen kreativen Ausdruck, dazu aber auch eine gewisse Distanz. Alles gewürzt mit einer ordentlichen Prise Humor. So kann Gewalt richtig Spaß machen!

»Was würde Jens wohl sagen?«

---

[1] PS für Detailverliebte: In dieser Lebensphase erlebte Benedikt seine beiden Körperhälften als merkwürdig getrennt. Am Schädel war die Trennung besonders eindrücklich. So war es Benedikt zum Beispiel unmöglich, mit seiner Achtsamkeit vom rechten Ohr über den Scheitel zum linken Ohr zu gelangen. Genau in der Mitte war ein Widerstandswall, über den seine Aufmerksamkeit einfach nicht hinwegfließen wollte. Nichts zu machen: Benedikt musste umdrehen und über Umwege - zum Beispiel durch ein willkürliches Unterbrechen des Aufmerksamkeitsstroms - auf die andere Seite wandern. Um die Verwirrung komplett zu machen, konnte er jedoch ohne Probleme mit seiner Aufmerksamkeit vom linken zum rechten Ohr wandern. Da verstehe einer diese Innenwelten...

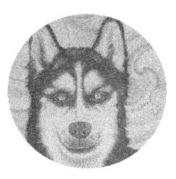 # Laika taucht auf

Nachdem Arkan in die Freiheit entlassen und die Inselreste unter Tosen in den Abgrund von Benedikts Geist gestürzt waren, änderten sich die Vorzeichen schlagartig. Hatte bis hierher alles im Zeichen des Aufdeckens und Einreißens gestanden, war nun plötzlich sortierter Aufbau angesagt. Endlich war auch meine Zeit gekommen! Mit einem wohlwollenden Handzeichen signalisierte mir der alte Mönch ohne Namen, dass ich die Gunst der Stunde nutzen und nach oben tauchen könne.

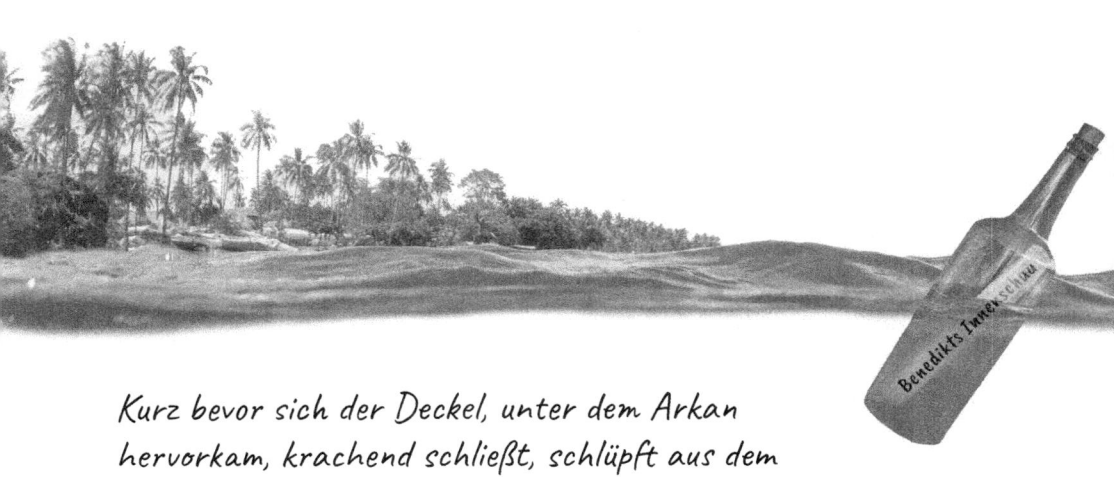

Kurz bevor sich der Deckel, unter dem Arkan hervorkam, krachend schließt, schlüpft aus dem Kanalschacht noch ein Hund namens Laika. Der Name erinnert mich spontan an den russischen Hund, der als erstes Lebewesen ins All geschossen wurde. Laika erklärt mir, dass sie mich von nun an führen könne – wie ein Blindenhund.

--- *Seither taucht Laika in regelmäßigen Abständen in Benedikts Bewusstsein auf, und er folgt ihr drauflos. Meist geht es mit ihr in Wälder.* ---

Einmal führt mich Laika zu einer abgebrannten Hütte. Dort schwebt der Geist eines wild-bärtigen Piraten, der auf meine Nachfrage bestätigt, dass er wieder zu mir nach Hause möchte. Allerdings wolle er seine Axt und seinen Schatz mitbringen. Meine höfliche Nachfrage, ob er vielleicht nicht erst einmal duschen wolle, lehnt er kategorisch ab. Der Herr mag es offenbar rau.

Laika erlebe ich als eine spirituelle Wegweiserin. Wie ihre russische Hundefreundin führt sie die Menschen in unbekanntes und unwirtliches Terrain. Benedikts Laika lotet aber ein mögliches Überleben des Menschen nicht im Weltall, sondern in den Tiefen der Seele aus.

»Was würde Jens wohl sagen?«

Während der Krieger Arkan für einen speziellen Aspekt des Männlichen steht (nämlich kämpfen), taucht jetzt mit dem Pirat ein umfassenderes, *genitales* Männlichkeitsideal auf. Er besteht darauf, seine Axt und seine Kronjuwelen – das heißt seinen Schwanz und seine Eier – mitzubringen. Auch den typisch männlichen Stallgeruch lässt er sich nicht nehmen. Er will nach Männlichkeit riechen, er will Männlichkeit zeigen. Mir fällt dazu das identitätsstiftende Jugendlied ›Alle, die mit uns auf Kaperfahrt fahren, müssen Männer mit Bärten sein‹ ein.

Ganz offensichtlich ist der wüste Pirat der Gegenentwurf zu Benedikts bisherigem Selbstkonzept des prägenitalen Muttersöhnchens. Dieser abgespaltete Anteil, der bisher in Benedikts Schatten lebte, fordert jetzt Einlass ins Bewusstsein (»zurück zu mir nach Hause«). Laikas Hauptfunktion besteht meines Erachtens darin, Benedikt bei diesem schwierigen Integrationsprozess anzuleiten und zu begleiten.

So wie die Insel zerbrochen war, fühlte sich auch Benedikt gebrochen. Ohne seine sichere Bewusstseinsinsel musste er wie ein Kleinkind lernen, auf den endlosen Geistgründen Fuß zu fassen. Und dort unten war mächtig was los! Die herabstürzende Insel hatte riesige Wellen geschlagen. Überall versanken Trümmerteile in der Ursuppe. Eine wogende Affektwelle nach der anderen, die über Benedikts ziemlich hilflosem Kopf zusammenschlugen. Von Meditationslehrern hatte Benedikt gehört, dass sich der Urgrund des Geistes anfühle wie eine kristallklare Spiegelfläche, friedlich wie die Wasseroberfläche eines Gebirgssees an einem windstillen Sommertag. Davon waren wir noch ziemlich weit entfernt, um es mal ganz vorsichtig zu formulieren. Erst einmal war Trümmer-Hopping angesagt. Da hatte Benedikt eine Surflehrerin wie mich bitter nötig. Platz zum Üben hatten wir schließlich genug.

Meine erste Aufgabe als Fremdenführerin im Land der ungezügelten Seelenwellen bestand darin, Benedikt mit dem Surfen auf sich überlagernden Wellen vertraut zu machen. Bis dahin hatte er sich erfolgreich darin geübt, einzelne Emotionen zu er- und überleben. Doch das ist leider nur die halbe Miete – wenn überhaupt.

Im Laufe des Lebens stößt jeder Mensch wiederholt auf die schwierige Reifungsaufgabe, einen inneren Dualismus unterschiedlicher Kräfte beherrschen zu lernen. Erwachsenwerden bedeutet unter anderem, sich vom kindlichen Glauben an ein eindeutiges Weltbild zu verabschieden und eine gesteigerte *Ambivalenztoleranz* zu entwickeln, das heißt die Fähigkeit, innere Konflikte zu erleben und vermittelnd einzugreifen. Tiefenpsychologisch geht diese Herausforderung mit der Fähigkeit einher, innere Impulse gleichzeitig wahrnehmen und in Distanz zu ihnen gehen zu können.

»Was würde Jens wohl sagen?«

Menschen mit einer schizoiden Störung verfügen nur höchst begrenzt über diese Ich-Kompetenz. Sie nutzen vorrangig primitivere Abwehrmechanismen wie Abspaltung, um sich vor den eigenen Affekten zu schützen. Im Zuge seiner Nachreifung sieht sich Benedikt nun vermehrt mit inneren Regungen konfrontiert, die sich teilweise massiv widersprechen. Die damit verbundene Ohnmacht lässt sich nicht im Geist ›kleinsäbeln‹, wie Benedikt das bisher bei Konflikten oder Geschehnissen, die nicht nach seinem Willen verliefen, getan hatte. Höchste Zeit, Surfstunden bei Laika zu nehmen.

Ein nach allen Regeln der Kunst gereiftes Bewusstsein verfügt über allerlei Rettungsanker, an denen es Halt finden kann, um nicht von quer einlaufenden Seelenwellen mitgerissen zu werden. Auf Benedikts Geistbaustelle gab es hingegen nur wenig zum Festhalten – also musste er das multidimensionale Emotionssurfen auf die harte Tour lernen. Je besser er aber ambivalente Gefühle wahrnehmen und aushalten konnte, desto breiter wurde auch der Kontext, in den er sein Kontakterleben mit anderen Menschen stellen konnte. Bei seinen bisherigen Forschungsreisen nach innen hatte er in dieser Hinsicht lediglich die Seite des Vernichtetwerdens oder aber die Seite des Vernichtens kennengelernt. Unsere Ambivalenz-Surfstunden verleiteten den neugierig gewordenen Benedikt nun dazu, sich auch in gefährlichere Buchten zu wagen, in denen diese scheinbar gegensätzlichen Wellen nicht deutlich trennbar waren. Dabei machte er wiederholt die Erfahrung, dass Vernichten und Vernichtetwerden gar nicht so gegensätzlich waren, wie sie auf den ersten Blick aussahen. Vielmehr waren sie verschieden getönte Abstufungen eines umfassenderen Gefühls, das wie ein Chamäleon je nach Situation seine Farbe wechselte. Mit Jens hatte Benedikt einen prima Sparringspartner, um mit diesen Gefühlsfarben zu experimentieren.

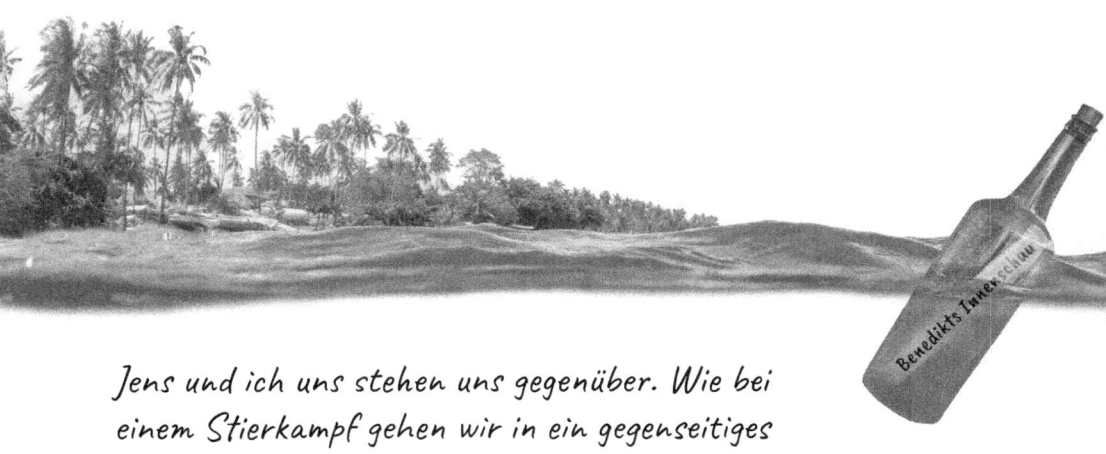

Jens und ich uns stehen uns gegenüber. Wie bei einem Stierkampf gehen wir in ein gegenseitiges

Kräftemessen. Ich bin stärker und drücke Jens gegen die Wand. Dann taucht der Impuls auf, Jens zu umarmen und sein Gesicht abzulecken. Ich versuche bewusst, mich nicht klein zu machen und in der Rolle des Gewinners zu bleiben. Jens schlurft zerknautscht davon. Ich stehe alleine da und fühle mich verlassen.

Dann entsteht ein inneres Bild, wie Jens mit seiner Hand sanft meinen Nacken wärmt. Aus dieser Szene voller Vertrautheit entsteht ein neues Kräftemessen.

In seiner Zornphase hatte Benedikt entdeckt, wie er durch kämpferische Auflehnung seine Autonomie verteidigen kann. Jetzt entdeckt Benedikt die Angst, die entsteht, wenn er mit dieser Kampfkraft allein stehen muss. Hier deutet sich eine Verabschiedung von der Familiensicherheit an.

»Was würde Jens wohl sagen?«

Jeder authentische Kontakt spielt sich zwischen den beiden Polen ›Nähe‹ und ›Autonomie‹ ab, in diesem Fall zwischen Wärme und Kämpfen. Diese Ambivalenz muss ausgehalten werden. Benedikt muss lernen, die zur authentischen Verbindung gehörige Einsamkeit zu ertragen. Liebe geht immer auch mit Hass einher.

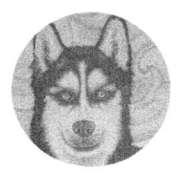 # Der Zorn kommt in Form

Nachdem sich Benedikts Fähigkeiten im multidimensionalen Surfen hinreichend gut entwickelt hatten, konnten wir uns an die nächste Großbaustelle machen. Sicher erinnert Ihr Euch noch an Benedikts Schlachtorgien im vorletzten Kapitel, und wie er in seinen Visionen wahllos Menschen zerstörte, ohne sich der konkreten Auswirkungen bewusst zu sein. Mittlerweile war ein Jahr vergangen. Zum Glück für alle Beteiligten hatte Jens Recht behalten, und Benedikts Gewaltausbrüche hatten sich auf dessen inneres Kino beschränkt. Naja, zumindest weitestgehend. Einmal bekam seine Frau einen deftigen Nasenstüber ab, als Benedikt beim Backgammonspielen in einen fiesen Hinterhalt geriet. Die in ihm aufwogende Zornwelle bemerkte Benedikt erst, als es zu spät war und seine Frau schon vom wütend umgeworfenen Spielbrett an der Nase getroffen war. Dieser plötzliche Gefühlsausbruch war Benedikt entsetzlich peinlich. Und seine Frau war gewarnt: Ihr sonst so fürsorglicher Mann hatte seine Wut nicht mehr so stark im Griff wie bisher!

Zwar hinterließ diese Episode keine bleibenden Schäden für Mensch und Beziehung. Doch sie machte uns allen deutlich, dass Benedikt sich mit seinen aggressiven Impulsen noch auf recht ungemütlichem Terrain befand. Höchste Zeit, der Zerstörungswut ein geeignetes Format zu verpassen. Da war es eine wunderbare Fügung des Schicksals, dass sich Benedikt spontan mit einem meiner besten Kumpels anfreundete, der seines Zeichens ein echter Profi in Sachen sortierter Zerstörung ist.

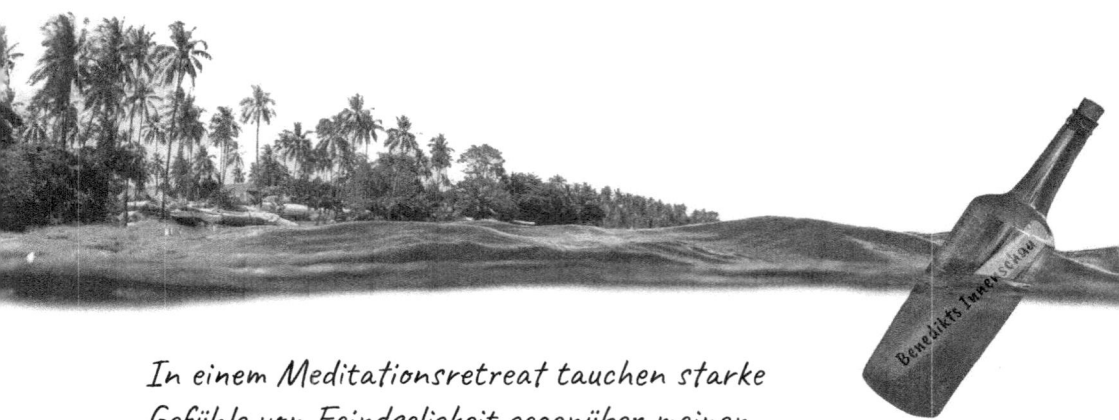

In einem Meditationsretreat tauchen starke Gefühle von Feindseligkeit gegenüber meinen Mitmeditierenden auf. Immerfort rohes inneres Gebrüll wie »Du dreckiger Hurensohn!« oder »Ich hau dich breit!«. Dazu Bilder von Raubtieren, die ihre Beute zerreißen. Alles sehr kraftvoll und vulgär. Es erinnert mich an pubertierendes Kräftemessen.

Laika taucht auf und nimmt mich mit in einen Wald. Wir kommen zu einer Holzhütte in einem sehr dichten Waldabschnitt. An einem Pfosten beim Eingang ist ein Kampfhund angekettet. Ich nähere mich ihm, er fletscht wild die Zähne – eine Mischung aus ängstlicher Revierverteidigung (»Komm mir nicht zu nah!«) und zorniger Kraft (»Ich mach dich fertig!«). Ich frage Laika, ob ich ihrem Kollegen über den Weg trauen könne. Als Antwort sehe ich die beiden Hunde gemeinsam mit weiteren Hunden an einem See sitzen und in trauter Eintracht einem Schwarm von Wildgänsen hinterherblicken. Ich deute das Bild als Zustimmung. Ich frage Laika, wie der andere Hund heißt. Ihre Antwort: Nestor.

In der Folge lerne ich Nestor anhand einiger eindrücklicher Kostproben kennen. Nestor ist brandgefährlich. Im Zweifel beißt er gnadenlos zu. Ein Freund von mir, von dem ich mich seit geraumer Zeit nicht ernst genommen fühle, bekommt das in einer Vision sehr beeindruckend zu spüren. Auf körperlicher Ebene geht Nestors Beißen ebenfalls mit starken Vibrationen in meinem Nacken einher. Im Gegensatz zu den bisherigen Zerstörungsimpulsen ist Nestors Gewalt aber klar berechenbar. Es scheint ihm weniger um Zerstörung als vielmehr um das Klarstellen von Machtverhältnissen zu gehen.

--- Nach einer Weile tauchen weitere Bilder aus der Tiefe auf. ---

Meine Frau erscheint bei Nestors Hütte. Ich umarme sie. Dabei verstehe ich plötzlich, dass und wie ich Nestor anleinen kann.

Dann verwandle ich mich in einen Ritteranführer, der unterwegs mit seinem Gefolge ist. Ich brülle laut »Ich muss rauf auf diesen Turm!« und fühle eine innere Kampfbereitschaft. Im nächsten Moment sehe ich mich auf einem hohen Steinturm. Zwei weitere Ritter steigen gerade die Leiter dort hinauf. Ich werfe ein Bündel hinunter. Darin befindet sich ein Holzrelief mit dem Jesuskind. Bei näherem Hinsehen erkenne ich, dass es sich nicht um Holz handelt, sondern um Springerle (zuckersüße Aniskekse schwäbischer Herkunft) mit einem Bild des lächelnden Jesuskindes darauf.

Bisher hatte Benedikt Gewalt und Zorn in ihrer asozialen Form erlebt. Es ging um animalische Instinkte, für die Verletzen und Töten nichts Verbotenes ist. Mittlerweile hat er gut gelernt, diese Impulse in sich wahrzunehmen und einzuordnen. Dafür war ein geschützter Rahmen (therapeutischer Kontext, Meditationsretreat) nötig, in dem die gefühlte Gewalt nicht zu realer Zerstörung führen konnte. Im Kontakt mit anderen Menschen reagierte Benedikts Körper nach wie vor mit Abwehr auf solche Impulse. Jetzt steht Benedikt vor der Aufgabe, diese Gewalt in einen sozialen Kontext zu stellen.

»Was würde Jens wohl sagen?«

Der Kampfhund Nestor, der sich an die Leine legen (das heißt sichern) lässt, ist dafür ein passendes Bild. Nestors aufgerissenes Maul deute ich als Gegenstück zu Benedikts ›Immer nett‹-Maske mit verkniffenen Lippen. Von dem sanften Jüngling, den alle nur mögen können, scheint immer weniger übrig zu bleiben. Vielleicht wurde er ja mit dem lieblichen Jesuskind oder dem scheußlich-süßen Gebäck vom Turm geworfen? Wie der Pirat bei Laikas erstem Auftauchen schon deutlich gemacht hatte, darf es jetzt auch mal so richtig stinken.

Konkurrieren, siegen und sich behaupten ist nur möglich, wenn man die archaischen Kräfte nutzen und gleichzeitig beherrschen kann. Indes ist das Bild mit Nestor und Benedikts Frau eine treffende Metapher dafür, dass der Mensch trotz seiner asozialen Impulse bewusst entscheiden kann, der Liebe eine besondere Bedeutung zu geben und sie vor der Kraft der Zerstörung zu bewahren.

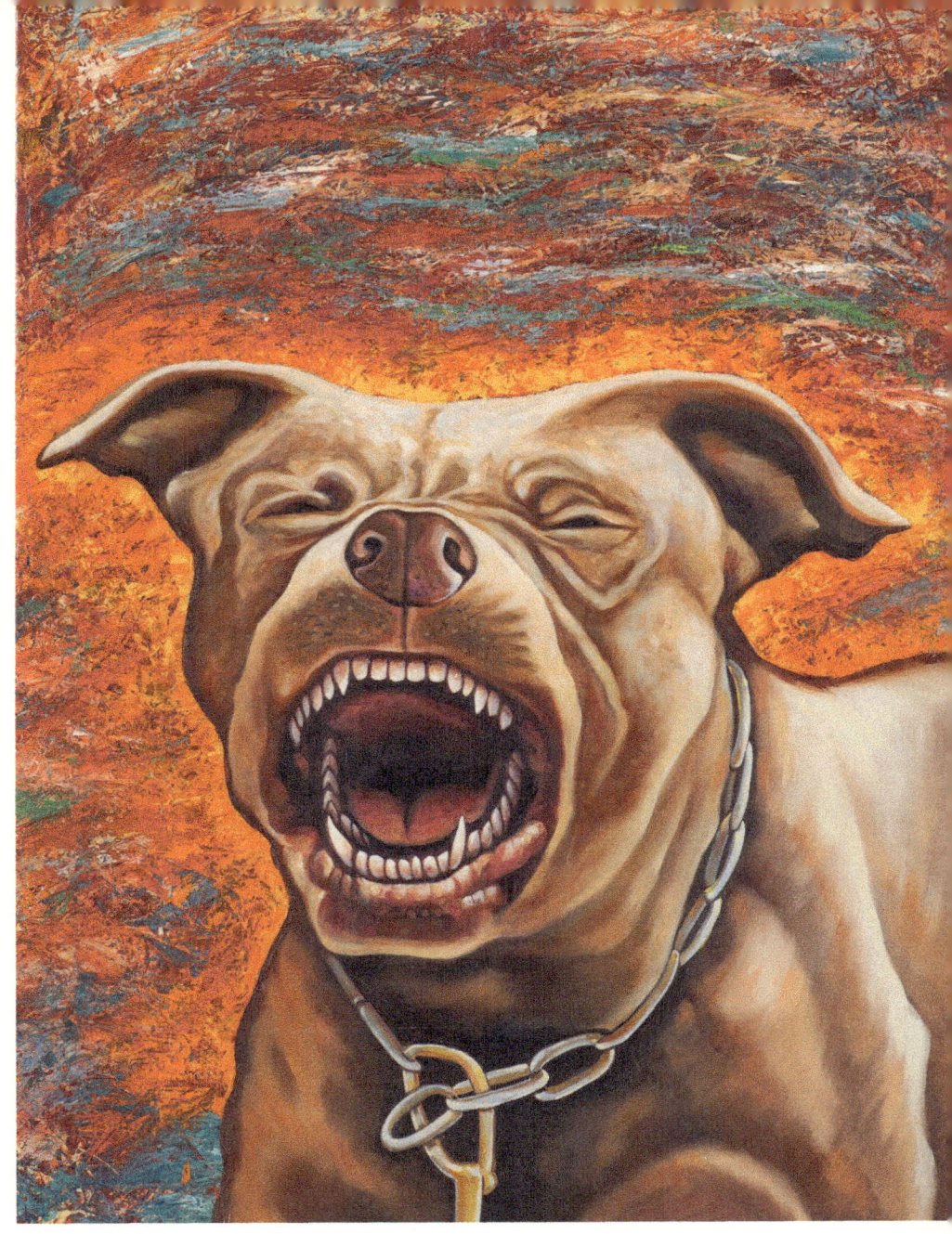

Ein Bild von Nestor möchte ich Euch natürlich nicht vorenthalten, schließlich ist er ein ziemlich beeindruckender Kerl.

Meine Kollegen aus dem Fachbereich ›Mimik und Gestik‹ waren hocherfreut, dass sie endlich auch andere Gesichtsausdrücke zutage fördern durften als das ewige Lächeln. Jetzt ruckte und zuckte es in Benedikts Gesichtsmuskeln! Oft stand er abends vor dem Spiegel und zog ungläubig gehässig-feindselige Fratzen. Manchmal tauchte dabei ein bedrohliches Fauchen tief aus seiner Kehle auf, das er sich offenbar von Nestor abgeschaut hatte. Dazu eine Kopfbewegung, als würde er mit den Zähnen einen Fleischbatzen aus einem Tierkadaver reißen. Arkan staunte nicht schlecht, wie schnell sich Benedikt all die rohen Kriegermanieren angeeignet hatte. Angesichts seiner auftauenden Gewaltseite wurde der liebe Benedikt bisweilen sogar ziemlich übermütig...

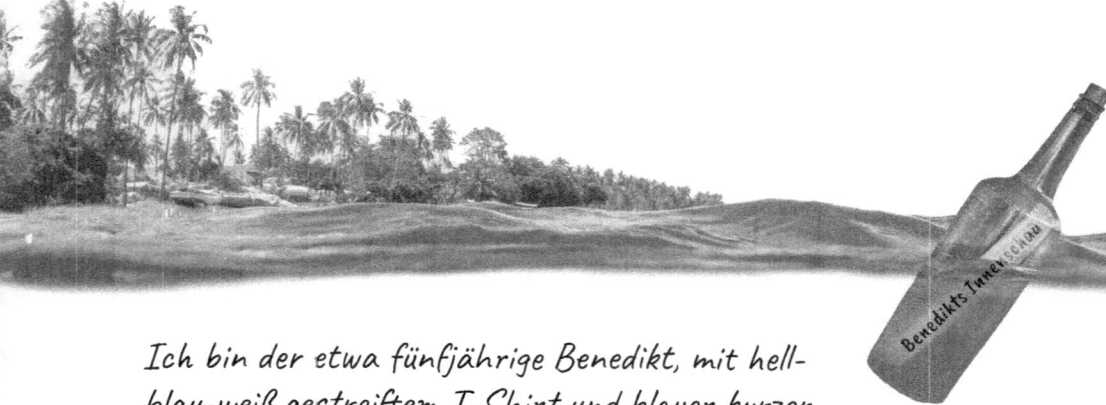

Ich bin der etwa fünfjährige Benedikt, mit hell-blau-weiß gestreiftem T-Shirt und blauer kurzer Latzhose. Ich bin voller Zorn über meine Eltern, weil sie nicht mehr mit mir ›Engelchen flieg‹ spielen wollen. Ich tobe wie Rumpelstilzchen und fauche laut. Aus meiner Nase kommen rote Flammen.
Im nächsten Moment sehe ich den Fünfjährigen aufgeregt um den alten Mönch ohne Namen herumspringen. Dabei hält er sich immer an dessen Oberschenkel fest. Die Szene ist voll

fesselnder Vitalität und kraftvoller Dynamik. Der alte Mönch hält allem Toben geduldig stand. Er scheint sich über die Energie des Jungen zu freuen.

Dann rennt der Junge entschlossen los in die Weite einer großen, kargen Ebene – ein Schlachtfeld. Direkt hinter ihm eine Schar wilder Tiere, aufgereiht in einer sich bis zum Horizont erstreckenden Frontlinie. Büffel? Im nächsten Bild sitzt der Junge auf einem der Büffel. Die Tierarmee prescht voran.

Erst findet der Junge am Bein des alten Mönchs ohne Namen (das heißt des Wahlvaters) ein Stück Sicherheit. Von dort kann er in die Vollen gehen: Im Bewusstsein seiner animalischen Kräfte löst er sich vom Vater ab. In der Vision wird er am Ende sogar der König der Tiere. Diese Mischung halte ich für zentral: In einem Gefühl von Zorn sein zu können und dennoch stabil verankert in sich selbst. Dann kann man nicht von der zerstörerischen Qualität des Zorns umgehauen werden.

»Was würde Jens wohl sagen?«

Natürlich hat der Junge aus der Vision – wie auch der reale Benedikt – noch nicht die Reife erlangt, um die Tiere anzuführen. Dazu fehlt ihm noch der Bezug zu den *Grenzen seiner Macht*. Ich tippe also schwer, dass er in Bälde vom Rücken des Büffels und auf die Schnauze fallen wird. Er muss lernen, seine Urkräfte zu zähmen und nutzbar zu machen. Nur dann ist es ihm möglich, auch im realen Leben seinen Platz zu finden.

Mithilfe der neu entdeckten Gefühlsambivalenzen gewann auch Benedikts Bild bezüglich seiner Beziehung zu seinen Eltern weiter an Schärfe. Ich kenne mich zwar nicht besonders gut mit Menschenpsychologie aus. Aber man muss kein Profi auf dem Gebiet sein, um zu erkennen, dass die Beziehung zwischen Mutter, Vater und Kind eine ziemlich heiße Kiste ist - voller innerer Widersprüche und Interessenkonflikte. Also auf zu Benedikts Elternerleben, Version 2.0!

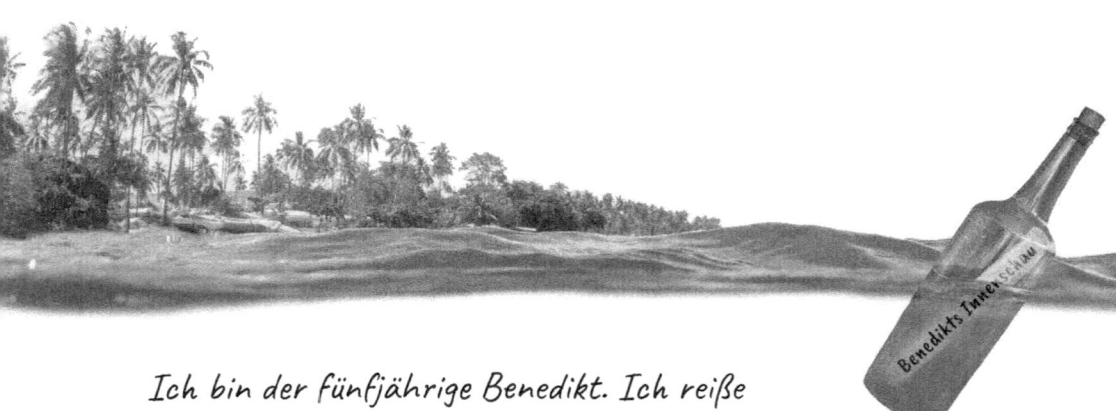

Ich bin der fünfjährige Benedikt. Ich reiße mein Maul zu einem feindseligen Fauchen auf – wie ein böser Alien, der die Erdlinge vernichten möchte. Es entsteht ein Bild, wie ich meinem Vater mit dem Maul den Bauch aufreiße. Dabei fühle ich den Wunsch, von Jens beschützt zu werden.
Dann stehe ich in dieser wütenden Kraft meiner Mutter gegenüber. Der Satz »Ich bin auch da!« taucht auf. Doch Mama ist aus Stein und völlig unbeweglich. Ihr Blick ist zart-verträumt nach oben gerichtet wie bei einer Renaissancestatue. Ich klammere mich an die Waden der Steinstatue. Ich versuche testweise, mir eine Bauch-zu-Bauch-Verbin-

dung mit meiner Mutter vorzustellen. Dabei entsteht das Bild, wie sie auf mir liegt und mich erdrückt.

In der Folge versuche ich nachzuspüren, wie ich mir die Verbindung zu meiner Mutter wünsche. Dabei entsteht ein Bild von dicht aneinandergedrängten Schweinen. Es ist wohlig warm. Eine besonders dicke Muttersau wälzt sich kraftvoll im Dreck. Im nächsten Bild liegt sie ruhig da. Ferkel liegen an ihrem Bauch und saugen genüsslich an ihren Zitzen.

Zuerst dachte ich an die einschlägigen Rubens-Bilder von fülligen Frauen, die möglicherweise auch kindliche Fantasien von erdrückenden Müttern bedienen. Hier ist die Statue aber eindeutig eine Verkörperung der *Unerreichbarkeit der Mutter*. In Folge ihrer psychischen Krankheit fehlte Benedikts Mutter eine gereifte innerpsychische Organisation, um ihre Impulse zu regulieren und sozialverträglich auszuleben. Meine Fantasie ist, dass sie aus Angst, ihre eigenen Lust- und Zerstörungsimpulse könnten sich verselbstständigen, wesentliche Verbindungskanäle zur Außenwelt opfern musste und so für ihren Sohn nur sehr bedingt erreichbar war. Den zart-verträumten Blick der Statue deute ich dahingehend, dass Verführung das unter diesen Umständen bestmögliche Verbindungsangebot der Mutter war. In dieser Hinsicht hatte Benedikt offenbar eine gute Lehrerin.

»Was würde Jens wohl sagen?«

Es ist übrigens kein Zufall, dass der Blick von Benedikts Mutter eine Rolle spielt: In dieser Entwicklungsphase tauchen vermehrt Gestalten mit Augen in Benedikts introspektiven Filmen auf. Jedoch kann er nie direkten Blickkontakt zu ihnen aufnehmen – zum Beispiel weil die Personen in eine andere Richtung schauen oder deren Augen seltsam trüb sind. Offenbar ist Benedikt von den Blicken noch nicht wirklich gemeint.

Für einen fünfjährigen Jungen ist es völlig normal, sich eine kraftvolle, die aggressiven Impulse bejahende Verbindung zu seiner Mutter zu wünschen. Kein Wunder also, dass der kleine Benedikt nach seinen erfolglosen Versuchen der Kontaktaufnahme in eine innere Not gerät und die Statue anbrüllt, um wahrgenommen zu werden. Angesichts dieses vergeblichen Bemühens erlebe ich das Schweinebild als Ausweichen in eine phantasmatische Wunscherfüllung – eine innere Annäherung an das, was Benedikt eigentlich braucht. Die Muttersau verkörpert in gleichem Maße den kraftvoll-dämonischen und den nährenden Aspekt einer Mutter. Benedikt sehnt sich nach einer Mutterfigur, die sich (metaphorisch) auch mal im Dreck wälzt, für die er nicht sauber-perfekt sein muss, deren lebensspendende Zitzen er jederzeit bequem erreichen kann. Ein sinnlich-lustvolles Bild unmittelbarer Begegnung, in offensichtlichem Kontrast zur kalten Renaissancestatue.

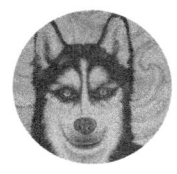 # Ausritt ins kollektive Unbewusste

Trotz all der Hausaufgaben, die mir der alte Mönch ohne Namen für Benedikt mit auf den Weg gegeben hatte, blieb uns viel gemeinsame Freizeit. Schließlich hatte sich Benedikts körperlicher Zustand noch nicht wesentlich verbessert, und er fühlte sich am wohlsten, wenn er meditierend in einer Ecke sitzen konnte. Also nutzte ich jede sich bietende Gelegenheit, um Benedikt auf meine Streifzüge durch die Weiten des Geistes mitzunehmen. Bisher hatten die meisten seiner introspektiven Tauchgänge mit seiner eigenen Biografie in Zusammenhang gestanden. Da schien es mir eine willkommene Abwechslung für ihn zu sein, auch mal über den Tellerrand des eigenen Lebens hinauszublicken und zu entdecken, was die Menschheit über all die Jahrmillionen ihrer Entwicklungsgeschichte an geistigen Errungenschaften zusammengetragen hat.

Eine gesunde Psyche hat etwa zwanzig Jahre Zeit, um sukzessive zu reifen. Im Gegensatz dazu muss Benedikt im Erwachsenenalter eine breite Palette psychischer Erfahrungen, zu denen er zeit seines Lebens keinerlei Zugang hatte, in kürzester Zeit integrieren. Vor diesem Hintergrund ist klar, dass der Prozess der Selbstentdeckung bei Benedikt ein außergewöhnlich umfangreiches Projekt ist.

»Was würde Jens wohl sagen?«

Die Abspaltung seelischer Anteile, wie sie bei der schizoiden Störung auftritt, führt dazu, dass Teile der Psyche bis zum Moment ihrer Integration ein ›jungfräuliches‹ Dasein fristen. Benedikt betritt bei seinen Entdeckungsreisen also mitunter völlig urtümliches seelisches Neuland. Er dringt in archaische Bereiche der Psyche vor, die für ›normale‹ Menschen nur im Kleinkindstadium, unter Drogeneinfluss oder in psychotischen Zuständen zugänglich sind. Der Psychologe C.G. Jung hat für diese Schichten der Psyche den Begriff des *kollektiven Unbewussten* geprägt. Im Gegensatz zu individuellen Erfahrungen, die nicht bewusst zugänglich sind, handelt es sich hier um den unbewussten geistigen Erfahrungsschatz der Spezies Mensch, der gewissermaßen als psychisches Erbgut von Generation zu Generation weitergereicht wird.

Es folgt eine kleine Auswahl innerer Kinofilme, in denen ich Benedikt mit kollektiven, kulturprägenden Geistinhalten bekanntmache. Wie auch beim normalen Kino sind manche Filme spannender als andere. Manche wirken wie Low-Budget-Streifen, andere sind aufwendig inszeniert. Manche Filme kommen direkt zur Sache, andere denken erst viermal um die Ecke. Aber seht selbst. Viel Spaß in der Achterbahn des menschlichen Geistes![1]

---

[1] Kleiner Wink mit der Hundepfote für ungeduldige Leser, die erst mal wissen wollen, wie Benedikts Geschichte weitergeht, bevor sie sämtliche Seelentiefen der Menschheit durchpflügen: Ihr könnt zur Seite 171 weiterblättern und die verpassten Seiten ganz zum Schluss als Sahnehäubchen lesen.

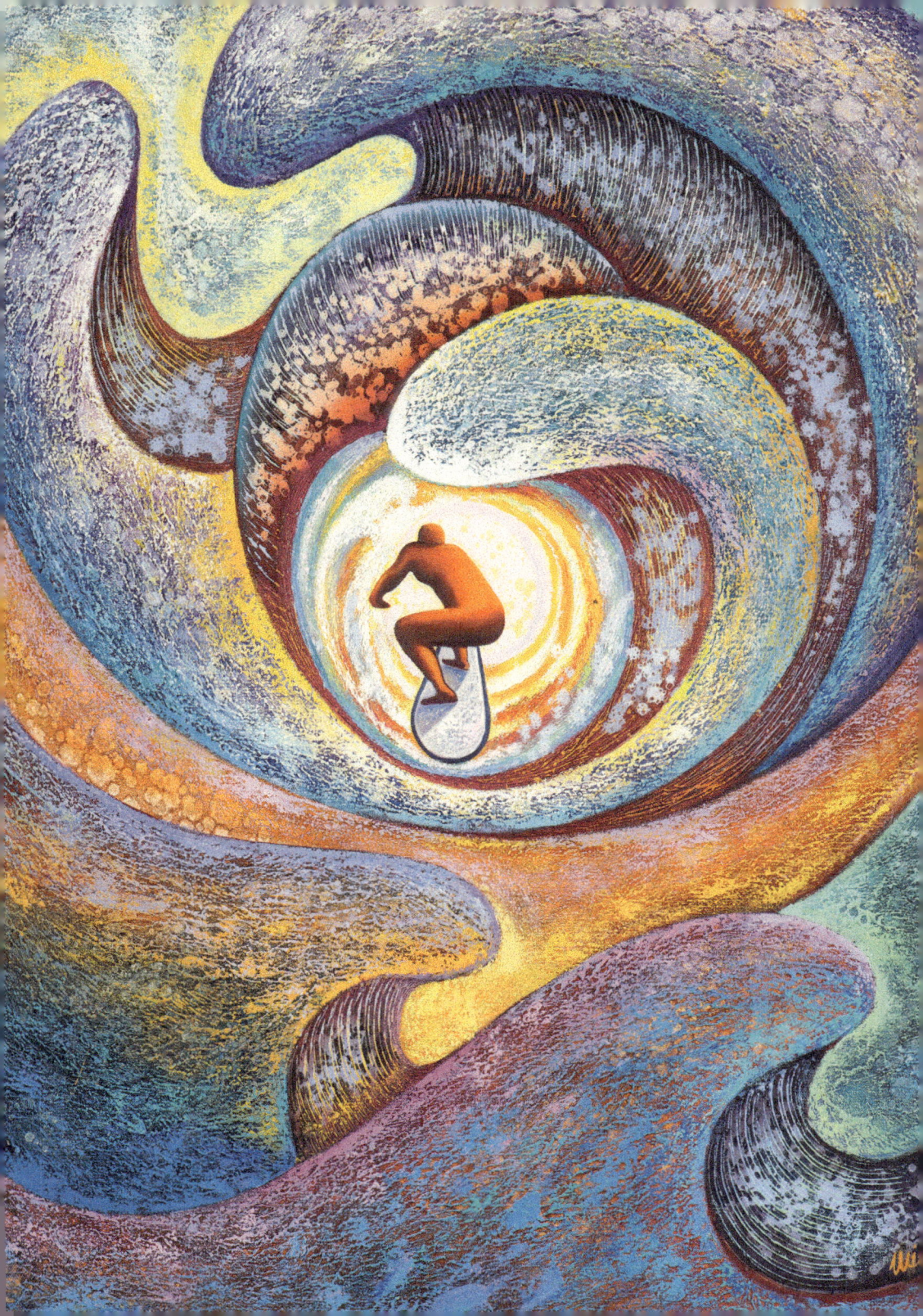

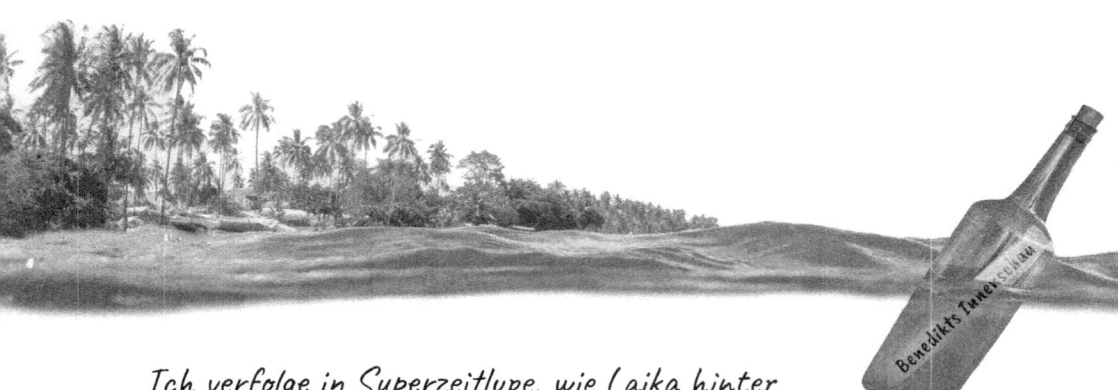

Ich verfolge in Superzeitlupe, wie Laika hinter
einem niedrig fliegenden Adler herjagt. Ich sehe
die beiden ganz nah von der Seite. Die konzentrierte
Spannung in Laikas Augen. Ich spüre ihre vor Anspannung
bebenden Muskeln. Ich höre das Schlagen der Adlerflügel in
der Luft. Laika kommt dem Adler immer näher. Dann dreht
der Adler nach links ab, Laika lässt von ihm ab.
Ich sehe den Adler weiterhin aus der Nähe nach oben in die
Lüfte fliegen – als flöge ich mit ihm mit. In seinem rechten
Auge sehe ich die Reflexion des Erdbodens weit unter uns. Ich
erkenne ein kleines Beutetier in den Tiefen seines Auges. Eine
Maus? Da setzt der Adler zu einem atemberaubenden Sturz-
flug an. Ich habe Angst, dass wir auf dem Boden zerschellen.
Ganz kurz vor dem Boden bremst der Adler aber ab, greift
das Beutetier und erhebt sich wieder in die Lüfte. Ich sehe
die Maus in seinen Krallen. Sie sieht mich an und macht eine
Bewegung, als zucke sie mit den Schultern.

Diese Vision steht im Zeichen des *Jagd-instinkts* als Teil männlicher Kraft. Die Erregung bei der Jagd ist ein archaisches männliches Motiv. Der Adler ist seit jeher das Symbol für geistige Freiheit – selbst Laika bekommt ihn nicht zu fassen. Bemerkenswert finde ich die innige Naturverbindung, so voller Kraft und Dynamik. Auch der immerwährende Kreislauf der Natur bildet sich eindrucksvoll ab: Aus dem Gejagten wird binnen Sekunden der Jäger. Die Beutemaus weiß offenbar, dass Gejagtwerden unabänderlicher Teil ihres Lebens ist. Demütig ergibt sie sich ihrem Schicksal.

»Was würde Jens wohl sagen?«

Auch der Mensch ist diesem Kreislauf unweigerlich unterworfen. Kein Mensch kann immer der Stärkste sein. Jeder von uns muss irgendwann sterben. Und alles hat seine Grenzen. Laika kann schnell laufen, doch sie kann nicht fliegen.

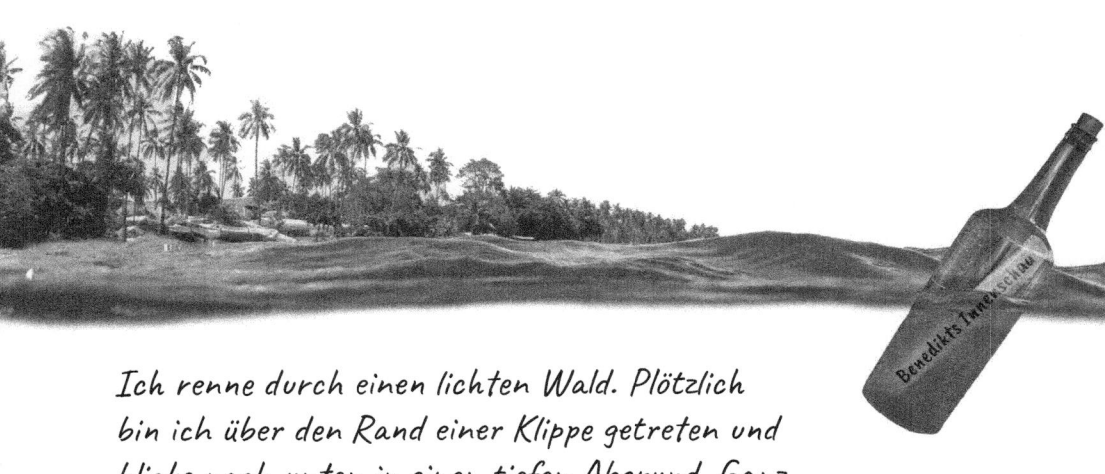

Benedikts Innerschau

Ich renne durch einen lichten Wald. Plötzlich bin ich über den Rand einer Klippe getreten und blicke nach unten in einen tiefen Abgrund. Ganz weit unter mir ist ein Meer von Bäumen, dichter Urwald. Aber ich falle nicht. Stattdessen finde ich mich in unserer Wohnung wieder. Es klingelt an der Tür. Ich mache auf. Außen steht ein komplett schwarz bekleideter Mann mit silbernen Zähnen. Er wirkt sehr bedrohlich. Instinktiv schließe ich die Tür.

Anschließend beobachte ich den ungebetenen Besucher durch den Türspion. Jetzt ist es ein glatzköpfiger alter Mann mit einem Kranz aus weißen Haaren. Er steht vor einem Höhleneingang und fuchtelt wild mit den Armen. Er will mich von dort vertreiben, den Eingang beschützen. Ich gelange aber dennoch in die Höhle und schaue hinein. Wieder sehe ich einen Abgrund. Dieses Mal ist ganz unten eine Stadt im Meer, sehr idyllisch beleuchtet im Abenddunkel.

»Was würde Jens wohl sagen?«

In dieser Vision geht es um die Eroberung neuer Lebensbereiche und die damit verbundene Todesgefahr. Wer fremde Länder erobert, muss sich weit aus der eigenen Komfortzone hinauswagen und geht dabei stets das Risiko der eigenen Vernichtung ein. Wenn also der Tod vor der Tür steht und zu neuen Abenteuern ruft (»schwarz bekleideter Mann mit silbernen Zähnen«), ist Benedikts verständliche erste Reaktion, dass er sich schützen möchte. Der alte Mann steht für die Angst vor dem Tod beziehungsweise vor innerem Wachstum. Schließlich wird der Mensch mit zunehmendem Alter immer vorsichtiger und risikoscheuer.

Seelische Reifung geht immer mit einem ›Sterben‹ des Bestehenden einher. Wer seine Todesangst überwindet, wird mit der Entdeckung neuer (innerer) Gebiete belohnt. Die Vision spiegelt diesen ewigen Konflikt zwischen dem diabolischen Verführer (Urgrund, Urwald) und dem Hüter der bestehenden Ordnung sehr schön wider.

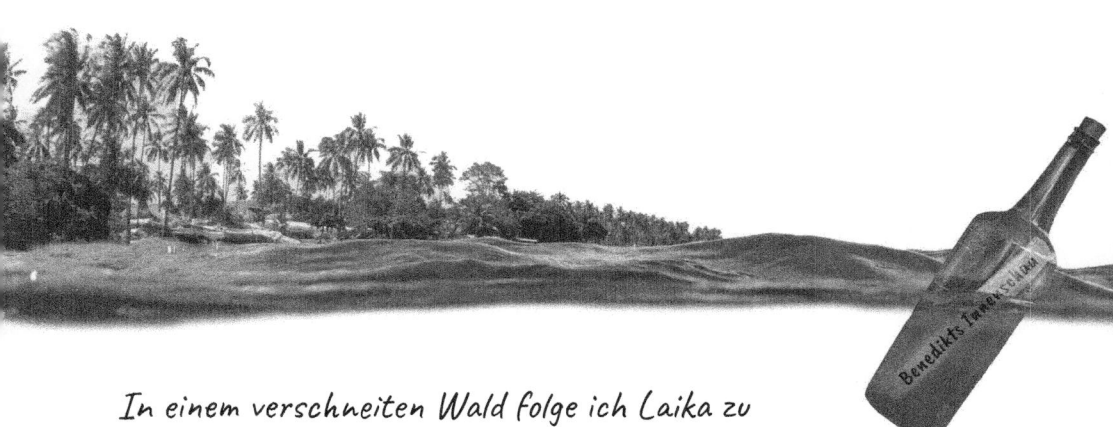

In einem verschneiten Wald folge ich Laika zu einem Bauwerk, das aus gefällten Baumstämmen gefertigt ist. In einer Länge von etwa tausend Metern sind die Stämme mannshoch zu einer riesigen Rampe aufgetürmt. Unten an der Rampe stehen in regelmäßigen Abständen von etwa zehn Metern Arbeiter. Sie rollen lebende Juden die Rampe hinauf und lassen diese anschließend auf

Kommando in eine Grube, die sich hinter den Baumstämmen auftut, hinabfallen. Die Grube ist extrem weitläufig, aber nicht besonders tief. Sie ist vollkommen weiß – als wäre sie mit Salz ausgestreut.

Entlang des Grubenrandes stehen Wachleute mit Gewehren. Neben einem der Wachmänner sehe ich einen (Nazi-)Offizier. Er schlägt mit seinem Gewehrkolben auf einen am Boden liegenden, leblosen Menschen ein. Laika verrät mir, dass der Offizier hinten an seinem Po, unter der Uniform, einen Fuchsschwanz hat – und dass er dort verwundbar ist. Ich finde den Schwanz und ziehe daran. Der Offizier kippt um und fällt auf sein eigenes Bajonett. Er ist sofort tot.

»Was würde Jens wohl sagen?«

Das Bild mit den getöteten Juden verweist auf den Kulturbruch des Holocaust als wesentlicher Teil der kollektiven deutschen Geschichte. Indem sie Benedikt eine verletzbare Stelle zeigt, weist die Seelenführerin Laika einen Weg, wie die mit diesem Thema in engem Zusammenhang stehenden archaischen brutal-sadistischen Impulse des Menschen bewältigt werden können. Den Fuchsschwanz deute ich als das Böse (Teufelsschwanz). Wenn man das Böse erkennt, verliert es an Macht und schlägt sich mit seinen eigenen Waffen.

Zu dieser Zeit geschah es auch, dass eine Truppe fieser Escherichia-Bakterien beschloss, Benedikts Körper zeitweilig zu ihrem neuen Zuhause zu machen: Benedikt durchlebte einen Harnwegsinfekt, der sich mit allen Wassern gewaschen hatte! Zur Bekämpfung der Eindringlinge mussten wir Innenbewohner alle verfügbaren Energiequellen anzapfen. Entsprechend entschied der alte Mönch ohne Namen, einige Kollegen vom Team ›Grenzüberwachung Unbewusstes / Bewusstes‹ kurzfristig von ihren Wachposten abzuziehen und zur Seuchenbekämpfung einzusetzen. Während Benedikt also mit hohem Fieber und schmerzenden Gliedern im Bett ächzte, konnten die inneren Bilder aus der Tiefe nahezu ungehindert in sein Bewusstsein einströmen. Ich selbst wurde von jeglichen Abwehrarbeiten freigestellt und bekam die dankbare Aufgabe zugewiesen, mit Benedikt in den Tiefen des Unbewussten auf Erkundungstour zu gehen. »Falls Benedikt etwas sieht, dem er nicht gewachsen ist, kann er es anschließend immer noch als Fieberfantasie abtun«, hatte der alte Mönch ohne Namen seine Entscheidung ganz trefflich begründet. Endlich durfte ich einfach drauflos laufen, ohne ständig abwägen zu müssen, wie viel Neues ich Benedikt wohl zumuten könne!

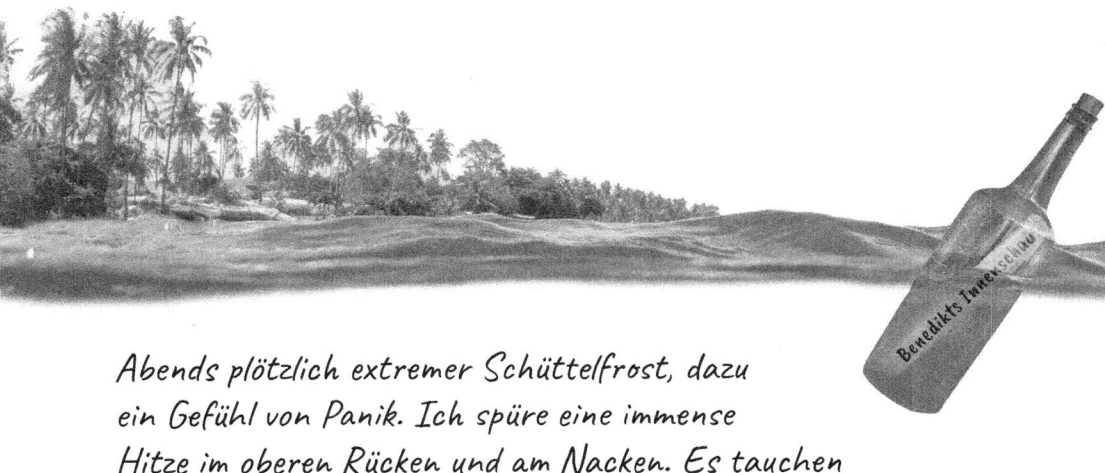

Abends plötzlich extremer Schüttelfrost, dazu
ein Gefühl von Panik. Ich spüre eine immense
Hitze im oberen Rücken und am Nacken. Es tauchen

Bilder von loderndem Hass und Feuer auf. Dann ein kleiner Junge, der besorgt viele kleine Gläser aufstellt – mit der Idee, den herabfallenden Regen (und Liebe?) aufzufangen. Der Aufbau wirkt recht naiv-nutzlos, zumal die Gläser sehr klein sind. Kurz darauf fällt eine große, fette Kuh vom Himmel und knallt auf all die sorgsam arrangierten Gläser. Selbstzufrieden und voller Wärme liegt sie im Gras. Von den zerbrochenen Gläsern ist keine Spur zu sehen.

In der Folge eine Szene auf einer Steinbrücke im Berlin des frühen 19. Jahrhunderts. Dicht gedrängt laufen Menschen über die Brücke zum anderen Ufer. Eindrückliche Farben – das Bild sieht aus wie von einem impressionistischen Maler gemalt. Dann plötzlich eine elegante Frau in schwarzem Kleid, weißer Schürze und weißem Hut, die sich ganz am Rand der Brücke an der Menschenmenge vorbei >morpht<: Als würde sie sich in ihrer eigentlichen Form auflösen, über die Brücke hinweg delokalisieren und sich dann auf der anderen Seite wieder als Frau mit Hut zusammensetzen. Dazu ein ganz leises, surrendes Geräusch. Raumschiff Enterprise? Der visuelle und der akustische Effekt wirken extrem modern, definitiv aus dem digitalen Zeitalter – ein krasser Kontrast zum Zeitgeist der restlichen Szene. Trotz des offensichtlichen Stilbruchs wirkt der Effekt aber passend, irgendwie keck.

In der nächsten Szene sehe ich ein verliebtes Paar im Dunkeln an einer Hausmauer lehnen. Die beiden küssen sich leidenschaftlich. Wie durch eine Kamera schaue ich den beiden zu – die Stimmung ist sehr erregend. Dann schwenkt die Kamera weg in Richtung Hauswand. In dem Moment, als die

Kamera das Gesicht der Frau streift, wieder so ein moderner Bildeffekt: Ein intim-kleiner Ausschnitt ihres Gesichts wird plötzlich extrem vergrößert dargestellt und legt sich über das ursprüngliche Bild – wie bei den Verkaufsfotos auf Ebay. Nun ist das rechte Auge der Frau in Nahaufnahme zu sehen. Mir werden ihre endlos langen Wimpern bewusst. Die Frau lächelt, das kann ich allein an der Farbe ihres Auges erkennen.

Nach einer kurzen Verschnaufpause bin ich unterwegs mit Laika. Ich nehme zum ersten Mal ihre Augen wahr: Sie sind extrem faszinierend, ganz hell blau. Laika rollt mit ihren Augen – auf der Rückseite sind sie dunkelbraun. Ich frage sie nach diesem Kontrast. Ihre Antwort: »Die ganze Welt, Meer und Land.«
Laika führt mich auf einen Hügel. Von dort blicken wir auf ein Dorf von Eingeborenen, irgendwo in der kargen Ödnis eines afrikanischen Hochplateaus. In der Mitte ein Versammlungs-platz. Dort tanzen die Dorfbewohner in einem Kreis um ein riesiges Feuer herum. In regelmäßigen Abständen kippt immer ein Tänzer einzeln zur Mitte hin um, sein Kopf fällt ins Feuer und entzündet sich – bis alle Tänzer brennende Köpfe haben. Anschließend setzen Laika und ich uns in die Ohrmuschel einer großen nackten Frau. Die Frau taucht wie ein Delfin durchs Wasser und wirft uns bei einer Insel ab, auf der viele Spinnen leben. Die Spinnen weben einen dichten Kokon um uns beide gemeinsam herum. Anschließend liegen wir aneinan-dergekuschelt in dem samtweichen Netz, sehr behaglich. Laika summt ein Wiegenlied.

Die ersten Visionen wirken wie Szenen im Kinofilm eines eigenwilligen, jedoch sehr sorgsamen Regisseurs. Interessanterweise tauchen viele Symbole auf, die das Urweibliche widerspiegeln. Da gibt die große ägyptische Himmelskuh Benedikt den Rat, sich nicht männlich-sortierend (»viele kleine Gläser«) an die Liebe heranzuwagen, sondern sich ihrer erschlagenden Ganzheit auszuliefern. Er begegnet der ersten Frau Adams (»Frau in schwarzem Kleid«) und erlebt Lillith (Evas Alter Ego) in ihrer schwebend-lustvollen Qualität. Anschließend erfährt er wie Prometheus die Feuertaufe, die ja den Beginn des Patriarchats und der männlichen Individuation darstellt.

»Was würde Jens wohl sagen?«

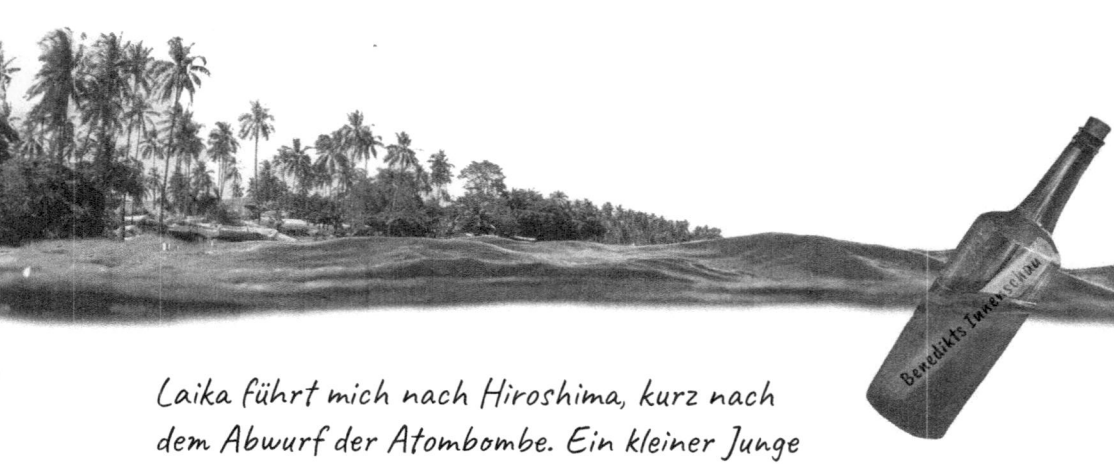

Laika führt mich nach Hiroshima, kurz nach dem Abwurf der Atombombe. Ein kleiner Junge mit starken Brandverletzungen sitzt zusammenge-

kauert am Straßenrand und weint. Neben ihm liegt eine Gasmaske. Ich finde ein Amulett, mit einem Foto darin von einer uralten Frau im Schneidersitz.

Dann führt mich Laika zu dem, was sie das >Zentrum der Zerstörung< nennt: Ein etwa ein Kilometer breites kreisförmiges Areal, von dem ich aber nur den Rand sehe. Das Zentrum scheint mir völlig mit Asche bedeckt zu sein. Der Einschlag der Atombombe? Ein Meteoritenkrater? Drumherum sind Festungsanlagen, die mich an römische Grenzwälle erinnern. Außen stehen viele Menschen, die in das Zentrum hineinschauen möchten.

--- Etwas später taucht Laika erneut auf. ---

Zum ersten Mal erlebe ich Laika unruhig beziehungsweise defensiv. Ein schwäbischer Bauer ist aufgetaucht und brabbelt unverständlich vor sich hin. Laika und ich befinden uns auf einem Feldweg, direkt an einer Abbiegung. Der Bauer stand in der Nähe im Gras und kommt jetzt auf uns zu. Er spricht uns an. Laika bellt ihn an und versteckt sich. Dann fährt der Bauer mit seinem Traktor weg.

Laika will mir nicht verraten, was es mit diesem Typen auf sich hat. Mir fällt auf, dass ich die Konturen ihrer Augen nicht wahrnehmen kann – ihre Augen sind einfach nur schwarz. Trotzdem spiegelt sich der weiße Himmel in ihnen. Als ich Laika danach frage, gibt sie mir zur Antwort: »Meine Augen sind für dich zu tief.«

Beide Visionen verweisen auf einen Grenzbereich in der Tiefe der menschlichen Seele:
das absolute Böse, die völlige Vernichtung.
Etwas, das offenbar selbst Laika fürchtet. Zwar

»Was würde Jens wohl sagen?«

ist sie mit diesen seelischen Abgründen vertraut, aber sie
kann und will Benedikt nicht dort hinein führen (»Meine
Augen sind für dich zu tief.«). Wie bei einem astronomi-
schen schwarzen Loch ist auch beim Zentrum der Zerstörung nur der äußerste Rand für den Menschen einsehbar.
Der Kern des Zentrums ist aller seelischen Reifung zum
Trotz unzugänglich. Jeder, der sich zur Erforschung seines
Innenlebens aufmacht, muss respektieren, dass es Grenzen gibt, die Menschen nicht überschreiten können.

Die so alltäglich wirkende Situation mit dem schwäbi-
schen Bauern deute ich dahingehend, dass das absolute
Böse immer und überall im Untergrund lauert. Während der
ahnungslose Benedikt sich in scheinbarer Sicherheit wiegt,
hat die feinfühlige Laika offenbar etwas von dieser grauen-
haften Qualität gewittert und geht auf Distanz.

Ich habe die Fantasie, dass dieses unbegreifliche Grau-
en Benedikts Mutter in den Freitod geführt hat. Dass sie
sich in ihrem Leben regelmäßig mit einer zerstörerischen
Energie konfrontiert sah, gegen die kein Mensch auf Dauer ankommt. Irgendwann ging ihr die Kraft aus, sich dem
Sog ins Zentrum der Zerstörung zu widersetzen. Gut, dass
die meisten Menschen durch seelische Schutzzäune und
Festungsmauern gegen diese Grenzerfahrung abgesichert
sind. Und gut, dass Benedikt mit der Hündin Laika eine
seit Menschengenerationen bewährte Begleitung an seiner
Seite weiß. Laika führt Benedikt achtsam an die Abgründe
heran und bewahrt ihn gleichzeitig vor dem Absturz.

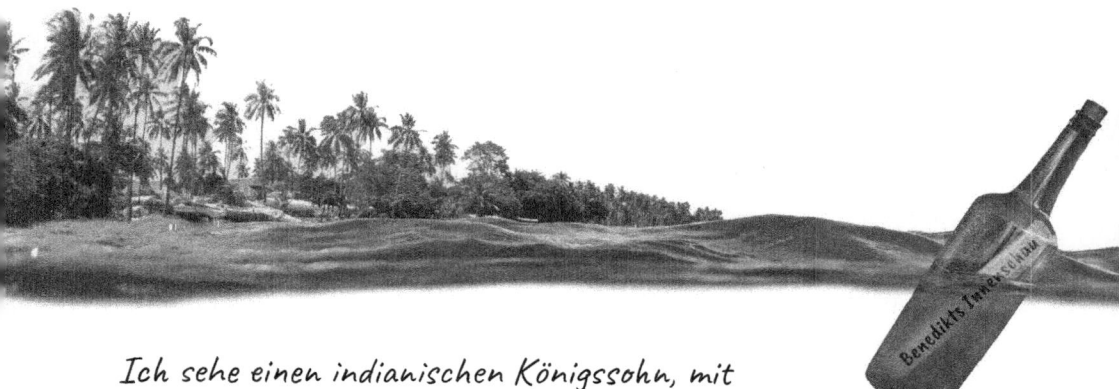

Benedikts Innenschau

Ich sehe einen indianischen Königssohn, mit einer Krone auf dem Kopf und dunklen, tiefen Augen. Er steht vor seinem Dorf, das gerade in Schutt und Asche gelegt wurde. Eine Schar dunkler Krieger zieht auf Pferden an ihm vorbei. Einer der Krieger gibt dem Königskind den abgeschlagenen Schädel von dessen Schwester. Der Junge hält den bluttropfenden Kopf seiner Schwester unter dem Arm, weint hilflos und trauert.

Hier schließt sich der Kreislauf des männlichen Jagdtriebs: Die Vision verweist auf die Grenzen des Macht- und Eroberungsdrangs, indem sie den Preis benennt, den der Krieger für sein Machterleben bezahlt. Er kann sich natürlich dafür entscheiden, zerstörerisch zu sein und alles niederzubrennen. Aber dann muss er damit leben, dass dafür seine weibliche Seite geopfert wird (das heißt, die ›Schwester‹ wird geköpft). Jeder Krieger muss seinen Platz im Spannungsfeld zwischen Zerstören und Empfindungs- beziehungsweise Liebesfähigkeit finden.

»Was würde Jens wohl sagen?«

Einmal wurde ich dort unten in der Seelentiefe unfreiwillig Zeugin eines bemerkenswerten Gesprächs zwischen Pudra und dem alten Mönch ohne Namen. Offenbar hatten sich die beiden in einen versteckten Geistwinkel zurückgezogen, an dem unter Normalbedingungen kein Schwein vorbeikommt. »Erst jetzt, wo der kleine Benedikt nicht mehr so häufig Unterschlupf bei mir sucht, fällt mir auf, dass mich mein Wirken als Ersatzmutter mit einer erstaunlichen Genugtuung erfüllt hat«, berichtete Pudra dem alten Mönch schüchtern. »Im Vergleich dazu kommt mir mein Hexenwirken im Moment regelrecht schnöde vor. Manchmal ertappe ich mich sogar bei dem Gedanken, wie es sich wohl anfühlt, ein fürsorglicher Archetypus zu sein. Das ist doch nicht normal, oder?« Auch ich war ziemlich verdutzt. Die Idee, dass ein Archetypus jemals mit der ihm zugedachten Rolle hadern könnte, war mir bisher noch nie in den Sinn gekommen. Der alte Mönch ohne Namen aber lächelte milde – im Gegensatz zu mir kannte er sich mit archetypischen Identitätskrisen bestens aus. »Ich weiß deine neu entdeckte Fürsorge zu schätzen«, sprach er zur zweifelnden Hexe, »nicht zuletzt hat sie dem kleinen Benedikt das Leben gerettet. Aber ein Archetypenleben ist nun mal kein Wunschkonzert. Sicher braucht es fürsorgliche Wohltäterinnen, aber es braucht auch böse Hexen. Letzten Endes wirst du Benedikt die größte Wohltat erweisen, indem du das tust, was du am besten kannst. Und das ist nun mal die Hexerei.«

Die Worte des alten Mönchs riefen auch mir meine aktuelle Mission in Erinnerung: Ich wollte doch mit Benedikt die Urgründe des Unbewussten durchforsten! Und was tat ich stattdessen? Lauschte heimlich Gesprächen, die nicht für meine Ohren bestimmt waren. Da war wohl meine Hundeneugier mit mir durchgegangen. Leise machte ich mich aus dem Staub, sammelte den fiebrigen Benedikt ein und wir zogen weiter.

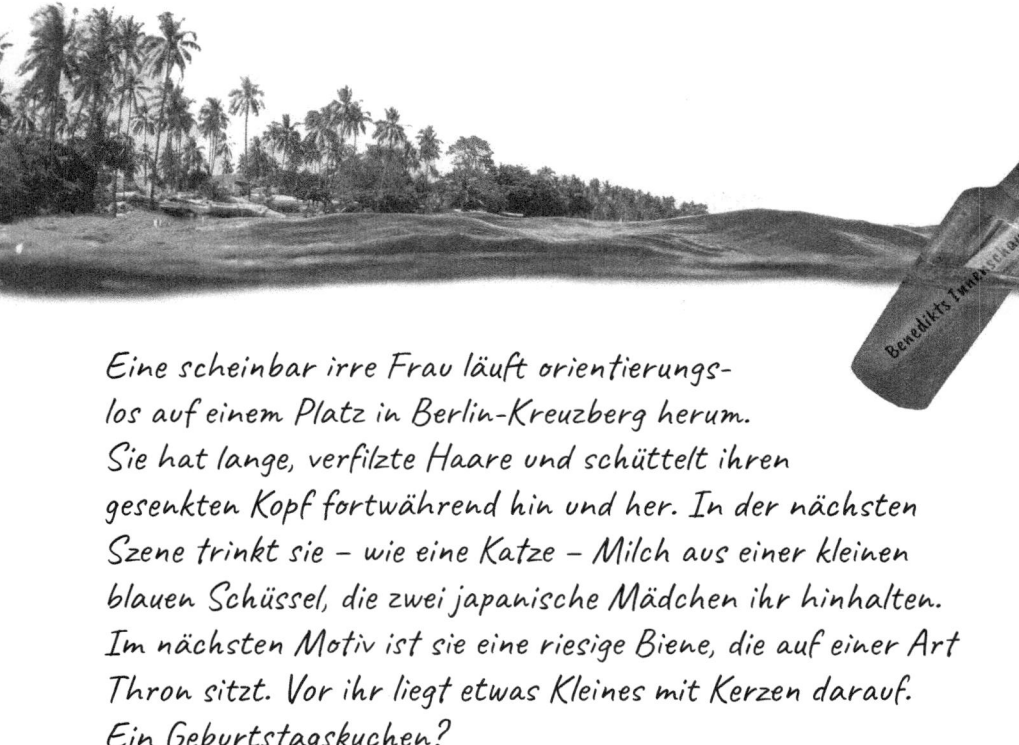

Eine scheinbar irre Frau läuft orientierungs-
los auf einem Platz in Berlin-Kreuzberg herum.
Sie hat lange, verfilzte Haare und schüttelt ihren
gesenkten Kopf fortwährend hin und her. In der nächsten
Szene trinkt sie – wie eine Katze – Milch aus einer kleinen
blauen Schüssel, die zwei japanische Mädchen ihr hinhalten.
Im nächsten Motiv ist sie eine riesige Biene, die auf einer Art
Thron sitzt. Vor ihr liegt etwas Kleines mit Kerzen darauf.
Ein Geburtstagskuchen?

»Was
würde
Jens wohl
sagen?«

Nachdem es in der vorherigen Vision mit
dem Indianerkind um die männliche Macht
gegangen war, der das innere Weibliche zum
Opfer fällt, steht jetzt die Aufgabe im Vordergrund, einen konstruktiven Umgang mit dem Weiblichen
– in sich selbst und in anderen – und dessen Gefahren
zu erlernen. Die Verwirrte beziehungsweise Verwirrende,
die Dienende und die dominante (Bienen-)Königin stehen
für verschiedene Erscheinungsbilder des Weiblichen, zu
denen sich der Mann jeweils in Beziehung setzen muss.

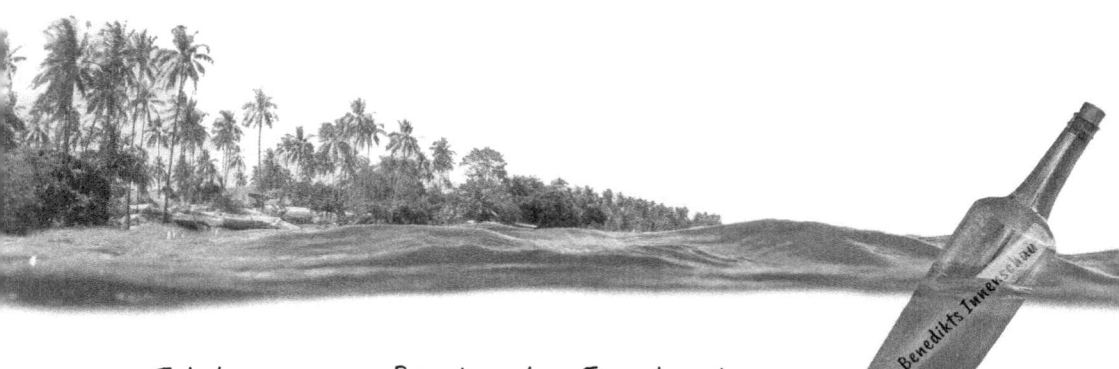

Ich bin in einem Bürokomplex. Es scheint ein
Notfall eingetreten zu sein. Ein Feueralarm? Eine
blonde Frau mit großer Brille sitzt schon in einer Not-
rutsche und fordert mich auf, das Gebäude ebenfalls zu verlassen. Die Frau hat einen merkwürdig verdrehten Kopf. Ihr
Blick geht nach hinten.
Ich entscheide mich, ebenfalls auf die Rutsche zu steigen. Von
der Decke wachsen Blumen und Lichtwesen (?) herab, die
beim Hinabrutschen meinen Bauch streicheln. Unten angekommen sehe ich ein dunkles Gewässer, aus dem Giftblasen
aufsteigen. Der Totenkopf eines Tigers links von mir weist mir
den Weg am Strand entlang zu einem Berg. Am Fuß des Berges ist ein heller Eingang zu sehen. Es scheint eine Art Bar
zu sein. Ein Hase und ein Bär sind gemeinsame Türsteher.

--- Ein Jucken am Auge unterbricht kurz Benedikts Konzentration. ---

Als ich wieder in die Vision eintrete, ist der Zugang zur Bar
verschwunden. Ich sehe aber vor mir eine Leiter, deren
Sprossen in der Mitte auseinandergebrochen sind. Als ich beginne, die Leiter hochzuklettern, kippen die Leiterseiten nach

außen weg. Vor mir ein Abhang in ein weißes Nichts – ganz unten sind helle Kristalle und Eisschollen. Ich falle hinab. Von den Seiten werde ich aus verschneiten Bäumen mit echten Kanonen und mit Schneekanonen beschossen. Um mich formt sich ein immer dichterer Schneeball, ich nehme keine Fallbewegung mehr wahr. Dann bin ich nur noch ein Totenkopf.

Auch hier steht die Verbindung des Mannes zum Weiblichen im Mittelpunkt. Angesichts der drohenden Gefahr entscheidet sich Benedikt, auf die Rutsche zu steigen, das heißt, er verbindet sich mit der dort sitzenden Frau. Der fehlende Augenkontakt (»große Brille«; »ihr Blick geht nach hinten«) zeigt aber, dass die Verbindung eher aus der Not denn aus einem Bedürfnis heraus geboren ist. Dennoch entführt die Frau Benedikt auf eine sinnliche Reise. Das dunkle Gewässer mit den Giftblasen erinnert Benedikt daran, dass man sich in dieser Sinnlichkeit auch verlieren kann.

»Was würde Jens wohl sagen?«

Die Bar, zu der Benedikt nun kommt, steht für den Eintritt in eine echte Mann-Frau-Beziehung. Sie ist eine Art Dating-Agentur, die vom Bedürfnis des Menschen nach Beziehung lebt. Passend dazu gibt es ein tschetschenisches Märchen, in dem ein Bär aus seiner Familie ausgestoßen und von einem Hasen zur Pflege aufgenommen wird. Der Bär wächst und gedeiht. Irgendwann überkommen die Bärenmutter (das heißt das Weibliche)

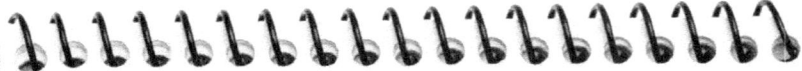

Zweifel – voll Reue nimmt sie den Bären wieder bei sich auf. Auch im Märchen verliert der Bär also die Verbindung zum Weiblichen und steigt als gereifter Mann wieder in diese Verbindung ein.

Der abschließende Teil der Vision steht für die Gefahren, die eine innige Verbindung zum Weiblichen mit sich bringt. Wer sich für Beziehung öffnet, geht immer auch das Risiko ein, verletzt zu werden (eisiger Kontakt) und zu sterben.

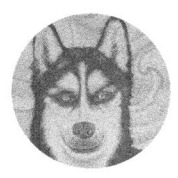 # Eine unerwartete Entdeckung

Nach einigen Fiebertagen waren die Harnwegsfeinde dann besiegt und es kehrte langsam wieder Alltag ein. Da Benedikt Unmengen neuer Eindrücke zu verarbeiten hatte, beschloss der alte Mönch ohne Namen, den Zugang zu den Tiefen des kollektiven Unbewussten fürs Erste wieder zu versiegeln. Damit war auch meine Zeit des freien Wilderns vorbei – jetzt musste ich mich wieder mit Wanderungen im vertrauten Terrain begnügen. Doch glücklicherweise gab es auch dort jede Menge spannender Entwicklungen zu beobachten. Überall war der Wiederaufbau von Benedikts Bewusstsein in vollem Gange. Schon bald nach dem Ende der Insel hatten wir festgestellt, dass ein Großteil der Gebäude, Strukturen und Verkehrswege den Sturz in die Tiefe ziemlich schadlos überstanden hatte. Die meisten Bewusstseinsbauten, die Benedikt mühsam auf seiner Insel konstruiert hatte, konnten meine Kollegen aus der Geistinstandhaltung fast eins zu eins übernehmen. Ein paar Anpassungen hier, einige kleinere Reparaturen dort, dann passten die Dinge zusammen. Mit erstaunlicher Geschwindigkeit verankerte sich Benedikts Bewusstsein auf dem Grund des Geistes.

Nur eine einzige Struktur schien vom Absturz der Insel völlig unbeeindruckt geblieben zu sein: Dort, wo einmal die Insel schwebte, ragte jetzt eine riesige Säule nach nirgendwo in die Höhe. Einsam und verlassen stand sie stoisch im Raum, so massiv und dabei so nutzlos. Es war wirklich gespenstisch – bei all den geschäftigen Umbauarbeiten um sie herum wirkte die Säule wie ein böses Omen. Trotz ihrer vergleichsweise geringen Ausdehnung nahm sie einen enormen Raum in Benedikts Geist ein, behinderte wichtige Geistprozesse und brachte jeglichen Fluss in Benedikts Bewusstsein zum Erliegen. Bei der nächsten sich bietenden Gelegenheit fragte ich den alten Mönch ohne Namen, was es mit diesem Bauwerk auf sich habe. »Das ist die Säule der Angst«, erklärte er mir. »Bisher war sie unsichtbar, weil sie sich immer hinter Arkans kraftvollem Rücken versteckt hatte. Aber auch sie war maßgeblich daran beteiligt, Benedikts Bewusstseinsinsel in der Höhe zu halten. Leider tritt sie nicht so bereitwillig ab wie Arkan seinerzeit: Die Säule der Angst ist als absoluter Notfallplan im Geist des Menschen installiert und hat die strikte Vorgabe, unter keinen Umständen anzunehmen, dass die Gefahr vorüber ist. Ich befürchte, Benedikt muss sie Zentimeter um Zentimeter davon überzeugen, dass sie nun keine sinnvolle Funktion mehr erfüllt.«

Benedikt hat große innere Reisen unternommen, bei denen er sich vielen Ängsten stellte. Aufgrund seiner Lebensgeschichte muss er aber dennoch damit leben, dass er über kein gewachsenes Grundvertrauen in die Welt verfügt und in seinem Alltag mit mehr Angst konfrontiert ist als gesund entwickelte Menschen. Viele Aktivitäten, die für andere Menschen selbstverständlich sind, können bei Benedikt tiefe existenzielle Ängste auslösen. Dieser Tatsache muss er sich stets bewusst sein. Vor diesem Hintergrund sehe ich die Säule der Angst als Mahnmal für Benedikts eigene Geschichte.

»Was würde Jens wohl sagen?«

Ich muss gestehen, dass ich davon ausgegangen war, nach Arkans Abgang sei der Weg nun frei für einen echten Neuanfang. Doch die Worte des alten Mönchs ohne Namen machten deutlich, dass dies ein ziemlich naiver Hundewunsch war. Nun fiel auch mir auf, dass sich die Angst bisher verdächtig im Hintergrund gehalten hatte. Höchste Zeit, auch diesem Grundgefühl seine wohlverdiente Bühne zu bereiten.

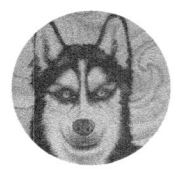 # Das Reich der Angst

Besonders heimtückisch in den öden Flächen des menschlichen Geistes sind die Sandstürme der Existenzangst. Kleine Kinder können davon ein Lied singen, wenn sie nachts plötzlich aufwachen und panisch nach ihren Eltern rufen. Aber was sage ich - auch Erwachsene haben ihre liebe Mühe, diesem Gefühl zu begegnen. Selbst wir Archetypen haben gehörigen Respekt vor der Angst: Gegen Angst ist kein Kraut gewachsen, da hilft nur warm anziehen und aussitzen. Zu diesem Zweck errichten die meisten Menschen seelische Schutzhütten, in die sie sich beim ersten Anzeichen eines Angststurms zurückziehen können. Wer aber wie Benedikt im Erwachsenenalter unverhofften Zugang zu den Urgründen des Geistes erhält, ist der Angst mit Haut und Haar ausgesetzt - kein Unterschlupf und kein Mäuerchen, hinter dem man sich vor ihrer Wucht verstecken könnte.

Ich bin überzeugt davon, dass jeder Mensch zu fast jeder Zeit im Kern mit existenziellen Ängsten — beziehungsweise der zugehörigen Ohnmacht — konfrontiert ist. Jeder Mensch muss sterben, und jeder Mensch ist sich dieser Tatsache (mehr oder weniger) bewusst. Eine zentrale Reifungsaufgabe des Menschen besteht darin, sich trotz dieser allgegenwärtigen Angst auf das Leben einlassen zu können. Bei Kindern lässt sich gut beobachten, wie sie dieser

»Was würde Jens wohl sagen?«

›Angst an sich‹ einen Teil ihrer Bedrohung nehmen, indem sie die Angst an ein Objekt binden, zum Beispiel als Angst vor Gespenstern. In der Projektion wird das Gefühl handhabbar. Einigen Menschen bleibt diese Strategie verwehrt, zum Beispiel weil sie Angst als Grundgefühl schon in einem vorbewussten Zustand abspalten mussten und in der Folge keinen Zugang mehr zu ihr haben. Wird die Angstblockade im Zuge einer Therapie gelöst, sind die Betroffenen mit einer wenig greifbaren, existenziell bedrohlichen Angst konfrontiert. Diese *frei flottierende* Angst hat ihren Ursprung im vorbewussten Erfahrungsschatz, jenseits der verbalen Beschreibbarkeit. In ihr hallen die von Laika erwähnten Sandstürme wider.

Aber eins nach dem anderen! Bisher war Benedikt ja noch durch die Angstsäule geschützt. Solange diese in der Mitte seines Bewusstseins stand, war alle Angst wie eingefroren. Ihre Wurzeln - gefrorene Angstfäden - lagen wie ein engmaschiges Drahtnetz knapp unter der Geistoberfläche. »So schützen die Wurzeln Benedikts Geist vor einer vollständigen Auflösung und Auslöschung«, hatte mir der alte Mönch ohne Namen bei Gelegenheit verraten. Für Benedikts alltägliches Leben war diese Maßnahme natürlich völlig überdimensioniert. Aber die Säule ließ nicht mit sich verhandeln: »Lieber zu viel Absicherung als zu wenig«, war stets ihre lapidare Antwort. Diese Übervorsicht der Angstsäule hatte dazu geführt, dass Benedikt bis zum Kollaps seiner Bewusstseinsinsel erstaunlich immun gegenüber typischen Ängsten wie finanziellem Ruin, Heimatlosigkeit, Tod oder Verlassenwerden gewesen war. Klar waren regelmäßig Sorgen aufgetaucht, den äußeren und an sich selbst gestellten Ansprüchen nicht zu genügen. Und dann gab es ja auch die Vortragspanik...

Mit Arkans Abgang als Inselträger hatte die Angstsäule nun ihr sicher geglaubtes Versteck hinter dessen kräftigem Rücken eingebüßt: Plötzlich war sie angreifbar. »Wenn wir ihr kein neues Futter geben, muss die Säule der Angst über kurz oder lang zerbröckeln«, erklärte uns der alte Mönch ohne Namen, »aber seid auf der Hut! Sobald die Angstfäden in ihren Wurzeln zu schwingen beginnen, ist hier unten die Hölle los.« Vor allem nachts, während Benedikts Bewusstsein schlief, erzitterte die Säule und bäumte sich bedrohlich auf, während wir anderen Innenbewohner uns der tagsüber angestauten Ängste annahmen und ihnen neue Fließwege in Benedikts Geist freischaufelten. Pünktlich mit dem Morgengrauen erstarrte sie wieder in altbewährter Weise, das Labyrinth der Angstwurzeln verschwand unter der Oberfläche und Benedikt fand beim Aufwachen sein friedlich-vertrautes Innenleben vor. In der Versenkung der Meditation konnte er die erstarrte Säule zwar ganz unmittelbar fühlen – wie ein unnahbares Stahlseil, das durch seine linke Körperhälfte von der Ferse über das Becken, das Zwerchfell und das Schlüsselbein nach oben in den Kopf verlief. Von der darin eingeschlossenen Angst bekam er aber so gut wie nichts mit.

Doch das nächtliche Treiben hinterließ Spuren: Immer dringlicher bahnte sich die Angst ihren Weg nach außen. Anfangs konnte Benedikt nur direkt nach dem morgendlichen Aufwachen einen kurzen Blick auf sie erhaschen. In solchen Momenten erwachte er mit großem inneren Entsetzen, ohne auch nur die geringste Erinnerung an einen möglichen Auslöser zu haben. Passend zu den gefrorenen Angstwurzeln trat nun auch ein körperliches Symptom in den Vordergrund, das Benedikt schon seit geraumer Zeit in unregelmäßigen

Abständen heimgesucht hatte: Mitten in der Nacht erwachte er mit dem Gefühl, sein Körper sei erfroren. Vor allem im Brustbereich und an den Armen war ihm eisig kalt. Zudecken und mehrere Kleidungsschichten konnten die Kälte nicht lindern - sie schien tief aus dem Inneren zu kommen.

In seinem bisherigen Leben war Benedikt viel damit beschäftigt, ein Gefühl von *Kontrolle* über sich, seinen Körper und seine auf unbewusster Ebene sehr bedrohlich wirkende Umwelt zu bewahren. Vor diesem Hintergrund verstehe ich Benedikts übliche Sorge, Ansprüchen nicht gerecht zu werden, als eine Abwehr tiefer liegender Gefühle wie eben Angst oder Verlassenheit. Auch seine panische Reaktion bei Vorträgen deute ich in ähnlicher Weise: Sein Körper schaltet sofort in einen Notfallmodus und überspringt einen möglichen Zugang zu den auftauchenden Angst- und Verlassenheitsgefühlen. Jetzt scheint die Zeit gekommen, diesen Gefühlen direkt und ungeschützt ins Auge zu blicken.

»Was würde Jens wohl sagen?«

Während eines Meditationsretreats wagte sich die Angst dann zum ersten Mal so richtig aus der Deckung. Alles begann mit einem merkwürdig gereizten Gefühl in Benedikts Rachen - als müsse er gleich husten. Anfangs versuchte Benedikt reflexhaft, der Reizung durch Schlucken beizukommen. Doch sie kam immer wieder. »Auch Reizungen im Hals sind ihrer Natur nach unbeständig« - die mahnenden Worte des alten Mönchs ohne Namen ermutigten Benedikt, auch diese Empfindung einfach da sein zu lassen und ein ums andere Mal ihr Verschwinden binnen weniger Minuten zu beobachten. Dem Reizungsgefühl folgten merkwürdige Knackser im Gaumen – als ließe dort jemand einen stark gespannten Schnippsgummi schnappen. Nach ein paar hundert Schnippsgummi-Knacksern bemerkte Benedikt ein dumpfes Vibrieren im Gaumenbereich, das sich anfühlte, als würde ein Minipresslufthammer sein Gaumensegel beackern. Keine Frage: In seinen Rachen war Leben eingekehrt!

Mit zunehmender Lebendigkeit im Hals entdeckte Benedikt auch eine kleine, aber feine Veränderung in seiner Atmung: etwa alle halbe Stunde ein ganz kurzes Stocken beim Einatmen. Benedikt taufte das Stocken spontan ›Ängstchen‹, weil es sich anfühlte wie in einer Schrecksekunde, wenn einem buchstäblich der Atem stockt. Nach ein paar weiteren Meditationstagen entdeckte er, dass die Ängstchen ihren Ausgangspunkt in reflexhaften Zwerchfellkontraktionen hatten. Auch dort kehrte also langsam Leben ein. Immer, wenn das Zwerchfell nach Durchzug so-und-so-vieler Ängstchen genug Spannung abgegeben hatte, entließ es eine Faser der Angstseile in die Freiheit: In Begleitung eines leichten Rülpsens entspannte sich die befreite Faser wohlig-schnurrend in Benedikts Brustraum. »Prima, da haben wir schon mal eine Miniaturvariante für die Angstabfuhr«, lachte der alte Mönch ohne Namen. »Jetzt müssen wir nur noch dafür sorgen, dass Benedikt tausend Jahre alt wird, dann kann alle angestaute Angst in unzähligen Ängstchen abfließen.«

Natürlich wusste der alte Mönch ohne Namen genauso gut wie ich, dass wir so viel Zeit nicht haben würden. Die Ängstchen waren erst der Anfang. Uns allen war klar, dass Benedikt die Angst in weitaus größeren Happen schultern musste. Langsam, aber stetig erhöhten wir die Dosis der Ängstchen – aus einzelnem Atemstocken wurde ein zittriges, entsetztes Einatmen. Angstvolle Bilder oder Gefühle hielt die Säule der Angst aber nach wie vor im Dickicht ihres Wurzelwerks gefangen. Tatsächlich fühlte sich Benedikts Bewusstsein in dieser Phase des Retreats ausgesprochen ruhig und konzentriert an. Dadurch war es Benedikt vergönnt, ein weiteres pikantes Entwicklungsdetail in Echtzeit mitzuerleben. Bis dahin hatte er vor seinem inneren Auge ziemlich durchgehend eine homogene schwarz-graue Fläche wahrgenommen. Jetzt tauchte in regelmäßigen Abständen ein ganz kurzer, dunkelschwarzer Bruch auf - wie ein Knacks in der Bildfläche, der so plötzlich verschwand, wie er gekommen war. Dieser Effekt steigerte sich über die Tage zu einem regelmäßig auftauchenden Flimmern auf Benedikts innerer Mattscheibe. Anfangs war es nur ein kurzes und diffuses Rauschen. Irgendwann war die Anzeigedauer aber lang genug, damit Benedikt einen Blick auf den Flimmerinhalt erhaschen konnte: Zum ersten Mal warf er einen direkten Blick auf seine Angst.

Bei Menschen mit einer schizoiden Störung kommt dem Gaumenbereich ein wesentlicher Anteil an der psychosomatischen Abwehr zu. Hier ist der Saugreflex verortet. Bei einer gesunden Entwicklung saugt ein Säugling an der Brust seiner geduldig-mitfühlenden Mutter, wodurch er das Saugen mit einem Gefühl mütterlicher Geborgenheit assoziiert. Im Gegensatz dazu muss sich ein Kind wie Benedikt, das keinen beruhigenden Kontakt zu seiner Mutter erlebt, irgendwie selbst beruhigen. Im Extremfall wird der Saugreflex so stark aktiviert, dass der Säugling keine Luft mehr bekommt und in Ohnmacht fällt – eine Selbstberuhigung im ultimativen Sinne des Wortes.

»Was würde Jens wohl sagen?«

Das Rülpsen, das Benedikt nach dem Abfließen der Ängstchen erlebt, erinnert mich an die Bäuerchen eines Kleinkindes. Auch hier geht es ganz wesentlich um Beruhigung: Nach der existenziellen Bedrohung durch Hunger und dem nunmehr eingetretenen Gefühl der Sättigung kann der Säuglingskörper wieder loslassen, und das Zwerchfell gibt genüsslich die angestaute Spannung ab.

Ähnlich wie beim Zorn nahm sich Benedikt auch jetzt reichlich Zeit, um die Angst in all ihren Facetten kennenzulernen. Im Vergleich zum Zorn fand er Angst aber viel schwieriger zu beobachten. Gerade zu Beginn seiner Angstreise erlebte er sie als schleichend-verstecktes Gefühl, das sich lähmend über alle anderen Emotionen legte. Die meiste Zeit beobachtete er darum eher seine Reaktionen auf Angst als die Angst selbst. Doch der alte Mönch ohne Namen ermutigte ihn ein ums andere Mal, sich der Angst auf diese Weise langsam anzunähern. Mit der Hilfe des alten Mönchs fand Benedikt eine vernünftige Balance zwischen dem Zulassen von Angst und innerer Distanz zu den Angstbewegungen. Er erlebte Angst in ihrer erschreckend-heißen Form. Er erlebte Angst in ihrer eiskalten, todbringenden Form. Egal welcher Couleur, das eindeutige Erkennungsmerkmal der Angst war stets ein leichtes Pochen im Bereich des Schlüsselbeins, wie es Benedikt in extremer Form von seinen Panikanfällen beim öffentlichen Sprechen kannte. Dazu kam eine surrende Empfindung im Zwerchfell, die je nach Laune der Angst in einem stechenden Schmerz oder einer uferlosen Leere aufging.

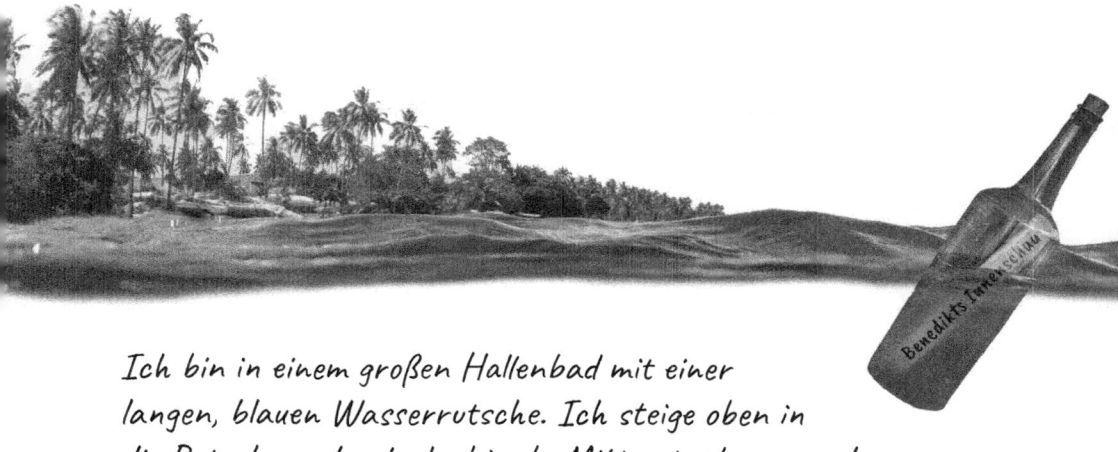

Ich bin in einem großen Hallenbad mit einer langen, blauen Wasserrutsche. Ich steige oben in die Rutsche und rutsche hinab. Mitten in der rasenden Fahrt kommt mir plötzlich ein anderer Schwimmer entgegen. Nur noch ein Bruchteil einer Sekunde und wir werden mit voller Wucht zusammenknallen. Ich erlebe ohnmächtige Angst.

Hier ist das zentrale Thema die Angst vor Kontrollverlust. Im Gegensatz zu Benedikts bisherigen (Ausweich-)Versuchen, die Kontrolle über sich selbst zu behalten, geht es jetzt aber um eine grundlegende Angst, die *Welt* könnte außer Kontrolle geraten. Wenn einem auf einer Wasserrutsche Menschen entgegenkommen, ist nicht einmal mehr auf die Gravitationskraft Verlass. Diese Form der Angst gehört in einen sehr frühen Entwicklungszeitraum. Ich bringe sie mit vollständiger

»Was würde Jens wohl sagen?«

Ungeborgenheit, Fragilität und Schutzlosigkeit in Verbindung. Entsprechend verständlich ist Benedikts großes Bedürfnis nach Wärme und Anbindung in dieser Phase: Zum ersten Mal seit Beginn ihrer Zusammenarbeit rief er Jens auch außerhalb der allmorgendlichen Telefonsprechstunde an und suchte dessen Beistand.

Benedikt fühlte sich in diesen panischen Weiten mutterseelenallein. Nicht nur die Angst machte ihm schwer zu schaffen - auch seine Angst vor der Angst nahm viel Energie in Anspruch. Ständig plagten ihn verstörende Sorgen, er könne aus Versehen eine kritische Angstschwelle überschreiten, hinter der ein völliger Kollaps oder gar ein psychotischer Anfall lauerten. Da halfen weder Jens' wiederholte Beteuerungen, dass es sich bei diesen Sorgen um eine Abwehrfigur handle, noch meine eindeutigen Gesten, locker zu bleiben und nicht mehr Staub aufzuwirbeln als nötig. Also war der alte Mönch ohne Namen mal wieder gefordert. Der zögerte nicht lange. Er erklärte Pudra, dass ihre tatkräftige Unterstützung in dieser schwierigen Zeit nochmals dringend vonnöten sei, und bat sie, für eine Weile ihren Dienst als Vollzeitamme wiederaufzunehmen. Um den Elan der identitätskriselnden Hexe jedoch nicht unnötig stark zu befeuern, hielt es der alte Mönch ohne Namen für ratsam, noch eine zusätzliche Ammenhelferin anzuheuern in der Gestalt des Löwen Monika. Ein Löwe? Mit Namen Monika?? Als Amme??? Keine Sorge, ich habe noch alle Tassen im Schrank - hier kommt des Rätsels Lösung in bildlicher Form:

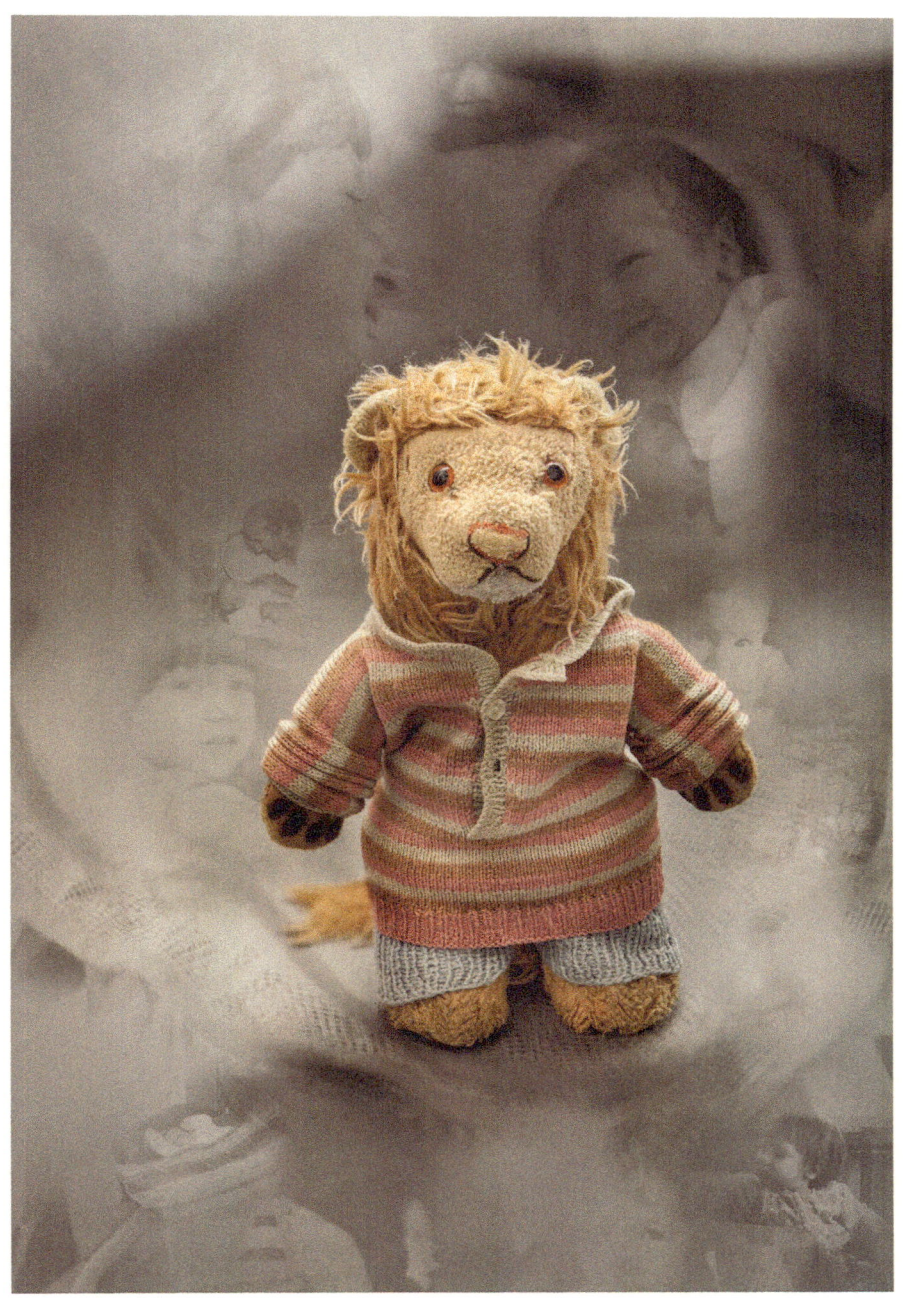

Gestatten, dies ist der Löwe Monika - ein Kuscheltier, das Benedikt zur Geburt von seiner Patentante geschenkt bekommen hatte. In Benedikts Kindheit war ihm der Löwe Monika stets eine verlässliche Begleiterin gewesen. Ihr mittlerweile ziemlich zerrupftes Aussehen lässt erahnen, wie viele Alptraumungeheuer sie mutig in die Flucht geschlagen hat. Ab Benedikts Pubertät hatte Monika dann aber ein eher tristes Dasein im Kleiderschrank gefristet. Angesichts der in Benedikt wogenden Angstwellen schien das dem alten Mönch ohne Namen eine Verschwendung wertvoller Ressourcen zu sein. Also nahm er den bereits ausrangierten Löwen Monika wieder unter Vertrag.

Und so sagte Monika Adieu zu ihrem Schrankleben und zog zurück in Benedikts Bett - beziehungsweise in seinen Koffer, wenn Benedikt zu Jens oder in ein Meditationsretreat fuhr. Frag- und klaglos stand (besser gesagt: lag) sie an Benedikts Seite, wenn dieser mal wieder in tiefe Täler innerer Einsamkeit stürzte. Klar konnte sie nicht mehr tun als ohnmächtig zuzusehen, was da über Benedikt hereinbrach. Doch auch Benedikt fühlte sich extrem ohnmächtig, da tat ihm eine Begleiterin im Geiste sehr wohl.

Im Zuge ihrer psychischen Reifung entwickeln Menschen eine Abwehr gegen starke Angstgefühle. Eine schöne Metapher für eine gelungene Abwehrstrategie ist die Schildkröte. Wenn es gefährlich wird, versteckt sie sich unter ihrem sicheren Panzer. Ist die Gefahr vor-

»Was würde wohl Jens wohl sagen?«

über, streckt sie den Kopf hervor, prüft die Lage und zieht dann mit ihrem Panzer im Gepäck von dannen. Durch ihren Panzer ist die Schildkröte geschützt, aber dennoch mobil.

Benedikt verfügt bisher über äußerst geringe Fähigkeiten zur Steuerung von Angst. Zeit seines Lebens hatte er Angst komplett ausgeblendet (unreife Kontrolle). Dadurch konnte sich keine gut funktionierende Angstabwehr entwickeln. Entsprechend wird er jetzt von den ›befreiten‹ Angstgefühlen einfach überrollt. In akuten Krisenphasen kann da ein bewährtes Bezugsobjekt wie das Löwenkuscheltier wichtigen Halt bieten.

Dank seiner Therapie- und Meditationserfahrung hat sich in Benedikts Innerem jedoch auch eine Stimme der Vernunft herangebildet, die ihn durch die Angst hindurch auf Kurs hält und alle neu auftauchenden Emotionen im Körper verortet.

Mit Pudra als innerer Amme und Monika im Realgepäck ging die Reise durch das Reich der Angst in die nächste Runde. Durch seine neuen Begleiter und Jens' stetige Rückversicherung fühlte sich Benedikt ermutigt, weitere Facetten der Angst zu explorieren. Dabei stellte er fest, dass Angst durchaus auch ihre hilfreichen Seiten hat.

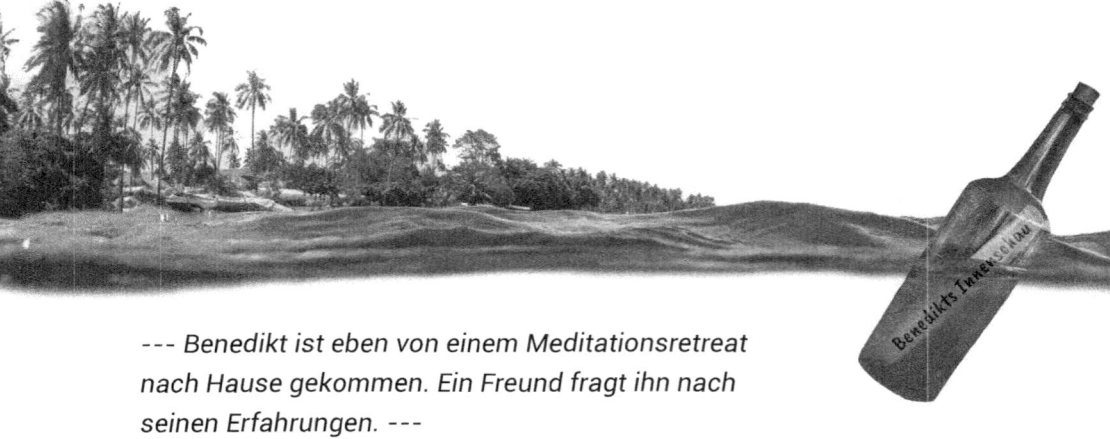

Benedikts Innenschau

--- *Benedikt ist eben von einem Meditationsretreat nach Hause gekommen. Ein Freund fragt ihn nach seinen Erfahrungen.* ---

Ich möchte meinem Freund von meinen Meditationserfahrungen erzählen, spüre aber einen dicken Kloß im Hals und nehme eine starke Angst wahr. Als ich für einen Moment die Augen schließe, sehe ich in mir einen kleinen und dürren Mann, der sich als Bahnhofsvorsteher vorstellt. Er teilt mir mit, dass alle Züge in diese (?) Richtung schon abgefahren seien. Ich solle warten, bis sich eine neue Mitfahrgelegenheit ergäbe.

In meiner Deutung hindert der Bahnhofsvorsteher Benedikt daran, sich mehr zu öffnen, als es ihm wirklich behagt. Solch ein Bedürfnis nach einer Intimzone war bei Benedikt bisher nur sehr »klein und dürr« entwickelt: Solange es dem Zwecke der Beziehungssicherung diente, war Benedikt stets bereit gewesen, Intimitäten bezüglich seiner Lebenserfahrung offen – wenn auch unberührt – preiszugeben.

»Was würde Jens wohl sagen?«

Meditation und der dadurch entdeckte innere Reichtum ist Benedikt offenbar sehr ans Herz gewachsen. Hier kann er sich nicht mehr mitteilen, ohne vom Inhalt des Gesagten berührt zu werden. Entsprechend erlebe ich es als folgerichtig, dass eine neue Instanz auftaucht, die ein Bedürfnis nach Intimität einfordert und auf Benedikts Verletzbarkeit im Kontakt mit anderen Menschen hinweist.

Doch nicht nur andere Menschen und die Welt um ihn herum waren Auslöser für Benedikts Ängste. Auch in seinem Inneren zeigten sich neue Anteile, die ihn mit einer großen Angst vor sich selbst konfrontierten. Zum Glück schien Jens ein ausgesprochenes Faible für diese düsteren Mitbewohner der Seele zu haben: Trotz Benedikts Misstrauen nahm er jeden von ihnen ausgesprochen freundlich in Empfang und half Benedikt dabei, ihnen einen angemessenen Platz in dessen innerem Gruselkabinett zuzuweisen.

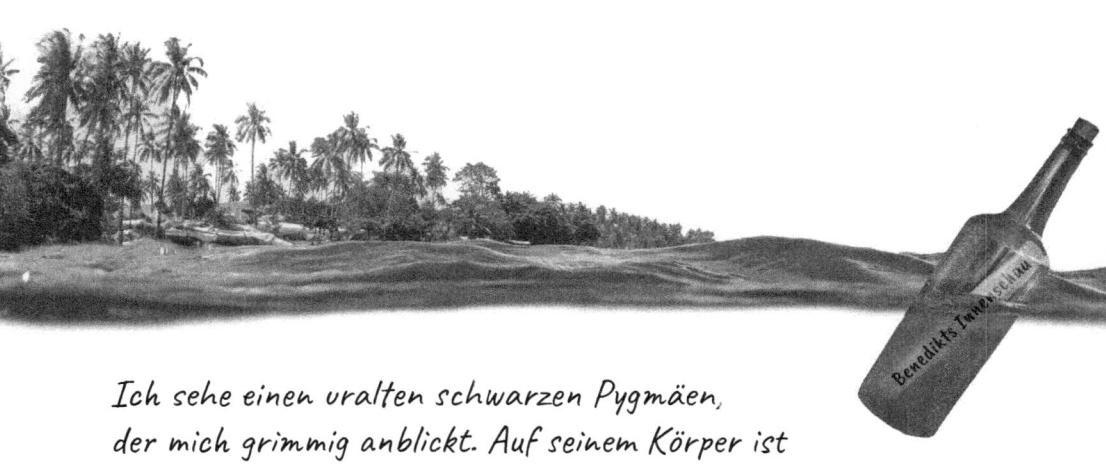

Ich sehe einen uralten schwarzen Pygmäen, der mich grimmig anblickt. Auf seinem Körper ist

eine weiße Spirale aufgemalt, die oben am höchsten Punkt des Schädels endet. Dort steckt ein Bambusrohr in seinem Kopf. Ich schaue von oben in das Rohr und erkenne Wasser am Grund des Rohres. Ich tauche tiefer in das Rohr hinein. Auf der Wasseroberfläche erkenne ich ein Spiegelbild meiner selbst. Ich bin sehr verwildert, habe lange, zerzauste Haare und krumme Zähne. Das Spiegelbild lacht mich wild-verrückt an, dabei fletscht es die Zähne. Das löst große Angst in mir aus. Mein Herz scheint stehen zu bleiben.

Anschließend ein Bild von einem Bauern mit dem gleichen rohen Aussehen, der eines seiner Schafe fickt.

Benedikt erlebt seinen rohen, triebgesteuerten Anteil. Offensichtlich ist dieser nur bedingt kompatibel mit Benedikts sonstigem Selbstbild, die Abwehr scheint mir also verständlich. Im Bild des Bauern, der seine Schafe fickt, wird aber auch die große Einsamkeit deutlich, die diesem Anteil innewohnt. Würde sich der Bauer mit Schafen zufriedengeben, wenn menschliche Nähe für ihn verfügbar wäre?

»Was würde Jens wohl sagen?«

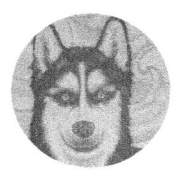# Im Strudel des Grauens

Mittlerweile waren Benedikts innere Schutzmauern viel zu dünn geworden, um Angstgefühle einfach zu deckeln wie früher. In regelmäßigen Abständen verfärbte sich Benedikts Leben nun im grellen Licht der Verlorenheit und der existenziellen Angst. Tagelang fühlte er sich völlig erbärmlich und wertlos. Wo er bisher ein relativ klares Selbstverständnis seiner Qualitäten gespürt hatte, war jetzt nur noch Leere. Ihm war mit einem Mal völlig rätselhaft, was selbst seine engsten Freunde an ihm finden konnten. Obwohl sich sein Umfeld rührend um Benedikt kümmerte, war dieser stets von einer tiefen Angst befallen, seine Freunde und seine Frau könnten das Interesse an ihm verlieren und ihn verlassen. In dieser Zeit waren wirklich nur Jens und der Löwe Monika ein sicherer Anker.

Zu allem Überfluss hatte sich Benedikt zu dieser Zeit beruflich selbstständig gemacht. Sein neuer Lebensentwurf schien ihm auf Dauer unvereinbar mit einem geregelten Angestelltenverhältnis. Ich selbst habe keine konkrete Erfahrung in selbstständigen Berufen, weder in der Hunde- noch in der Menschenbranche. Doch ich habe mir sagen lassen, dass eine beginnende Freiberuflichkeit auch schon ganz andere Kaliber in die Knie gezwungen hat. Selbst Menschen mit intakten psychischen Abwehrmustern sehen sich bei ihren beschwerlichen Gängen zu Ämtern und Gründerseminaren mit starken Existenzängsten konfrontiert. Plötzlich ganz auf sich allein gestellt zu sein. Jeden Monat aufs Neue für ein stabiles Einkommen sorgen zu müssen. Wem würde da nicht himmelangst? Ihr könnt Euch vermutlich ausmalen, mit welch ohnmächtiger Bodenlosigkeit der bisher ziemlich krisenunprobte Benedikt zu kämpfen hatte.

Zum Glück hatte er in den Jahren zuvor ausreichend Geld angespart, wusste um verlässliche Auftraggeber und befand sich auch sonst in jeder tatsächlichen Hinsicht in Sicherheit. Denn das, was er an innerlicher Gefühlsbedrohung erlebte, reichte dicke aus...

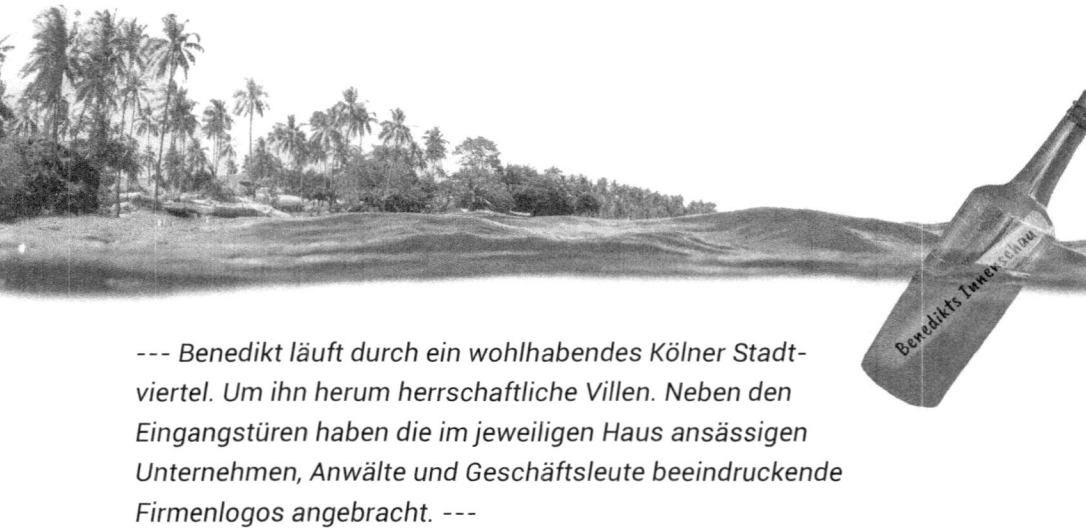

--- Benedikt läuft durch ein wohlhabendes Kölner Stadtviertel. Um ihn herum herrschaftliche Villen. Neben den Eingangstüren haben die im jeweiligen Haus ansässigen Unternehmen, Anwälte und Geschäftsleute beeindruckende Firmenlogos angebracht. ---

Ich fühle mich sehr eingeschüchtert angesichts der vielen Unternehmen, die auf mich so vielversprechend wirken. Und angesichts der komplexen Verzweigungen in der Wirtschaftswelt und meiner unbedeutenden Rolle darin. Erst überkommt mich ein Gefühl von Neid, dann von großer Nichtigkeit. Ich überlege panisch, wie ich mich einer der vermeintlich erfolgreichen Firmen anschließen könnte. Dann verliert sich mein Bewusstsein in zuvor schon endlose Male durchgeführten Berechnungen meines Jahresbudgets, horrender Krankenkassenbeiträge und Lebenshaltungskosten.

Plötzlich reißt die Geistaktivität ab. Ich blicke in einen offenen Geistesraum mit gähnender Leere. Ich spüre bodenlose Angst, beginne am ganzen Körper zu zittern. Völlige Hoffnungslosigkeit und keine Rettung in Sicht.

--- In der Nähe entdeckt Benedikt eine Parkbank. Er setzt sich nieder und wartet ohnmächtig, bis der Spuk vorüber ist. ---

In Gedanken verbinde ich mich mit Jens. Ich frage mich, wie Jens wohl mit vergleichbaren Ängsten umgehen würde. Keine innere Antwort. Nach einigen Minuten kommt die übliche geistige Unruhe zurück – das Leben geht weiter.

»Was würde Jens wohl sagen?«

Angesichts seiner Selbstständigkeit ist Benedikt viel konkreter mit der Möglichkeit eines Scheiterns konfrontiert als bisher in seinem Leben. In solchen Belastungssituationen setzt normalerweise ein die Angst abwehrendes Kontrollbedürfnis ein, zum Beispiel in Form hohen Leistungsdrucks. Sowohl Jens als auch ich hatten Benedikt jedoch ermutigt, sich nicht in berufliche Verausgabung zu stürzen, sondern ganz bewusst ein Versagen als Möglichkeit anzunehmen (»Im schlimmsten Fall muss ich halt putzen gehen«). Nur so kann sich der Raum zu den darunterliegenden Verzweiflungs- und Auflösungszuständen öffnen, die der schizoiden Störung eigen sind.

Die existenzielle Angst selbst erlebte Benedikt als ziemlich diffus und seltsam unbezogen - am ehesten vergleichbar mit dem sich einstellenden Gefühl, wenn man mit einem Flugzeug in ein Luftloch abfällt. Ohnmacht und großes, graues Grauen. Dazu ein Surren im Zwerchfell, dessen innerer Klang Benedikt an das Dröhnen herannahender Kampfbomber erinnerte, wie sie im Zweiten Weltkrieg über Deutschland unterwegs waren.

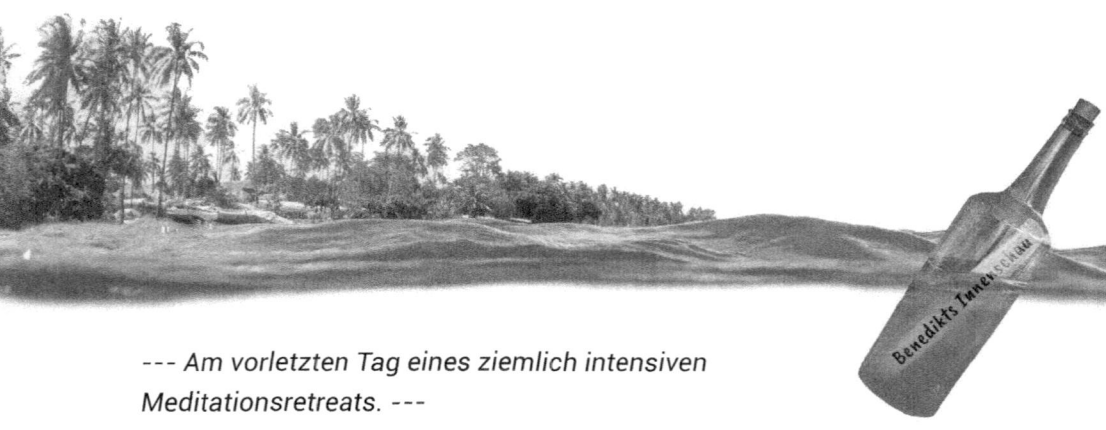

--- Am vorletzten Tag eines ziemlich intensiven Meditationsretreats. ---

Meine Achtsamkeit streift eine Körperpartie an der Außenseite meiner linken Hüfte. Der Bereich fühlt sich gleichzeitig taub und bis zum Äußersten gereizt an. Ich versuche, mir die Unbeständigkeit dieser Empfindung ins Bewusstsein zu rufen, doch mir ist das Wort >Unbeständigkeit< entfallen. Ich versuche, das Wort innerlich zu umschreiben. Dabei wird deutlich, dass mir nahezu mein gesamtes Vokabular entfallen ist. Ich weiß zwar den Inhalt dessen, was ich sagen möchte – ich kann es jedoch nicht in eine sprachliche Form bringen. Mein Bewusstsein sitzt hilflos auf dem Trockenen, wie ein ge-

strandeter Wal. Panik steigt auf. Ein Gefühl von Haltlosigkeit und innerer Desorganisation. Ich verharre einige Minuten ohnmächtig in diesem Zustand – es geht nicht vor und nicht zurück.

--- Benedikt bricht die Meditation ab und macht einen kurzen Spaziergang. Anschließend hat sich sein Bewusstsein wieder eingerenkt und er kann mit der Meditation fortfahren. ---

Schizoide Störungen haben ihre Auslöser im frühkindlichen Entwicklungsstadium. Ein Säugling kann die lebensbedrohlichen Erfahrungen noch nicht sprachlich-bewusst verarbeiten, entsprechend geht das Wiederbeleben und Aufarbeiten des zugehörigen Erfahrungsschatzes häufig mit einem Gefühl von Sprachlosigkeit einher. Das Grauen wird in seiner vor- beziehungsweise unbeschreiblichen Qualität erlebt.

»Was würde Jens wohl sagen?«

In Ausnahmesituationen wie dieser, wenn Benedikt sich mal wieder hoffnungslos in den Netzen der Angst verheddert hatte, sprang der alte Mönch ohne Namen höchstpersönlich in die Bresche. Während Benedikt mühsam versuchte, sich selbst wiederzufinden, wurde der alte Mönch nicht müde, sein unerschütterliches Wissen um die Unbeständigkeit jeglichen Erlebens in die Waagschale zu werfen und

allen Beteiligten zu versichern, dass auch diese Angstkrise vorüber-
gehen würde. Nachdem Benedikt sich etwas gefangen (und besten-
falls kurz telefonisch bei Jens angedockt) hatte, übernahm er dann
wieder selbst das Ruder und schwamm entschlossen der nächsten
Verzweiflungswelle entgegen.

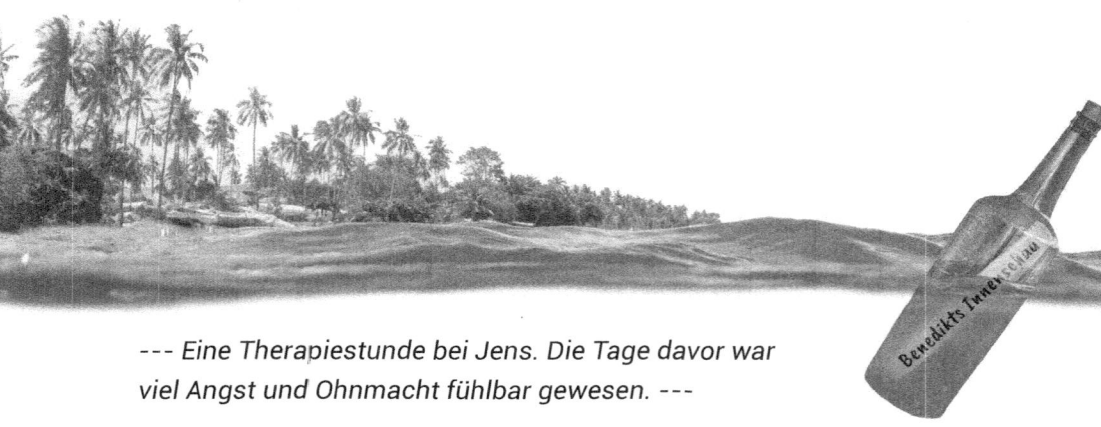

--- Eine Therapiestunde bei Jens. Die Tage davor war
viel Angst und Ohnmacht fühlbar gewesen. ---

Im Beisein von Jens wage ich den Versuch, die unter der Angst liegende Bodenlosigkeit zu erfahren. Im Rahmen einer körpertherapeutischen Übung bäume ich mich auf und schiebe meinen Brustkorb nach oben-außen. Dabei entsteht das Bild, wie ich dem Tod ins Auge blicke. Innerlich wird alles ruhig und kalt.

Ich verharre einige Momente in dieser Position, dann kringele ich mich in eine Säuglingshaltung zusammen. Jens sitzt vor mir und wärmt mich mit seinem Rücken. Das Leben kehrt in meinen Körper zurück.

> Dem Grauen kann man nicht entkommen – aber man kann durchaus lernen, sein Auftauchen zu steuern. Bei Benedikt scheint das Öffnen beziehungsweise das Verschließen des Herzraums ein Trigger zu sein, über den er das Aufsteigen des Grauens regulieren kann. In der Schutzhaltung und im direkten Körperkontakt mit einem vertrauten Menschen kommt dann wieder Leben in Benedikts Glieder zurück.

»Was würde Jens wohl sagen?«

Und wie sollte es anders sein? Auch bei diesem scheinbar aussichtslosen Kampf gegen die Windmühlen der Existenzangst kristallisierten sich allmählich innere Rettungsanker heraus.

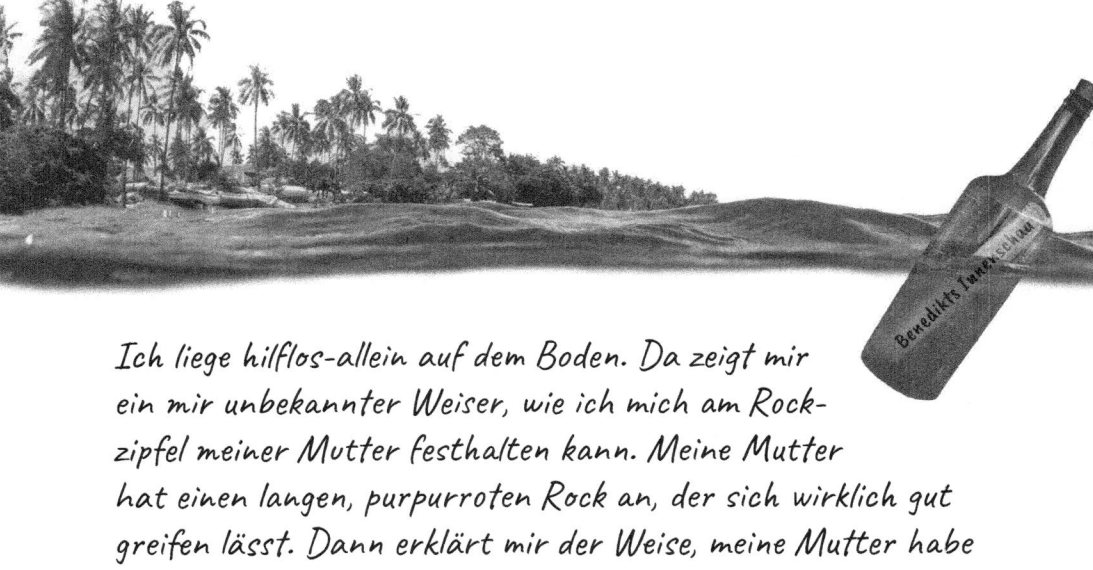

Benedikts Innenschau

Ich liege hilflos-allein auf dem Boden. Da zeigt mir ein mir unbekannter Weiser, wie ich mich am Rockzipfel meiner Mutter festhalten kann. Meine Mutter hat einen langen, purpurroten Rock an, der sich wirklich gut greifen lässt. Dann erklärt mir der Weise, meine Mutter habe auch eine Muscheltasche, in die ich mich verkriechen könne.

195

Benedikts Gefühle von Panik und Ohnmacht bringe ich mit der hasserfüllten Seite seiner Mutter in Verbindung. Nun scheint auch das Sicherheit gebende mütterliche Objekt in Benedikt zu wachsen: Da gibt es einen Rock zum Festhalten und auch den Muschel/Tasche-Uterus, der ihm Geborgenheit vermitteln kann, wo immer er ist. Ein bedeutender therapeutischer Fortschritt!

»Was würde Jens wohl sagen?«

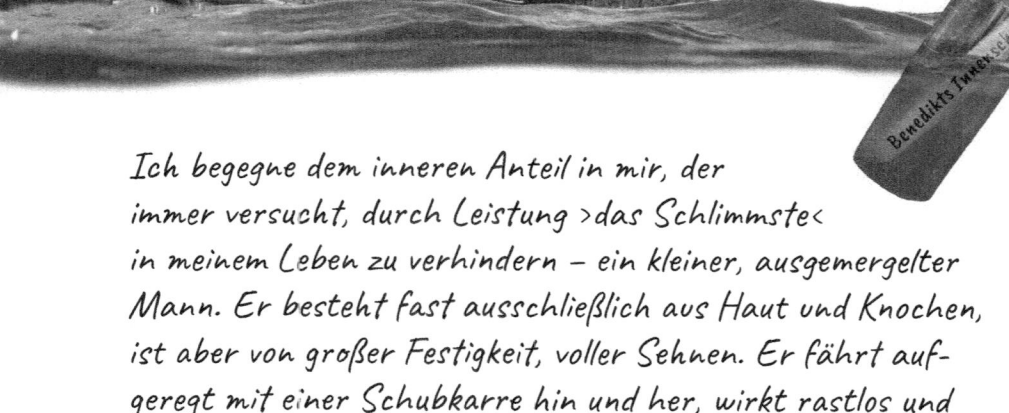

Benedikts Innenschau

Ich begegne dem inneren Anteil in mir, der immer versucht, durch Leistung >das Schlimmste< in meinem Leben zu verhindern – ein kleiner, ausgemergelter Mann. Er besteht fast ausschließlich aus Haut und Knochen, ist aber von großer Festigkeit, voller Sehnen. Er fährt aufgeregt mit einer Schubkarre hin und her, wirkt rastlos und angetrieben. Vor meinem inneren Auge taucht der Schriftzug

>Arbeit macht frei< am Eingangstor des Konzentrations-
lagers Auschwitz auf – das dürre Männlein ist offenbar in
einem KZ interniert. Er ist müde und ausgelaugt. Ich denke,
er weiß, dass er sterben wird. Dass das Schicksal ihn nicht
auslässt.

Dann eine Vision von einer Menschengruppe, die in eine Gas-
kammer getrieben wird. Das dürre Männlein von eben ist
auch dabei. Aber es kommt kein Gas aus den Düsen. Ich höre
die Stimme des Männleins: »Ich erhalte mir die Würde, selbst
den Zeitpunkt meines Todes zu bestimmen.«

Im nächsten Bild sehe ich ihn mit einer Schaufel. Er gräbt
ein tiefes Loch. Ein Grab? Sein Grab? Mir kommt der Gedanke, dass das Loch dafür im Hüftbereich zu schmal ist – er
würde nur seitlich hineinpassen. Anschließend steht er vor
dem Grab, dabei verwandelt er sich in eine blonde Schön-
heitskönigin. Ihre Haare werden immer länger – irgendwann
reichen sie bis zu ihren Füßen. Sobald sie die Erde berühren,
verwandeln sich die Haare in Rasierklingen. An diesen Stellen
wird der Boden unfruchtbar.

Ein Mensch, der frühen Vernichtungserfahrungen ausgesetzt war, kann und muss lernen, das Grauen zu sehen und anzuerkennen.
Er kann auch lernen, das Grauen zu unterdrü-
cken. Doch das Grauen wird immer Teil von ihm – und

»Was
würde
Jens wohl
sagen?«

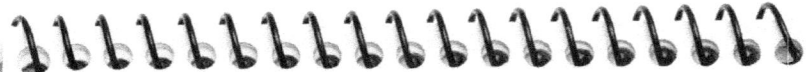

vermutlich von jedem Menschen – sein. Die durch den NS-Zynismus ausgelöste, letztlich natürlich vergebliche Hoffnung des KZ-Häftlings, dem Grauen entgehen zu können, wenn er sich nur genug anstrengt, ist da eine treffende Metapher.

Interessant finde ich, dass der grauenhafte Anteil erst alt und gebrechlich wirkt. Plötzlich verwandelt er sich in einen sehr lebendigen Vamp. Die Klingen assoziiere ich mit der gängigen Sprechweise, dass eine Frau ›scharf‹ sein kann. Sie deuten auf eine sexuelle ›Gefahr‹ hin. Das Grauen kann sich also auch in Form einer geilen Frau ausdrücken. Ich deute diesen Teil der Vision dahingehend, dass die frühkindlichen Themen hinreichend gut integriert sind. Für Benedikt steht nun vermehrt das Thema Männlichkeit und sexuelle Reifung an.

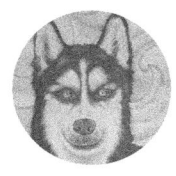 # Drachenkampf

Nach etwas mehr als einem Jahr hatte Benedikt dann die wichtigsten Spielarten der Angst kennengelernt. Endlich konnten wir uns daran machen, das große Angst-, Hass- und Ohnmachtspuzzle zusammenzusetzen, wie es der alte Mönch ohne Namen ja seinerzeit vorhergesagt hatte. Bei der Ortswahl für dieses Ereignis bewies Benedikt dramaturgisches Geschick: Ein Meditationsretreat in den Schweizer Alpen, geleitet von einem waschechten Mönch! Dieser Mönch war ein herzensguter Mensch und erfahrener Retreatleiter, real bestand also wieder einmal keinerlei Gefahr. Dennoch wurde der Mönch auf ominöse Weise zum Protagonisten eines martialischen Drachenkampfes in Benedikts Innerem. Der alte Mönch ohne Namen freute sich im Stillen über diese Rollenbesetzung: So blieb der abschließende Reifungserfolg quasi unter seinesgleichen.

Auslöser für den Machtkampf, der die Handlungsstränge alles bisher Erlebten verwob, war ein merkwürdiger Kontrast im Wesen des Mönchs. Im direkten Kontakt wirkte er sehr zugewandt und friedvoll. Wenn er jedoch die Treppen hinauf zum Meditationssaal stieg, knallten seine Schritte mit der Wucht eines nahenden Soldatentrupps durch die Gänge. Die offensichtliche Inkongruenz zwischen dem bedrohlichen Klang seiner Schritte und seinem sonstigen Auftreten mobilisierte bei Benedikt starke Vernichtungsängste. Bisher hätte Benedikt in vergleichbaren Situationen seine eigene Position bereitwillig aufgegeben und versucht, seinem Gegenüber eine Geste rückversichernden Gemochtwerdens zu entlocken. Dieses Mal jedoch klinkte sich Arkan frühzeitig ins Geschehen ein: Er ließ einfach nicht zu, dass Benedikt um des lieben Friedens willen klein beigab. Und so ging Benedikt in Kampfstellung. Die drohende Konfrontation löste in ihm starke Ohnmachtsgefühle, aber auch Hass gegenüber dem Mönch aus.

Zur Erinnerung: Benedikt befand sich in einem Meditationsretreat, wo nicht gesprochen und ganz sicher nicht gekämpft wird. Alle folgenden Szenen spielten sich also nur in Benedikts Kopfkino ab!

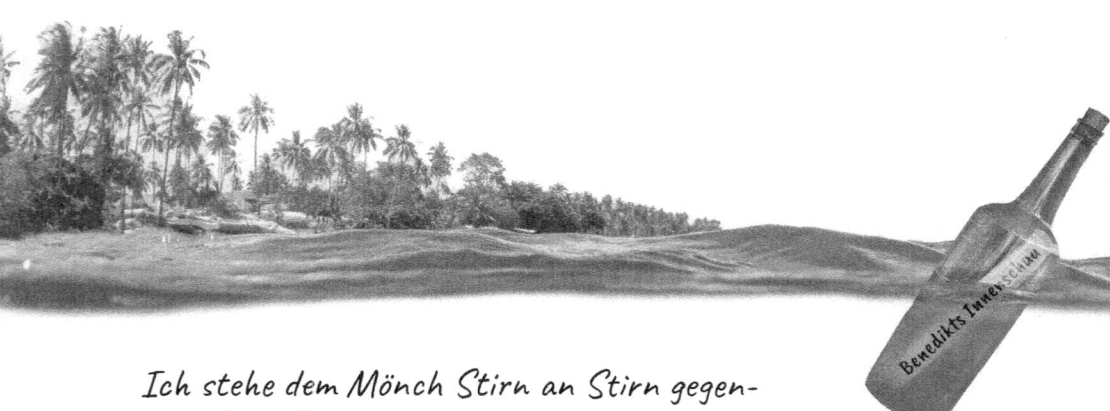

Ich stehe dem Mönch Stirn an Stirn gegenüber. Das Gesicht des Mönchs hat sich in ein Meeresungeheuer verwandelt. Wir sind beide voll des Hasses, haben beide unsere Hände an der Kehle des anderen und drücken zu. Irgendwann fällt mir auf, dass der Mönch umso mehr zudrückt, je stärker ich drücke. Wenn ich also meinen Hass auf diese Weise zum Ausdruck bringe, gehe ich dabei selbst drauf!

Mir kommt die Idee, meinen Hass über die Augen auszudrücken. Der Mönch und ich stehen uns gegenüber, und ich

blicke ihn hasserfüllt an. Da verwandelt sich der Mönch
– ein markiger, nordisch wirkender Mann – in einen kleineren
asiatischen Mönch, der mich breit anlächelt. Wie zum Zeichen seiner Anerkennung nimmt er sich den Teil seines glatt-
rasierten Schädels oberhalb der Ohren ab, dreht ihn um und
reicht mir die Kopfhülle wie eine Almosenschale. Ich spucke in
die Schale hinein – die Geste hat aber nichts Verächtliches.
Es wirkt eher wie ein Ritual, dessen Sinn wir beide verstehen.
Anschließend verwandelt sich der Mönch in einen Kindermönch, der laut auflacht und sich dann in einen großen,
schwarzen Menschenaffen verwandelt, der ernst und weise
dreinblickt.

--- Die Idee mit dem Hass in den Augen verfolgt Benedikt weiter. Einmal
gelingt es ihm, die Hassladung durch die gesamte Augenregion strömen
zu lassen. ---

Der Bereich in und um meine Augen beginnt stark zu vibrieren. Kurz darauf kontrahieren die Augenhöhlen, und alles um
mich herum strahlt in hellem Weiß. Als die Spannung nach-
lässt, steht Laika direkt vor mir. Mit himmelblauen Augen
sieht sie mich an. Sie dreht sich um und läuft – immer noch
zu mir nach hinten blickend – in einen Wald. Laikas linke
Körperhälfte ist weiß, ihre rechte Körperhälfte ist schwarz.
Der Wald, in den sie läuft, ist links schwarz und rechts weiß.
Laika und der Wald ergeben ein komplementäres Muster, wie
bei einer Yin & Yang-Darstellung.

Ich halte es für durchaus möglich, dass Benedikt nicht nur einer Projektion zum Opfer gefallen ist und dass der Mönch in der Tat eine ähnlich versteckte Hass-Ader wie Benedikts Mutter besitzt. Deutlich ist, dass es in diesem Konflikt um die Gegensätze von Gut und Böse, von Schöpfung und Vernichtung geht. Zuerst versucht Benedikt, den Hass in Form von Macht zum Ausdruck zu bringen, indem er den Mönch würgt. Das führt aber offenbar nicht zum Ziel. Der Hass kann nur gefühlt werden, wenn er über die Augen zum Ausdruck kommt. Nur dann wird aus ihm eine Erlebensqualität und es bleibt nicht beim kontrollierten ›Umweg‹ über die Macht.

»Was würde Jens wohl sagen?«

Nachdem Benedikt diesen Schritt ins Erleben des Hasses vollzogen hat, geschieht etwas Interessantes. Ich deute die Geste des Mönchs als ein Willkommensritual. In meiner Fantasie sagt der Mönch: »Willkommen im Club! Dir haben sie genauso in den Kopf geschissen wie mir.« Das Hineinspucken in die Almosenschale deute ich als Ausdruck der gegenseitigen Solidarität. Die anschließende Verwandlung in einen Kindermönch und dann in einen Affen steht für eine Transformation in vorbewusste beziehungsweise archaische Bewusstseinszustände, in denen die Trennung zwischen Gut und Böse noch nicht existiert. Laika fordert Benedikt in aller Deutlichkeit auf, den Wald dieser Dualitäten zu betreten.

Nachdem der Hass-Bann gebrochen war, tauchte auch in Bezug auf Benedikts Mutter endlich eine Szene auf, die wir alle sehnlichst erwartet hatten.

Ich sehe meine Mutter vor mir, die mich zart und liebevoll ansieht. Dann verwandelt sie sich in eine Teufelsfratze ›in ihrer Haut‹ – das heißt innerhalb ihrer Persönlichkeit, nicht als neue Gestalt. Das Erblicken dieser Fratze löst bei mir die Erlaubnis aus, Hass auf sie zu empfinden. Die Fratze droht mir mit dem Fegefeuer – es wirkt wie ein Endzeitszenario. Ich verstehe plötzlich, dass ich gegen diesen Teufel kämpfen muss, trotz des offensichtlichen Risikos, von seinem Feuer-Atem verbrannt zu werden.

Die Fratze wandelt sich in eine gehörnte Dämonin, die mich voll des Hasses anblickt. Dabei spüre auch ich meinen Hass in der Augenregion. Wir beschießen uns gegenseitig mit aus den Augen kommenden Hassblitzen. Keiner von uns beiden gibt nach. Keiner von uns beiden gewinnt den Kampf.

Im Anschluss taucht in mir die Frage auf, ob dieses Ausgliedern der teuflisch-dämonischen Seite meiner Mutter eine Schutzstrategie meines Bewusstseins sein könnte, um sie zu schonen. Ich befrage Laika in dieser Sache. Laikas Antwort besteht darin, still auf der Spitze eines hohen Berges zu sitzen. Hinter ihr das Panorama einer Großstadt – Rio de Janeiro? Dann verwandelt sie sich in eine große, gemütlich-ruhige Kuh. Ein Fernsehturm im Hintergrund ist exakt so positioniert, dass die rote Leuchte an seiner Spitze mit dem Punkt zwischen den Hörnern der Kuh zusammenfällt. Mir fallen die Felsen von Stonehenge ein, wo das Sonnenlicht zur Zeit der Sonnwende genau ins Zentrum des Steinkreises leuchtet.

Wut ist eine Reaktion auf eine Kränkung. Sie wird angetrieben durch das Bedürfnis, den anderen zu verletzen – so sehr, wie man selbst verletzt wurde. Hass hingegen zielt ganz auf die Zerstörung des Gegenübers ab. Entsprechend massiv können starke Hassgefühle erlebt werden, und entsprechend gut will der Umgang mit diesen Gefühlen gelernt sein. Nicht umsonst fristen sie im kultivierten Alltag ein Schattendasein.

»Was würde Jens wohl sagen?«

Benedikt nimmt den Kampf mit der Mutter auf, um nicht selbst zerstört zu werden. Er bedient sich nicht wie bisher Machtbilder oder kompensatorischer Kontrollzwänge.

Stattdessen geht es direkt zur Sache – ein Kampf um Leben und Tod. Durch die Aufteilung in eine gute und eine böse Mutter gelingt es Benedikt, seinen offensichtlich vorhandenen Hassgefühlen in Bezug auf die Mutter eine geeignete Projektionsfläche zu bieten. So tritt er in den Kampf gegen die dämonisch-hasserfüllte Seite seiner Mutter ein, während er gleichzeitig Mitgefühl für ihre verletzlich-zarte Seite erleben kann.

Angesichts der dunklen Seite seiner Mutter war Benedikt offenbar sehr früh in seinem Leben an die Schwelle des Todes geraten. Infolgedessen musste er diesen Aspekt seiner Mutter zeit seines Lebens verleugnen. Ein sich gesund entwickelndes Kleinkind erfährt ebenfalls, dass seine Mutter eine helle und eine dunkle Seite in sich trägt. Aber es erfährt auch, dass es mit beiden Seiten der Mutter durchaus leben kann. Außerdem lernt es durch das wohlwollende Verhalten der Mutter, dass seine jeweiligen Reaktionen auf die beiden Mutteraspekte allesamt akzeptabel und willkommen sind. So wird aus den ungerichteten Hassimpulsen eines Kleinkinds ein zielgerichtetes Gefühl.

Die Kuh auf dem Berg erinnert mich an die Himmelskuh, die ägyptische Muttergöttin Hathor. Zwischen ihrem Gehörn trägt sie das Auge des Sonnengotts Re – als Ausdruck des Bewusstseinsprinzips. Das Licht des Fernsehturms leuchtet also am rechten Fleck. Von Hathor handelt folgender Mythos, der bestens zum Thema Hass passt: Der Sonnengott Re ist über die Schlechtigkeit der Menschheit enttäuscht und schickt Hathor, um die bösen Menschen zu bestrafen. Diese verfällt jedoch in einen Blutrausch und tötet in ihrem Wahn weit mehr Menschen, als Re eigentlich geplant hatte. Da kommen Re Bedenken, so schlecht waren die Menschen nun auch wieder nicht. Gemeinsam mit seinen Götterfreunden braut er eine Menge Bier, das anschließend dunkelrot eingefärbt wird. Die tobende Hathor hält das Bier für Menschenblut und trinkt es in einem Zug aus. Völlig betrunken lässt sie von ihrer Tötungsorgie ab und fällt in einen tiefen Schlaf.

Für Benedikt war deutlich wahrnehmbar, wie der in ihm hochschießende Hass direkt mit dem Bereich um seine Augen herum in Verbindung stand. Bei jedem Anfall von Hass zitterte diese Körperpartie wie Espenlaub - als würde sich dort eine gewaltige Ladung zusammenbrauen, die sich dann wie Blitze durch die Augen entlud. Je besser Benedikt lernte, seinen Hass innerlich fließen zu lassen, desto vitaler fühlten sich seine Augen an.[1] Sein bisher so starrer (Über-)Blick gewann an Lebendigkeit. So kam es - zumindest für uns Innenbewohner - nicht allzu überraschend, dass Benedikt in diesem Hass-Retreat erstmals direkten Augenkontakt zum Protagonisten einer Vision aufnehmen konnte:

---

[1] PS für Detailverliebte: Ein paar Monate nach dem Hass-Retreat ging Benedikt zu einer Routineuntersuchung beim Optiker. Zu ihrem größten Erstaunen stellte die Optikerin fest, dass sich Benedikts Sehstärke binnen kurzer Zeit von -3,75/ -4,00 auf -2,25/ -2,50 verbessert hatte. Solch einen Sprung hatte sie bei einem Menschen dieses Alters noch nie erlebt...

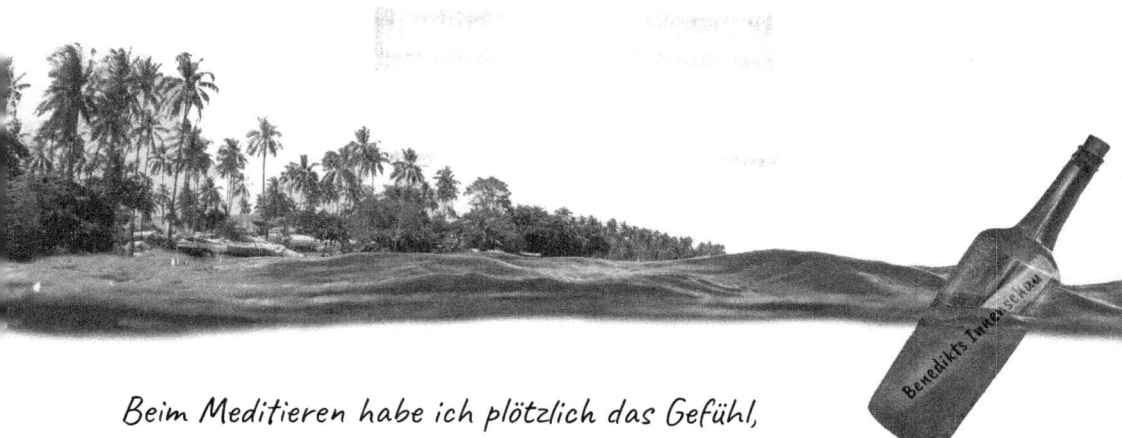

Beim Meditieren habe ich plötzlich das Gefühl, meine geschlossenen Augen innerlich ganz weit aufreißen zu können. Mein Blick geht schielend nach oben zur Stirnmitte. Dort taucht ein alter Mann mit einem langen Bart auf. Erst grau, dann braun, dann immer jünger werdend. Meine erste Assoziation: Osho, der indische Guru. Dann kristallisiert sich heraus, dass es Abraham ist, der Stammvater Israels. Er sieht mich streng, aber ganz klar und offen an. Er sagt nichts. Dennoch wirkt seine Botschaft richtungsweisend – so etwas wie: »Mach dich auf deinen Weg, und achte dabei die herrschenden Weltgesetze!«

Abraham und Weltgesetze – die Bewegung geht offensichtlich in Richtung *Ertragen von Widersprüchlichkeiten*. Schließlich ist Abraham nicht nur der Stammvater der Israeliten, sondern auch der Islam und das Christentum

»Was würde Jens wohl sagen?«

berufen sich auf ihn. Er ist der große Verbinder, der die drei Weltreligionen an ihre gemeinsamen Wurzeln erinnert. Mit seinem Kommentar bezüglich der Weltgesetze spannt er den Bogen nochmal ein bisschen weiter: Der Begriff entstammt nämlich dem Buddhismus, wo er Polaritäten beschreibt, zwischen denen sich ein gutes Leben abspielen kann.

Bezüglich der Faszination von Widersprüchen schließe ich mich Abraham gerne an. Der meint offenbar, dass es nach einer Zeit des Rückblicks und der intensiven Auseinandersetzung mit dem Schmerz der Vergangenheit nun an der Zeit sei, vorwärts zu gehen. Seinem Hinweis auf die Bedeutung der Achtsamkeit ist nichts mehr hinzuzufügen.

Mit Benedikts Augenpartie war das oberste Ende der Angstsäule erreicht. Der alte Mönch ohne Namen schien sichtlich erleichtert: »Benedikt hat die Angstsäule in ihrem vollen Umfang erkannt«, erklärte er uns. »Ab jetzt kann sie keine neue Angstenergie mehr aufnehmen. Es ist nur noch eine Frage der Zeit, bis der zitternde Koloss zur Ruhe kommt und sich auflöst.« Der tatkräftige Arkan wollte natürlich gleich wissen, wie lange es wohl dauern würde, bis die Säule ihre Angstvorratskammer entrümpelt habe - und ob er nicht beim Ausräumen mithelfen könne, um die Sache etwas zu beschleunigen. Doch der alte Mönch ohne Namen war erfahren genug, um sich nicht auf genaue Daten festnageln zu lassen.

Wie auch immer, die Weichen waren gestellt in Richtung geordnetem Angstsäulenrückzug.[1] Passend dazu hatte Benedikt am Ende dieses Retreats voller Hass, Angst und Verzweiflung eine interessante Idee, welcher neue Gast sich auf dem frei werdenden Säulenterrain behaglich einrichten könnte:

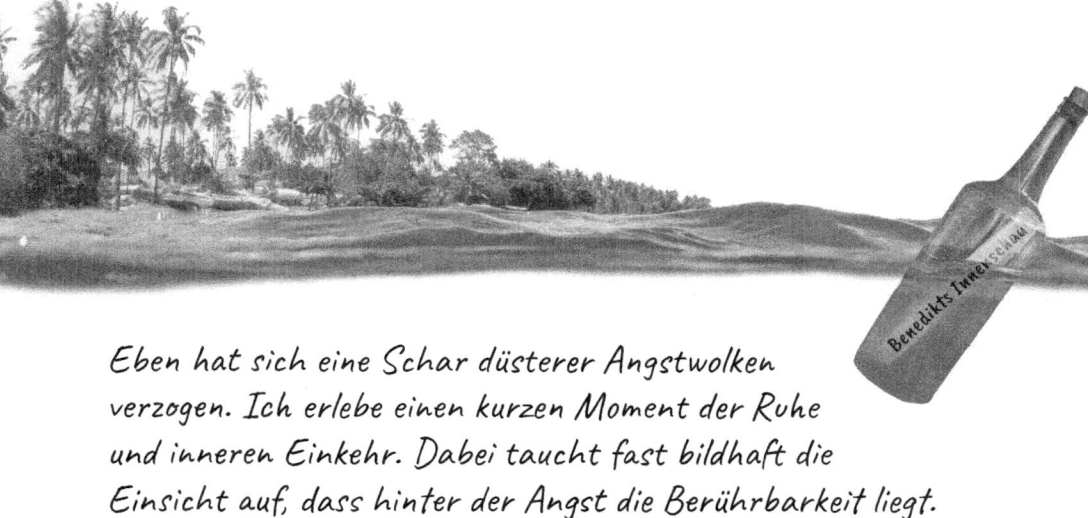

Eben hat sich eine Schar düsterer Angstwolken verzogen. Ich erlebe einen kurzen Moment der Ruhe und inneren Einkehr. Dabei taucht fast bildhaft die Einsicht auf, dass hinter der Angst die Berührbarkeit liegt.

---

[1] PS für Detailverliebte: Der neuen Weichenstellung war auch geschuldet, dass Benedikt in der ersten Nacht nach Beendigung dieses Meditationsretreats unfreiwillig Zeuge einer groß angelegten Energieumverteilung in seinem Inneren wurde. Mitten in der Nacht erwachte er von einem starken Druckgefühl in der Nähe seines Steißbeins. Sein ganzer Beckenbereich fühlte sich extrem aufgeladen an, als stünde er kurz vor einem Orgasmus. Die Energie entlud sich auch prompt - jedoch nicht durch den Penis, sondern innerlich die ganze Wirbelsäule hinauf bis in den Kopf. Drei Mal wiederholte sich dieses Phänomen. Dann durfte der so erschöpfte wie innerlich neu aufgestellte Benedikt weiterschlafen. (Pudra hat mir später erzählt, dass dieses Phänomen in Hexen- und Yogakreisen *Kundalini-Rising* genannt wird.)

»Meine liebe Laika«, verkündete der übers ganze Gesicht strahlende alte Mönch ohne Namen, »den schwierigsten Teil unserer Mission haben wir hinter uns. Eben hat Benedikt einen Meilenstein erreicht. Der noch vor ihm liegende Weg ist zwar auch kein Zuckerschlecken. Aber Benedikt hat die Lebensquelle entdeckt. Von nun an kann er selbst seinen Durst löschen.« Dann drehte er sich um und schlenderte gemächlich in Richtung der Berge. Der Wanderstock klapperte dabei fröhlich im Takt seiner Schritte.

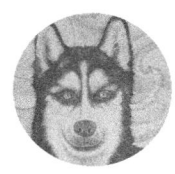 # Ende gut, alles gut?

Okay, okay, ich gebe es zu! – ganz am Ende des vorherigen Kapitels habe ich die Wahrheit etwas zurechtgebogen. Zwar weiß ich die eine oder andere Höllenerfahrung durchaus zu schätzen – aber auch wir Hunde haben halt ein Faible für märchenhafte Happy-Ends. In Wirklichkeit strahlte jedoch nicht der alte Mönch ohne Namen, sondern Benedikts Bewusstsein – nach dem Durchlaufen einer weiteren Spiralschleife des Lebens war es wieder einmal überzeugt davon, nun endlich ganz oben angekommen zu sein. Der alte Mönch hingegen meinte nur gleichmütig: »Sieh an, Benedikt ist sich schon wieder ein Stückchen näher gekommen.« Nicht mehr, und nicht weniger. Benedikts Bewusstsein gefiel das natürlich überhaupt nicht, also fragte es bei Jens nach. Und was sagte Jens? »Ich pflichte dem alten Mönch ohne Namen vollständig bei: Du bist wieder ein Stückchen näher bei dir angekommen. Nicht mehr, aber eben auch nicht weniger.«

Zu meiner Ehrenrettung sei aber gesagt, dass sich das Hass-Retreat tatsächlich als ein Wendepunkt in Benedikts Leben erwies. Die Säule der Angst begann, sich aufzulösen: Zitterstück um Zitterstück schmolzen ihre Wurzeln dahin. Über die folgenden Monate weitete sich das Zittern im Gaumen auf Benedikts ganzen Körper aus. Wenn Benedikt die Vibrationen in seinem Inneren zuließ, wackelte es in ihm wie auf einer Rüttelplatte. Damit einhergehend löste sich eine Spannungsschicht nach der anderen in Benedikts Gaumen und Zwerchfell – und von dort ausgehend im ganzen Körper. Körperteile, von denen Benedikt bisher gedacht hatte, sie seien harte Knochen, entpuppten sich als lebendige Wesenheiten und begannen zu vibrieren. Mit jeder gelockerten Angstfaser flackerte kurz ein flaues

Gefühl von Panik auf - dann war wieder Ruhe im Karton. Durch das viele Zittern eröffneten sich völlig neue emotionale Bewegungsräume in Benedikts Innerem: Nicht nur seine Angst konnte nun freier durch die auftauenden Säulenwurzeln fließen, sondern auch die anderen Gefühle ließen sich immer weniger von den Säulenruinen beeindrucken. So geschah es, dass Benedikt der Angstsäule am Ende sogar etwas Positives abgewinnen konnte.

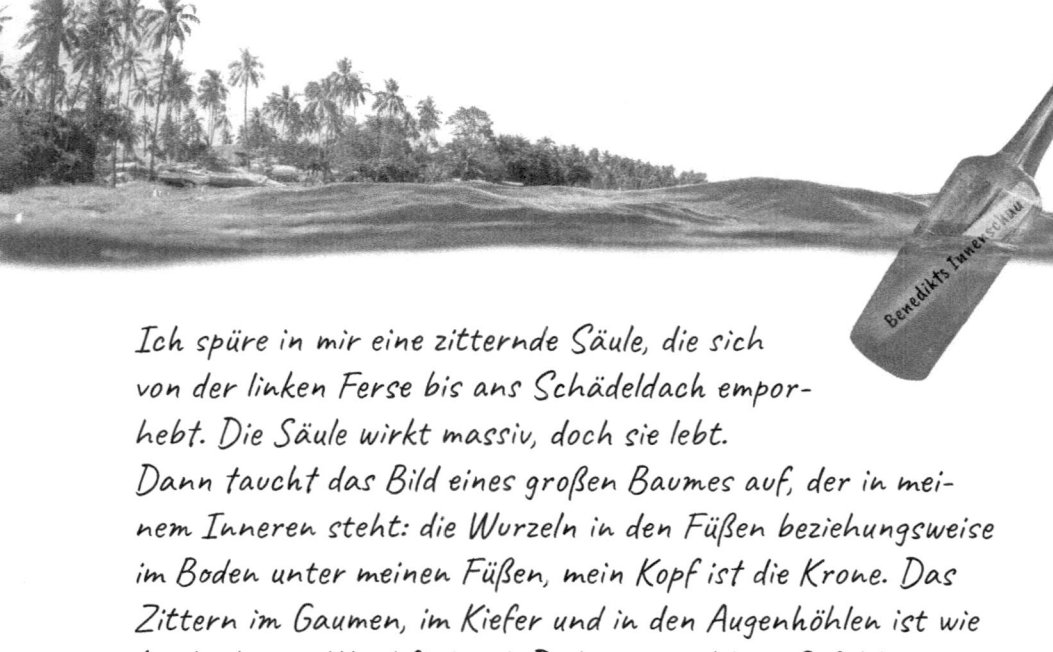

Ich spüre in mir eine zitternde Säule, die sich von der linken Ferse bis ans Schädeldach empor-hebt. Die Säule wirkt massiv, doch sie lebt.
Dann taucht das Bild eines großen Baumes auf, der in mei-nem Inneren steht: die Wurzeln in den Füßen beziehungsweise im Boden unter meinen Füßen, mein Kopf ist die Krone. Das Zittern im Gaumen, im Kiefer und in den Augenhöhlen ist wie Laub, das im Wind flattert. Dabei ein wohliges Gefühl, meinen festen Platz in der Welt zu haben.

Nachdem er zuvor starr die Struktur halten musste, beginnt der Lebensbaum in Benedikt aufzuatmen und zu erblühen. Ich denke an die Weltenesche Yggdrasil aus der nordischen Mythologie. Sie steht für eine gelungene Individuation und für einen fest verankerten Platz zwischen Himmel und Erde. Ihre Äste breiten sich über alle Welten aus. Über ihre Wurzeln ist sie mit der Unterwelt beziehungsweise der Lebensquelle verbunden. Wer in Verbindung mit seinen inneren Dämonen steht, kann sich auch deren Kraft bedienen.

»Was würde Jens wohl sagen?«

Zu den Erfrierungserfahrungen der Monate zuvor gesellten sich nun auch die passenden Gegenspieler: In regelmäßigen Abständen tauchte eine brennende Hitze in Benedikts Körper auf - vor allem im oberen Rücken und im Hals. Offenbar bewegten sich die Dinge auch hier langsam auf einen Ausgleich zu. »Diese Hitze passt für mein Gefühl viel besser zu dem Höllentrip, den Benedikt durchläuft«, meinte der alte Mönch ohne Namen einmal abends im Scherz zu mir. »Aber vielleicht habe ich da trotz meines ewigen Bemühens um Objektivität auch eine vorgefertigte Meinung. Warum sollte es in der Hölle nicht eiskalt sein? Oder beides auf einmal?«

Und noch etwas Spannendes tat sich auf körperlicher Ebene:

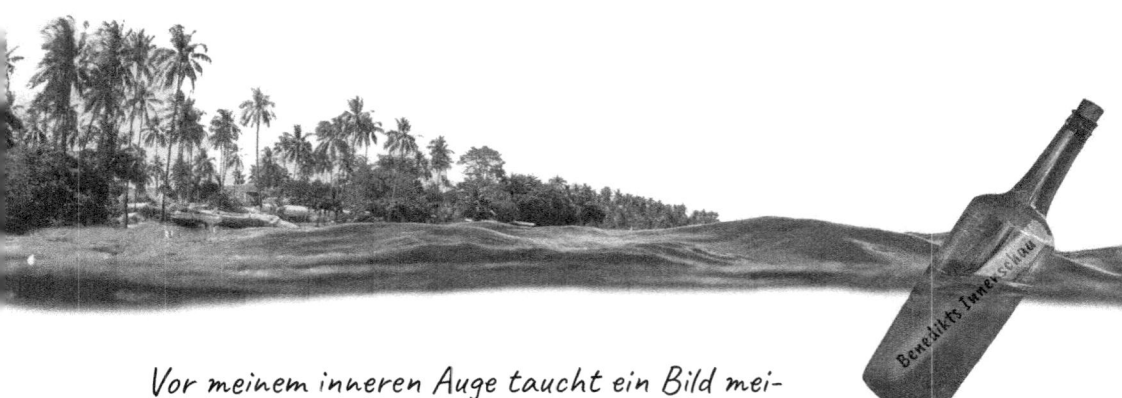

Vor meinem inneren Auge taucht ein Bild meines eigenen Oberkörpers auf: Meine Rippen sind dort, wo sie in der Mitte zusammenlaufen, festgenagelt und völlig starr. Ich spüre einen großen Schmerz in meinem Brustkorb. Der Schmerz ist grell und leuchtet wie eine goldene Kugel, die ich aber nur versteckt sehe – als wären meine Rippen ein schweres hölzernes Burgtor, das von innen mit einem Balken versperrt wird.

--- In zeitlichen Abständen von etwa einem Monat löst sich ein Spannungsband nach dem nächsten in Benedikts Brustbereich. Dabei machen sie ein von außen deutlich hörbares Geräusch – vergleichbar mit einem starken Magengrummeln, aber lauter und tiefer. ---

Die Entdeckung der Berührbarkeit hinter der Angst stellt einen wichtigen Einschnitt dar: Benedikt beginnt, sich für die Liebe mit all ihren Chancen und Gefahren zu öffnen. Beim Balken, der Benedikts Herz verschlossen hält, muss ich unweigerlich an das Märchen vom Froschkönig denken.

»Was würde Jens wohl sagen?«

Nachdem sich der Frosch in einen Königssohn verwandelt und die Prinzessin geheiratet hat, kann der treue Gehilfe Heinrich – der symbolisch für einen inneren Anteil des Königssohns steht – endlich seinen Kummer über die fehlende Liebe im Leben des Königssohns spüren und betrauern:

»Heinrich, der Wagen bricht!«
»Nein, Herr, der Wagen nicht,
es ist ein Band von meinem Herzen,
das da lag in großen Schmerzen,
als Ihr in dem Brunnen saßt
und in einen Frosch verzaubert wart.«

Endlich konnte alles in Benedikt ein wenig Kontrolle abgeben. Seine Augen mussten nicht mehr absolut alles misstrauisch im Blick behalten. Entsprechend schlichen sich neue und bisweilen ziemlich überraschende Verhaltensweisen in Benedikts Wesen ein. Er, der bis dahin zu hundert Prozent verlässlich war und stets den besten Überblick hatte, ließ sich plötzlich zu unerklärlichen Fehlern hinreißen. Eines Abends zum Beispiel wollten seine Frau und er mit der Bahn nach Hause fahren. Am Bahnhof stehend überkam Benedikt plötzlich das Gefühl, dass der Zug an diesem Tag nicht fahren könnte. Er checkte flugs den ausgehängten Fahrplan - und in der Tat war ihr Zug dort nicht aufgeführt! Benedikt überlegte schon hektisch nach Alternativen, als seine Frau den Fahrplan nochmals genau ansah. Und siehe da: Der Zug stand doch drauf! Benedikt hatte ihn einfach übersehen. Könnt Ihr Euch vorstellen, wie verwundert Benedikts

Frau über diese völlig neue Facette ihres Mannes war? Bisher hatte sie sich nie die Mühe gemacht, solche Dinge nachzuprüfen, weil sie wusste, dass Benedikt das wesentlich besser und schneller konnte als sie. Aber auch sie spürte, dass dieses Loslassen dringend nötig war. In Zukunft würde sie nur etwas genauer achtgeben, wenn Benedikt mal wieder die Planung übernahm.

Menschen wie Benedikt haben nie das intuitive Gefühl, in der Welt willkommen zu sein – zu stark ist ihr Misstrauen, wieder in Lebensgefahr zu geraten. Zum Schutz gegen erneute Vernichtungserfahrungen haben sie ihr Umfeld stets kritisch-genau im Blick und befolgen vorgegebene Regeln streng. Die psychischen Fehlleistungen, die Benedikt nun unterlaufen, deute ich als Auflösung einer starren psychischen Abwehr, die in dem Maße, in dem Benedikt Kontrolle abgeben und sich der Welt ausliefern kann, nicht mehr notwendig ist. Nicht zuletzt eröffnet diese Entwicklung neue Kooperationswege für Benedikt und seine Frau. Sie ist ein schönes Beispiel dafür, wie die psychische Reifung eines Menschen auch sein Umfeld positiv verändern kann.

»Was würde Jens wohl sagen?«

Auch an anderer Stelle fügten sich die Puzzleteile ineinander: Benedikt fand überraschend eine äußere Bestätigung seiner innerlich erlebten Biografie! In den letzten zehn Jahren ihres Lebens hatte sich seine Mutter von einem Arzt namens John begleiten lassen, der auch als Psychotherapeut ausgebildet war. Ihm hatte sie viele ihrer prägenden Lebenserfahrungen anvertraut. Ihm hatte sie auch Einblick gewährt in ihre Verzweiflung und ihre Unfähigkeit, andere Menschen nah an sich heranzulassen. Schon kurz nach ihrem Tod hatte sich John angeboten, mit Benedikt in Austausch über dessen Mutter zu treten, soweit seine Schweigepflicht und seine gefühlte Loyalität ihr gegenüber dies zuließen. Benedikt hatte dieses Angebot viele Jahre lang nicht angenommen. Nun schien ihm der rechte Zeitpunkt gekommen zu sein, darauf zurückzukommen.

Für Benedikt war das Treffen mit John eine riesige Erleichterung. Viele der Erfahrungen, die er in den Jahren zuvor in der Abgeschiedenheit der Meditation durchlebt hatte, brachte John in direkten Zusammenhang mit Eigenschaften von Benedikts Mutter und mit prägenden Ereignissen in deren Leben. So wurde das Gespräch mit John zu einem Realitätsabgleich der innerlich gefühlten Mutter mit der real-toten Mutter - mit John als getreuem Botschafter zwischen den Welten. Vor dem Treffen hatten sich Benedikts innere Erfahrungen in Bezug auf seine Mutter zwar sehr wahrhaftig angefühlt. Doch erst durch John wurden sie für ihn zu Wahrheiten.

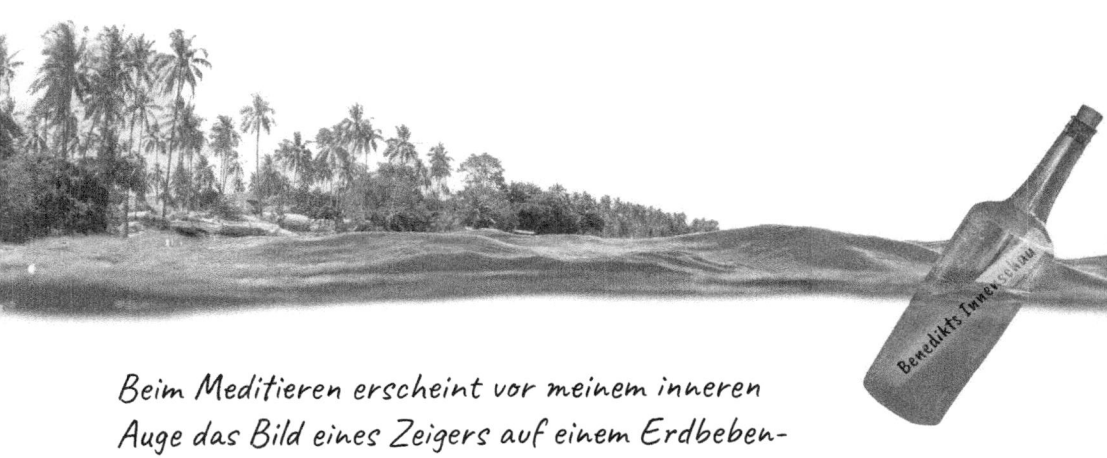

Benedikts Innenschau

Beim Meditieren erscheint vor meinem inneren Auge das Bild eines Zeigers auf einem Erdbeben-

217

messgerät. Je nach meiner inneren Befindlichkeit schaukelt er zwischen zwei Polen hin und her. Die Pole sind >Erbärmlichkeit< und >Grandiosität<. Ich sehe, dass es zwischen diesen Polen ein ganzes Spektrum an Zuständen gibt. Dabei wird mir klar, dass der Zeiger in meinem bisherigen Leben im grandiosen Grenzbereich fixiert war. Durch meine Entdeckung der >anderen< Seite in den letzten Monaten kann sich der Zeiger jetzt frei bewegen.

Ich beobachte die Zeigerbewegungen fasziniert. Plötzlich entsteht der Eindruck, als träte ich aus der Skala heraus und stünde gewissermaßen außerhalb der Zustände, die sie beschreibt. Dabei fühle ich eine große innere Ruhe und die Gewissheit, dass Erbärmlichkeit nichts Schlimmes ist, sondern einfach zum Leben dazu gehört — und dass der Zeiger sich auch wieder in die andere Richtung bewegen wird.

Ein wesentlicher Wert von Psychotherapie besteht darin, dass Menschen ermutigt werden, neue Wege einzuschlagen und so ihr Wahlspektrum zu vergrößern. Eine gereifte Psyche muss nicht im Autopilot eingefahrene Abwehrmechanismen abrufen, sondern kann sich der Idee öffnen, dass eine vermeintlich alternativlose Handlung nur eine Option unter vielen ist. Benedikts Entdeckung, dass er sich von seinem Narzissmus und der damit verbundenen Grandiosität verabschieden

»Was würde Jens wohl sagen?«

kann, bringt bei aller Enttäuschung auch eine erheb-
liche Erleichterung im Lebensalltag mit sich: Es lebt
sich wesentlich entspannter, wenn man nicht immer
besonders sein muss.

Passend zu den neu gelernten Surftricks auf den Grandios-Erbärm-
lich-Wellen zeichnete sich bei Benedikt auch in anderen Lebens-
bereichen eine neue Variabilität ab – verbunden mit einer zuneh-
menden Schicksalsergebenheit. Natürlich wurde er nicht von heute
auf morgen ein anderer Mensch. Doch er ertappte sich regelmäßig
dabei, wie Gedanken oder Vorhaben, die er bisher als absolutes No-
Go deklariert hatte, plötzlich in den Bereich des Möglichen rückten.
Der alte Mönch ohne Namen hatte auch dazu etwas zu sagen: »Wer
bei sich angekommen ist, muss nicht mehr suchend herumrennen.
Er macht das Beste aus dem, was da ist.«

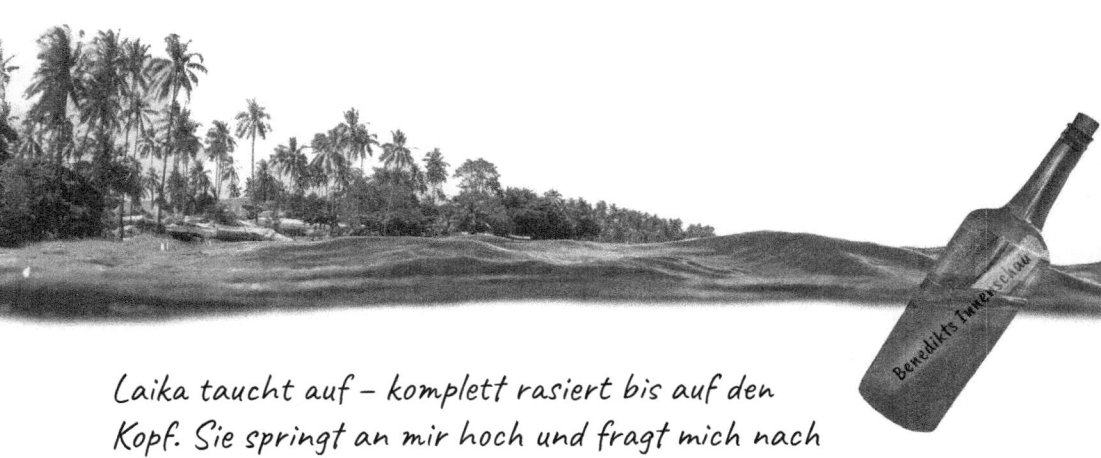

Laika taucht auf – komplett rasiert bis auf den
Kopf. Sie springt an mir hoch und fragt mich nach

der Uhrzeit. Im Anschluss reise ich gemeinsam mit einem Kindergartenfreund zu einem Konferenzzentrum. Wir sollen dort beide einen Vortrag halten. Das Zentrum ist mitten in einem kleinen Dorf. Ich hoffe, dass nur wenige Zuhörer kommen. Doch dann stellt sich heraus, dass es ein großer Saal mit vielen Leuten ist. Ich bin sehr aufgeregt.

Dann beginnt mein Vortrag. Um meinen Oberkörper habe ich eine Meditationsdecke gewickelt, die ich ein paar Mal zurechtzupfe. Ich spreche sehr frei und entspannt, trotz der Angst im Hintergrund. Schon im Titel meines Vortrags taucht ein Wort auf, das die Zuhörer nicht kennen oder nicht verstehen – normalerweise kein besonders vielversprechender Anfang. Aber das Klima fühlt sich locker an. Ich erkläre humorvoll, warum ich dieses Wort lieber mag als ein gängigeres Synonym.

Interessant, dass Laika beginnt, sich zu rasieren. Es wirkt spiegelbildlich: Jungs müssen sich irgendwann das Gesicht rasieren – und Laika kommt mit rasiertem Körper zu Benedikt und fragt ihn nach der Zeit. Offensichtlich geht es um das Thema *Erwachsenwerden*. Der Wunsch nach intensivem Reisen scheint bei Benedikt schwächer geworden zu sein, entsprechend geht es im Traum in ein kleines Dorf. Interessant sind die Größenrelationen: Benedikt hofft auf wenige Zuhörer, muss sich dann aber doch einer großen Gruppe stellen. Er kehrt also in die gewöhnliche

»Was würde Jens wohl sagen?«

Nach all den Innereien der vorangegangenen Jahre stand für Benedikt nun die Aufgabe an, aufzutauchen und ins normale Leben zurückzukehren. Schließlich hatte er sich für seine Innenschau zeitweilig von vielen Freundschaften, gesellschaftlichen Pflichten und
Zukunftsvisionen verabschiedet. Zwar war Benedikt jetzt ziemlich
erfahren im Umgang mit seinen inneren Höllen. Doch im realen
Leben lauern andere Gefahren mit ihren eigenen Tücken - entsprechend ungemütlich kann das Aufschlagen in der Realität sein. Folgender Traum spiegelt Benedikts Dilemma deutlich wider:

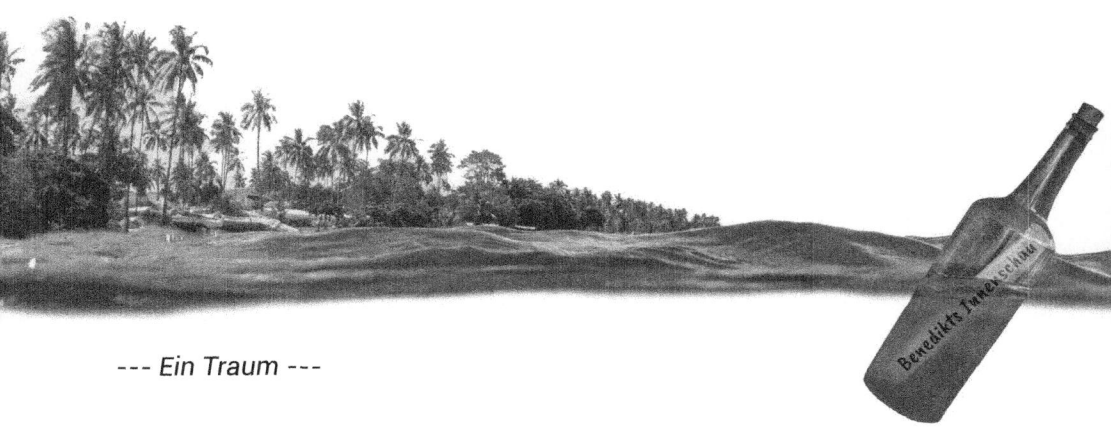

--- Ein Traum ---

Ich sitze mit meinem Vater und meiner Schwester
an einem Tisch und plane irgendetwas. Dann muss ich

221

los, da ich in zehn Minuten einen Termin habe. Zuerst denke ich, es sei ein Termin an der Universität mit einem Dozenten – tatsächlich ist es aber eine Therapiestunde bei meinem allerersten Therapeuten. Ich gehe in mein Zimmer, um eine Jacke zu holen. Das Zimmer ist dunkel und feucht. Meine Mutter hat mein Bett in Beschlag genommen, liegt aber gerade nicht drin.

Dann gehe ich los zur U-Bahn-Haltestelle. Es folgt eine wirre Irrfahrt. Ich habe keine Ahnung, wo ich eigentlich hin muss. Mal bin ich in Köln, dann in Rom. Mal fahre ich immer wieder um einen großen Berg herum. Nach dem Aussteigen aus der U-Bahn verlaufe ich mich im Bahnhof und finde den richtigen Ausgang nicht. Irgendwann bin ich doch wieder am Tageslicht. Ich laufe an einem Café vorbei. Ich frage dort sitzende Touristen nach einem Stadtplan, um meinen Weg zu finden. Die Touristen haben drei Karten: eine Weltkarte, eine Karte vom Universum und eine Übersichtskarte aller Tiergattungen.

Ich gehe ins Café hinein. Die Becher für das Eis sind allesamt aus Stadtplänen hergestellt. Doch auch dort gibt es keinen Wegweiser für mich. Da fällt mir ein, dass die Adresse des Therapeuten in meinem Handy gespeichert ist! Aber ich kann den Text nur ganz verschwommen lesen – vielleicht Garst-Straße? Auf dieser Basis gibt mir irgendjemand grob Auskunft. Als ich aus dem Café komme, bemerke ich, dass ich mein Fahrrad verloren habe. Ich weine.

--- Benedikt wacht auf. ---

Spirituell ist Benedikt mittlerweile recht ge-
festigt. Dank intensiver Selbsterfahrungen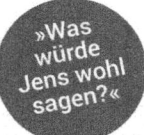
und seiner Einbettung in die Vipassana-Phi-
losophie weiß er ganz gut, wohin die Reise geht
– entsprechend die Weltkarte, die Karte vom Universum
und die Tiergattungen (als Symbol der Einbettung ins kol-
lektive Unbewusstsein). Aber im Sinne eines Lebensziels
ist es auch wichtig, den konkreten Stadtplan zu haben!
Das Fahrrad steht für Benedikts (genüssliche) Bewegung
in der Welt – sie sollte ihm auf Dauer nicht verloren gehen.
Auch der Stadtplan auf dem Eis deutet an, dass es um die
Entwicklung von Genussfähigkeit geht. Das stand ja bisher nicht sehr weit oben auf Benedikts Prioritätenliste.

Der Traum zeichnet Benedikts bisherige Reise gut nach:
von zu Hause aufgebrochen über den ersten Therapeuten
und lange Irrfahrten um Berge herum in die Welt beziehungsweise das Universum. In diesem Sinne steht es für
Benedikt an, sich im wahrsten Sinne des Wortes zu ver-
orten und zu wissen, wo er hingehört. Die bisher lebensnotwendige Selbstdisziplin darf etwas abschmelzen und
sich das Territorium mit genüsslicher Selbstverständlich-
keit teilen.

Auch in dieser Entwicklungsphase erwies sich Jens als verlässlicher
Ratgeber. Mit seiner Hilfe lernte Benedikt langsam, seinen Platz in
der weiten Welt, in der Gesellschaft und in seiner kleinen, ganz per-
sönlichen Welt zu finden.

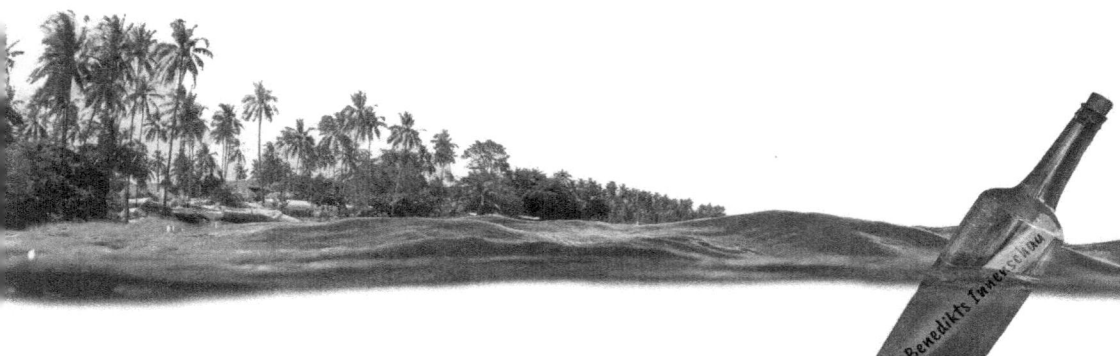

Benedikts Innenschau

Ich sehe mich in Jens' Praxisraum stehen,
Jens steht mir gegenüber. Ich schaue auf meinen
Oberarm und bemerke, dass dieser völlig behaart ist.
Eine genauere Überprüfung meines Zustands zeigt mir, dass
ich offenbar ein Menschenaffe bin. Ich blicke zu Jens, der
mittlerweile auch zum Affen mutiert ist. Er scheint eine Art
Oberaffe und mir überlegen zu sein. Dennoch lasse ich mich
auf einen Kampf mit ihm ein. Wir raufen uns am Boden und
ich kratze eine Furche in seinen Rücken.
Irgendwann legt der Oberaffe Jens väterlich seine Pranke
auf meinen Affenkopf. Ich erlebe die Geste als wohlwollenden
Ausdruck der Tatsache, dass der Kampf nun vorbei ist.

Das Leben des Menschen pendelt stetig
zwischen den Polen ›Hass/Angriff‹ und
›Angst/Schutzsuchen‹. In der Mitte gibt es
eine Art Balancepunkt – dort spielt sich das

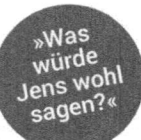

»Was würde Jens wohl sagen?«

gesamte zivilisierte Leben ab. Für Benedikt ist es eine wichtige Übung, die beiden Pole wie auch den Balancepunkt zu erforschen, um die entsprechenden Impulse angemessen kontrollieren zu können. Der Schritt aus der Mutter-Kind-Symbiose hinaus in die Autonomie des Erwachsenenlebens kann nur gelingen, wenn dieses heikle Gleichgewicht hinreichend gut beherrscht wird. Dann kann Benedikt im Bewusstsein seiner eigenen Kraft in Kontakt zu Menschen treten, ohne in passives Bedienen oder inneren Rückzug verfallen zu müssen.

Mir ist wichtig zu betonen, dass Affen – wie auch psychisch gesunde Menschen – solche spielerischen Machtkämpfe mit ihren Jungen nicht aus einem Vernichtungsinteresse heraus führen. Vielmehr ist dem Oberaffen daran gelegen, dass der Jungaffe sich im geschützten Raum der Familie in seiner Kraft ausprobiert. Entsprechend stellt er sich dem unerfahrenen Affen zur Verfügung und macht dem ›Unfug‹ irgendwann auf freundlich-angemessene Art ein Ende. Solche Machtspiele dienen letztlich dem sozialen Gefüge und dem psychischen Wachstum der Jungaffen.

Zum Abschluss meiner Erzählung führe ich Euch nochmals ganz bildlich vor, wohin die Reise für Benedikt geht:

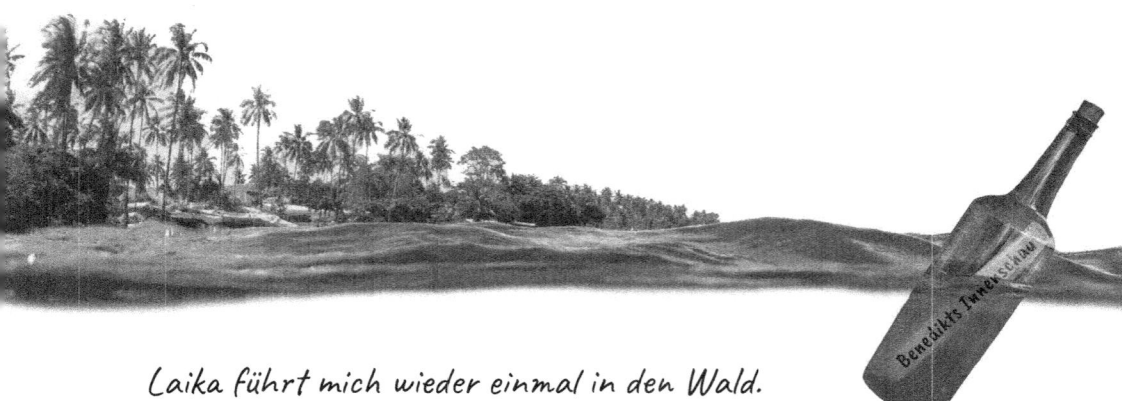

Laika führt mich wieder einmal in den Wald.
Auf einer Waldlichtung zeigt sie mir ein langes
Drahtseil, das zwischen zwei mächtigen Bäumen und
über einen gefrorenen See hinweg gespannt ist. Im nächs-
ten Moment sehe ich sie über das Seil balancieren – unter
ihr schneebedecktes Eis und darunter die Tiefe des Sees.
Ich bin mit meinem Blick ganz nah bei ihr und ihren hoch-
konzentrierten Augen.
Jetzt ändert sich der Untergrund: Unter uns brodelt ein
dunkles, heißes Moor. Von oben spüre ich die sengende Sonne.
Laikas Beine sind etwas zittrig, dennoch balanciert sie ihre
Schritte elegant aus.

Dieses Bild von Laika nehme ich als ein
Gleichnis für das Leben überhaupt wahr.
Im Bewusstsein seines Todes balanciert
der Mensch oberhalb der eigenen konstruktiven und destruktiven Triebkräfte durchs Leben. Um
welch subtilen Balanceakt es sich dabei handelt, wird

»Was
würde
Jens wohl
sagen?«

uns häufig erst bewusst, wenn wir zwischenzeitlich das Gleichgewicht verlieren und in eine Krise stürzen.

Natürlich fragt Benedikt mich in regelmäßigen Abständen, wie weit er schon vorangekommen ist mit der Trümmerbeseitigung in seinem Geist. Doch so gerne ich ihn mag - dieses Wissen bleibt unser internes Betriebsgeheimnis. Schließlich müssen wir Archetypen ja auch noch einen Vorsprung vor Euch Menschen haben, oder? Und so ermutigen der alte Mönch ohne Namen und ich Benedikt immer wieder, jeden Tag seines Lebensweges als neuerliche Reifungschance zu begreifen, statt auf einen magischen Endmoment in ferner Zukunft zu hoffen. Arkan brüllt laut seine Zustimmung heraus, und Pudra lacht dazu ihr schallend-hysterisches Hexenlachen - obwohl sie natürlich größte Lust hätte, mit ein paar Zaubertricks bei Benedikts Reifung nachzuhelfen...

Seelische Reifung lässt sich nicht herstellen, sondern geschieht einfach – in ihrer eigenen Zeit. Unsere Aufgabe als Mensch besteht ›lediglich‹ darin, die geeigneten Voraussetzungen für dieses Wachstum zu schaffen.

»Was würde Jens wohl sagen?«

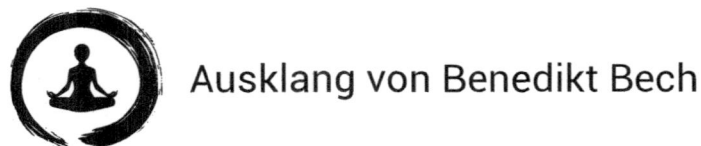

Ausklang von Benedikt Bech

Ich bin's nochmal, Benedikt. Nachdem ich nun Laikas Erzählung gewissenhaft zu Protokoll genommen habe, möchte ich das Buch mit ein paar Ergänzungen aus meiner eigenen Perspektive ausklingen lassen.

Im Gegensatz zu einem Leser, der Laikas Erzählung ab der ersten Buchseite verfolgt hat, kannte ich meine eigene Lebensgeschichte lange Zeit nur vom zweiten Kapitel dieses Buches an. Das erste Kapitel – der Überlebenskampf des neugeborenen Benedikt und das Anheben meiner Bewusstseinsinsel aus dem tosenden Ozean meines Geistes – habe ich mir erst in den letzten zehn Jahren Stück um Stück erschlossen. Aus Tagebuchaufzeichnungen meiner toten Mutter, aus Erzählungen meines Vaters und enger Vertrauter unserer Familie. In therapeutischer Schwerstarbeit mit der unermüdlich-geduldigen Unterstützung durch Jens. In monatelanger aufwühlender Stille der Meditation. Und nicht zuletzt dank Laika und ihrer Freunde.

Ein paar Retreat-Tage nach dem ›Drachenkampf‹ gegen die teuflisch-dämonische Seite meiner Mutter gab es einen Moment, in dem auf meiner inneren Mattscheibe eine ganz klare, warme Augenverbindung mit meiner Mutter entstand – auf einer erwachsenen, gereiften Ebene. Dabei spürte ich große Traurigkeit über die vergeblichen Mühen, die wir beide aufgebracht hatten, um miteinander in Kontakt zu kommen. Das Aufgeben wesentlicher Teile meiner selbst hat mich über die gemeinsame Zeit mit ihr gerettet. Deutlicher denn je spürte ich die Wunden, die ich von meinem Überlebenskampf mit ihr davongetragen habe. Die Tatsache, dass meine Mutter sich in ihrem eigenen Überlebenskampf irgendwann nicht mehr anders zu helfen wusste, als sich selbst zu töten, lässt mich ahnen, mit welchen inneren Dämonen sie sich auseinandersetzen musste. Bei aller Traurigkeit und Wut empfand ich auch tiefen Respekt, dass sie es damals geschafft hat, mich trotz ihrer Verzweiflung nicht gegen eine Wand zu schleudern. Sonst wäre ich jetzt tot. Ich verdanke meiner Mutter nicht nur mein Leben, sondern sie hat mir auch unzählige wertvolle Wesenszüge und Fähigkeiten mit auf den Weg gegeben. Sie hat ihr Bestes für mich gegeben, da bin ich mir sicher. Leider war dieses Beste nicht ausreichend, um ein Kleinkind mit dem zu versorgen, was es so dringend braucht. Mit dieser Erkenntnis und der damit verbundenen Enttäuschung muss ich leben.

Unmittelbar im Anschluss an dieses Erlebnis tauchte meine langjährige Seelenamme Pudra erstmals in meinem Bewusstsein auf:

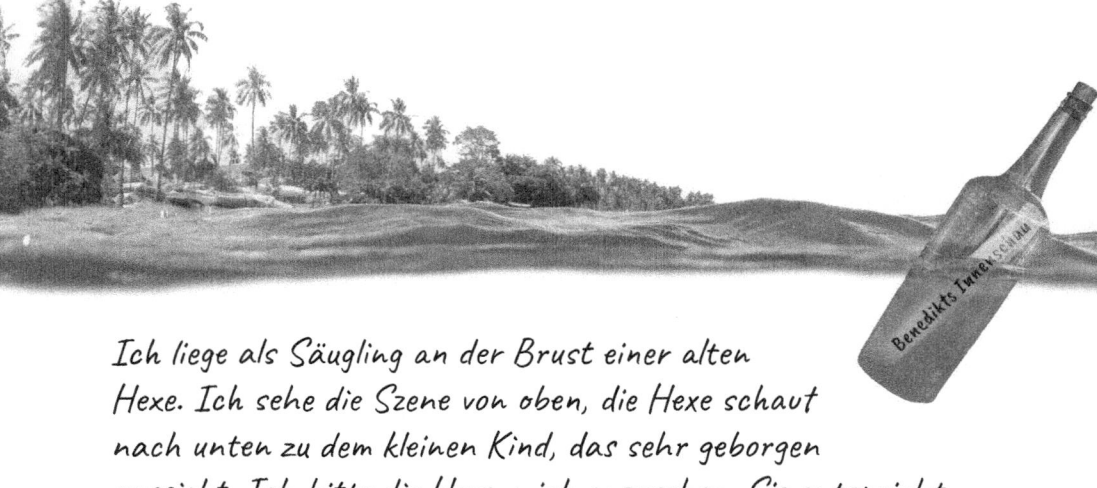

Ich liege als Säugling an der Brust einer alten Hexe. Ich sehe die Szene von oben, die Hexe schaut nach unten zu dem kleinen Kind, das sehr geborgen aussieht. Ich bitte die Hexe, mich anzusehen. Sie entspricht meiner Bitte nicht.
Ich frage Laika, was es mit dieser alten Hexe auf sich hat. Da stellt mir Laika die alte Hexe Pudra vor und erzählt mir die lange Geschichte meiner frühesten Lebenszeit.

Aufgrund ihrer Ammenfunktion ist die Hexe Pudra eng an den Mutterarchetypus gekoppelt. Da scheint es mir folgerichtig, dass sie als Letzte der Archetypen auftaucht – nachdem Benedikts Verabschiedung von der Mutter geglückt ist und er den Mangel an Annahme seitens seiner echten Mutter betrauern kann. Erst jetzt kann Laika Benedikt mit dessen früher Lebensgeschichte konfrontieren, ohne Gefahr zu laufen, ihn mit den dazugehörigen schmerzhaften Einsichten zu überfordern.

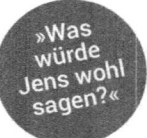
»Was würde Jens wohl sagen?«

Einige Wochen später starb die alte Hexe Pudra. Beim Meditieren war mir ein Bild von ihr erschienen, sehr fragil und nur ganz schwach gezeichnet – als wäre das Bild wiederholt kopiert worden und hätte dabei seine Farbtiefe verloren. In einer endlosen Schlange immer derselben Pudra lief sie, jeweils in Dreiergruppen und mit kurzem Abstand zur nächsten Gruppe, einen hohen Berg hinauf. Alle Pudras mit krummem Rücken und einem Krückstock. Dann reduzierten sich die Gruppen zu einer einzigen Pudra, die eine Böschung seitlich des Weges hinabfiel. Sie war sofort tot. Ihr Körper verwandelte sich in einen dunklen Felsen mit weißen Moosflecken.

Im Zuge von inneren Reifungsprozessen geschieht es häufig, dass Figuren wie Pudra sterben, nachdem sie eine bestimmte Funk-

»Was würde Jens wohl sagen?«

tion erfüllt haben. Der Tod eines Archetypus deutet auf eine *Transformation seines Inhalts* hin. Durch sein symbolisches Ableben tritt er aus dem Bewusstsein und lädt sich neu mit potenzieller Bedeutung auf. In diesem Fall habe ich die Idee, dass Pudra sich nun vermehrt der weiblich-dämonischen Seite innerhalb von Benedikts Psyche widmen wird. Vielleicht als Männer bezirzender und verschlingender Vamp?

Nach Pudras Tod hörte ich lange überhaupt nichts von Laika. Sie schien sich eine wohlverdiente Ruhepause zu gönnen. Erst etwa ein Jahr später traf ich sie während eines Meditationsretreats wieder:

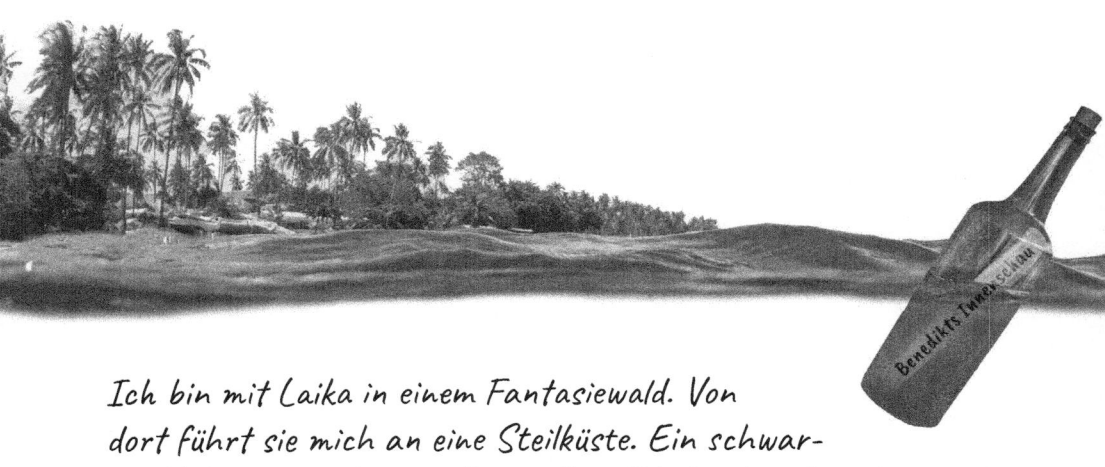

Ich bin mit Laika in einem Fantasiewald. Von dort führt sie mich an eine Steilküste. Ein schwarzer Vogel sitzt auf einem Felsen. Der Fels bricht ab und stürzt gemeinsam mit dem Vogel hinab ins Meer. Unten auf dem Meer erkenne ich ein blauweiß gestreiftes Fischerboot. Darauf steht ein alter Kapitän mit nur einem Auge und einem weißen Bart – Captain Iglo von der Fischstäbchenpackung? Der Kapitän lacht freundlich und ruft »Hoho, da seid Ihr endlich!«. Er führt mich in eine wohlig beleuchtete Kajüte. In der Mitte des Raumes steht eine große Klangschale, die mit Wasser gefüllt ist. Es ist kein Meerwasser. Daneben sitzt eine Zigeunerfrau. Laika schlägt vor, ich solle sie fragen, ob sie Kungri heißt. Die Frau lacht und sagt: »Du darfst mich nennen, wie du möchtest.« Aus ihrem Rock zieht sie einen Zettel, auf den ein Symbol gemalt ist:

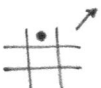

Anschließend verwandelt sich die Zigeunerin in eine weiß ge-wandete Prinzessin mit Namen Stella. Ich frage Laika, ob der Pfeil zu Stella zeigt. Laika dreht sich um und verlässt die Kajüte.

Die Zigeunerin Kungri steht für die dunkle, verführerische Seite der Mutter – gewisser-maßen das Gegenstück zur heiligen Mutter Maria. Im Gegensatz zur furchtbar-zerstören-den Mutter ist dieser Mutteraspekt zwar auch gefähr-

»Was würde Jens wohl sagen?«

lich, aber dem Leben des Sohnes zugewandt. Der Mutterarchetypus erfährt also eine längst überfällige Wandlung und zeigt sich in neuen, produktiven Facetten.

Den Kapitän bringe ich mit dem Gralskönig Amfortas aus dem Parsifal-Mythos in Verbindung. Amfortas hatte im Kampf einen seiner beiden Hoden verloren, beim Seemann ist es eines der Augen. Die (goldenen) Fischstäbchen deute ich als einen ersten metaphorischen Vorgeschmack auf den heiligen Gral. Dieser zeigt sich dann in Form der Klangschale, die das Lebenselixier enthält (»kein Meerwasser« – also Wasser, das nicht aus dem Urmeer kommt). Der Klang als Ursprung des Lebens?

Offenbar weiß Benedikt im Moment noch nicht so recht, was er mit diesen neu auftauchenden Figuren anfangen soll. Damit ist er jedoch in guter Gesellschaft: Auch Parsifal steht bei seinem ersten Besuch der Gralsburg reichlich ratlos vor Amfortas. Erst bei seinem zweiten Besuch – nach vollzogener Reifung jenseits der ritterlichen Tapferkeit – erkennt er, dass er *Mitgefühl* mit Amfortas zeigen möchte und sollte. Bevor er jedoch sein Vorhaben in die Tat umsetzen kann, steht auf dem Gral schon die Botschaft ›Willkommen dem neuen König‹.

Psychotherapie meets Vipassana

Was hat es nun mit dem Schatz auf sich, auf dessen Suche ich mich ins Innere meines Wesens begeben habe? Mit zunehmender Meditationspraxis und Therapieerfahrung ist mir immer klarer geworden, dass dieser Schatz nicht in der Abwesenheit von Schmerz besteht, wie ich mir das zu Beginn meiner Reise so sehnlichst gewünscht hatte. Auch Wohlbefinden kann verzweifelnd einengend sein – vor allem, wenn es nicht zum gewünschten Zeitpunkt verfügbar ist. Wenn ich aus der Tauchtiefe meines derzeitigen Entwicklungsstandes in Richtung Meeresboden blicke, scheint mir der Schatz darin zu bestehen, mich selbst aus einer wohlwollenden Distanz heraus kennen- und annehmen zu lernen. Doch ich weiß, dass das noch nicht alles ist. Denn im Vergleich zu psychotherapeutischen Herangehensweisen haben spirituelle Praktiken wie Vipassana noch einen Trumpf im Ärmel, der erst bei noch tieferem Abtauchen in seinem vollen Ausmaß erfassbar wird.

Psychotherapie, wie ich sie kennengelernt habe, verfolgt das Ziel, die biografische Wahrheit eines Menschen aufzudecken und ihm Wege zu zeigen, mit dieser teilweise sehr schmerzhaften Wahrheit zu leben. Emotionale Anteile, die ein Mensch bis dahin nicht oder nur über Umwege zum Ausdruck bringen durfte, kommen ans Licht und bringen ihre existenzbedrohende Botschaft ins Bewusstsein. Mit der Hilfe eines zugewandten Therapeuten, der diese Anteile trotz ihrer vermeintlichen Bedrohlichkeit bejaht, können die verborgenen Schattenseiten zunehmend ins eigene Selbstbild integriert werden und verlieren so ihren unausgesprochenen Anspruch auf Dringlichkeit. Vipassana-Meditation kann bei diesem Prozess einen wertvollen Beitrag leisten: Nach meiner Erfahrung ist die Fähigkeit des objektiven Selbstbeobachtens bei der Aufarbeitung von Psychopathologien von großer Bedeutung. Aber Vipassana-Meditation ist mehr als das. Ihr erklärtes Ziel ist die Einsicht, dass selbst das integrierteste und psychisch gesündeste Selbstbild eine Fehlkonstruktion ist! Vipassana-Meditation macht am eigenen Leib erfahrbar, dass die Idee eines stabilen, scheinbar zeitlosen Selbst nicht mit der allgegenwärtigen Wahrheit der Unbeständigkeit kompatibel ist. Vielmehr bietet sie eine wertvolle Gelegenheit, das eigene Selbstkonzept zu transzendieren und überpersönliche Bewusstseinsbereiche zu erkunden, die in der westlichen Psychologie (noch) nicht konzeptualisiert sind.

Das bedeutet jedoch nicht, dass Psychotherapie deshalb unnötig oder gar falsch wäre. Selbstillusion hin oder her: Jeder von uns muss sich tagtäglich mit komplexen sozialen und kulturellen Rahmenbedingungen arrangieren. Da ist es enorm hilfreich, wenn man die eigenen Möglichkeiten realistisch einzuschätzen weiß. Und dafür sind Psychotherapeuten nun mal geeignete Ansprechpartner.

Psychotherapie versetzt Menschen in die Lage, die im Alltag immerzu auftretenden Konflikte zwischen äußeren Anforderungen und inneren Bedürfnissen zu schlichten. Nicht mehr, aber eben auch nicht weniger.

»Was würde Jens wohl sagen?«

Ich habe die Erfahrung gemacht, dass sich psychotherapeutische Interventionen und spirituelle Praktiken wie Vipassana-Meditation nicht ausschließen, sondern im Gegenteil sehr bereichern können. Zwar führt diese ›Zweigleisigkeit‹ dazu, dass ich mich weder in der Welt der westlichen Psychologie noch in der reinen Vipassana-Welt völlig beheimatet fühle. Auch würden mir Vipassana-Experten vermutlich unnötige Doppelarbeit bescheinigen, wenn ich erst mein falsches Selbst als raffinierten Überlebenstrick des Geistes entlarve und das darunterliegende authentische Selbst entdecke, nur um dann dieses ›echte‹ Selbst als mindestens genauso raffinierte Täuschung des Geistes zu entlarven. Doch mein Bauchgefühl sagt mir, dass sich ein nach allen Regeln der psychologischen Kunst gereiftes Selbstkonstrukt nachhaltiger dekonstruieren lässt als ein einsturzgefährdetes Geistgebäude mit überflutetem Keller, wo jeder Schritt lebensbedrohlich sein kann.

Angesichts der Tatsache, dass Benedikts Welt zeit seines Lebens um das Wohl seiner kranken Mutter kreiste, halte ich es für einen zentralen Entwicklungsschritt, wenn sich seine Welt in zunehmendem Maße um ihn selbst dreht. Dieser Egozentrismus steht zwar in Widerspruch zur Vipassana-Marschroute. Dennoch halte ich den Umweg über ein gefestigtes und realistisches Selbstkonzept für unausweichlich. Erst ein reifes Selbst stellt ein ausreichendes Maß an Ich-Distanz und Ich-Stärke zur Verfügung, um sich im Rahmen kontemplativer Techniken mit sich selbst beziehungsweise mit der Nichtexistenz eines Selbst zu konfrontieren. Ein Mensch muss sich erst in seiner Gänze fühlen können, bevor er sinnvoll in der Lage ist, sich von Gefühlen zu distanzieren.

»Was würde Jens wohl sagen?«

Die transpersonale Ausrichtung von Vipassana bietet mir Trost in schweren Reifungsphasen, indem sie mein persönliches Leid in einen größeren Kontext stellt. Zusätzlich verleiht sie therapeutischen Prozessen einen tieferen Sinn, indem sie mir die Möglichkeit bietet, jede noch so existenzielle Krise als Chance für eine neuerliche Einsicht in die Unbeständigkeit jeglichen Erlebens zu begreifen. Die eindrucksvoll erlebbare Tatsache, dass in diesem Zuge auch alle Symptome verebben, die mich ursprünglich in die Therapie geführt hatten, wird gewissermaßen zur (wünschenswerten, aber nicht erzwingbaren) Nebenwirkung.

Ich habe mich für einen Weg entschieden, auf dem meine ziemlich unter die Räder gekommene Psyche auf konventioneller Ebene nachreifen kann und meine Lebensweichen dennoch klar auf die Weissagungen einer transpersonalen Praxis wie Vipassana-Meditation abgestimmt sind. Die folgende Geschichte, die mir bei einem meiner Retreats in den Sinn huschte, steht symbolisch für diesen Weg.

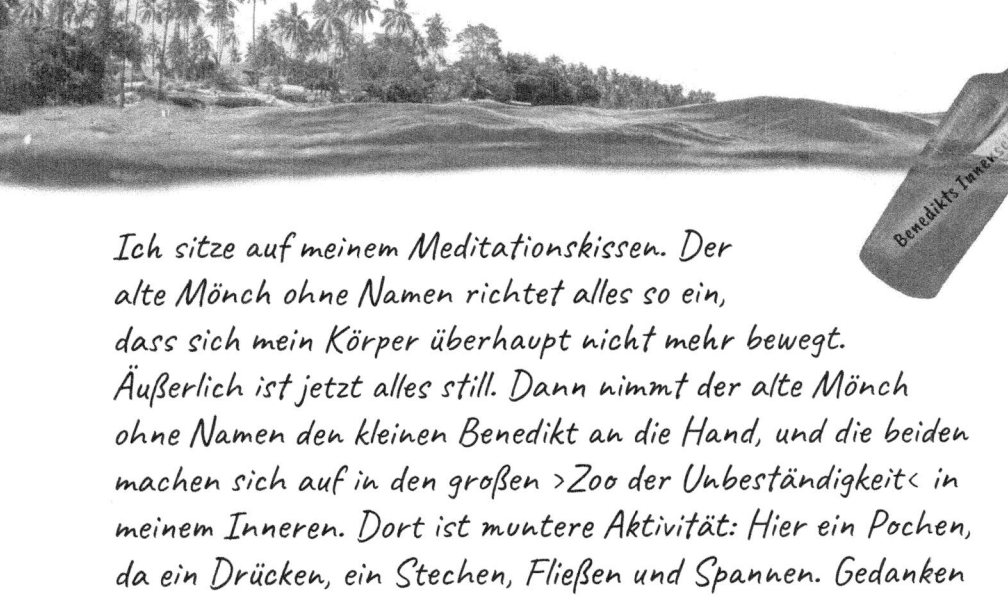

Ich sitze auf meinem Meditationskissen. Der alte Mönch ohne Namen richtet alles so ein, dass sich mein Körper überhaupt nicht mehr bewegt. Äußerlich ist jetzt alles still. Dann nimmt der alte Mönch ohne Namen den kleinen Benedikt an die Hand, und die beiden machen sich auf in den großen >Zoo der Unbeständigkeit< in meinem Inneren. Dort ist muntere Aktivität: Hier ein Pochen, da ein Drücken, ein Stechen, Fließen und Spannen. Gedanken tauchen auf und beschwören Gefühle herauf. Gefühle lösen Empfindungen und weitere Gefühle aus. An den Käfigen aller Empfindungen hängen kleine Schilder mit der Aufschrift >Anschauen erlaubt, Berühren und Füttern verboten<. Die beiden Zoobesucher schlendern von einer Empfindung zur nächsten. Bei jeder Empfindung sagt der alte Mönch ohne Namen: »Auch diese Empfindung ist nicht beständig. Alles im Leben muss früher oder später vergehen.« Der kleine Benedikt versteht das nicht so genau. Manchmal hat er aber große Freude daran, den unbeständigen Empfindungen aus sicherem Abstand eine lange Nase zu zeigen und ihnen »Ätsch, Ihr lebt nicht für immer!« zuzurufen.

Manchmal kommen die Empfindungen aber auch bedrohlich nahe und wirken ganz und gar nicht unbeständig. Dann versteckt sich der kleine Benedikt unter der Robe des alten Mönchs und hält sich an dessen Bein fest, bis die Gefahr vorüber ist. Anschließend nimmt der alte Mönch ohne Namen ihn wieder bei der Hand, lächelt ihn freudig an und sagt: »Siehst du, auch diese Empfindung hielt nicht ewig an.«

An der warmen Hand des alten Mönchs hat der kleine Benedikt keine Angst vor der Unbeständigkeit der Welt. Geduldig tapst er mit seinem großen Freund durch das Kuriositätenkabinett des Wandels. Er weiß zwar nicht so genau, was an diesen Unbeständigkeiten so spannend sein soll. Aber schließlich hat der alte Mönch ohne Namen ihm versprochen, dass sie im Anschluss gemeinsam zum Fußballschauen gehen. FC Bayern, forever number one!

Vipassa-was? Anmerkungen zu meiner Meditationspraxis

Nicht auf Körperempfindungen reagieren? Schmerzen objektiv beobachten? Für die meisten Menschen fühlt sich die Vorstellung, den Signalen des eigenen Körpers so distanziert entgegenzutreten, kalt und lieblos an. Auch ich war zu Beginn sehr skeptisch. Das Verrückte ist aber: Je länger ich Vipassana-Meditation betreibe, desto größer ist mein Respekt gegenüber meinem Körper geworden! Klar, ich nehme seine Signale nicht mehr für bare Münze – und entziehe so den beiden tief im Geist verwurzelten Reaktionsweisen ›Lustvolle Erfahrungen aufrechterhalten wollen‹ und ›Unlustvolle Erfahrungen loswerden wollen‹ weitgehend den Nährboden. Im Gegenzug habe ich durch Vipassana meinen Körper und all die Arbeit, die er tagtäglich im Verborgenen für mich leistet, in einem Facettenreichtum kennengelernt, der mich mit ehrfürchtiger Bewunderung und großer Dankbarkeit erfüllt. Zudem bewirkt die neue, objektive Sichtweise auf meine Körperempfindungen einen riesigen Unterschied in meinem Verhaltensspektrum – einen Unterschied zum Guten. Alles in allem scheint mir das also ein äußerst fairer Deal zu sein.

An dieser Stelle sei vor einem möglichen Missverständnis gewarnt: Bei Vipassana-Meditation geht es nicht darum, genussvolle Erfahrungen tunlichst zu vermeiden, Schmerz um jeden Preis zu ertragen oder gar bewusst Schmerzen herbeizuführen, die man dann auszuhalten übt. Vielmehr nimmt der Meditierende zu Beginn der Meditation eine bequeme Sitzhaltung ein, von der er glaubt, sie für die nächste halbe bis ganze Stunde beibehalten zu können. Tauchen während der folgenden Meditation Schmerzen oder andere unangenehme Körperempfindungen auf, nimmt er zur Kenntnis, dass sich die Realität des aktuellen Moments unangenehm anfühlt. Tauchen angenehme Empfindungen auf, nimmt er zur Kenntnis, dass sich die Realität des aktuellen Moments angenehm anfühlt. Der Meditierende übt sich darin, vor keiner der Realitäten zurückzuschrecken und keinerlei Präferenzen zu entwickeln, sondern vielmehr alle Empfindungen im Wissen um deren Unbeständigkeit möglichst[1] objektiv zu beobachten. Auf diese Weise verlieren Schmerzen, ekstatische Hochgefühle und alle anderen impulsiven Reaktionen des Geistes allmählich ihre Brisanz.

Körperlicher Schmerz ist ein unvermeidlicher Bestandteil des menschlichen Lebens. Jeder von uns ist aufgefordert, einen sinnvollen Umgang damit zu finden. Gleichmut gegenüber schmerzhaften Empfindungen ist sicher nicht in allen Lebenslagen die sinnvollste Option – man denke etwa an die bereits erwähnte heiße Herdplatte. Bei der Aufarbeitung frühkindlicher Traumatisierungen scheint mir ein gleichmütiger Umgang mit Schmerz jedoch essenziell. Ich habe wiederholt die Erfahrung gemacht, dass sich die Auslöser für solche Traumatisierungen hinter einer somatischen Abwehr verschanzen, deren Auflösung unweigerlich mit körperlichem Schmerz einhergeht – zum Teil markerschütterndem Schmerz, der scheinbar aus dem Nichts kommt. Die chronischen Verspannungen in meinem Zwerchfell haben sich nicht einfach in Wohlgefallen aufgelöst, nachdem ich ihrer gewahr wurde. Dazwischen gab es eine Zeitspanne, in der ich mich mit dem Schmerz, den solch massive Verspannungen nach sich ziehen, arrangieren musste. Ein Umschiffen solcher Schmerzen, zum Beispiel mithilfe von schmerzstillenden Medikamenten oder durch das Vermeiden schmerzhafter Bewegungen, löst das Problem nur oberflächlich. Wer psychosomatische Blockaden überwinden möchte, kommt meines Erachtens nicht umhin, dem damit verbundenen (physischen wie psychischen) Schmerz ins Auge zu sehen.

Die verblüffendste Erkenntnis meines Lebens besteht für mich darin, dass Vipassana-Meditation solche psychosomatischen Abwehrmecha-

---

[1] Anmerkung von Benedikt: ›Möglichst‹ in dem Sinn, dass der Meditierende stets eine kluge Balance zwischen Beharrlichkeit und Selbstfürsorge finden muss. Sobald man die Empfindungen nicht mehr mit Gleichmut verfolgen kann – sondern beispielsweise angesichts einer unangenehmen Empfindung von Abscheu überflutet wird –, ist der Sinn der Übung verfehlt.

nismen tatsächlich aushebeln kann. Wer Vipassana geduldig praktiziert, kann sich selbst davon überzeugen, wie eine Schutzschicht nach der anderen abgeschält wird und sich der Blickwinkel nach innen sukzessive weitet. Körperzustände, die sich anfangs wie undurchdringliche Mauern aus Stahlbeton anfühlten, lösen sich buchstäblich in Nichts auf. Natürlich nicht binnen eines Tages; auch nicht zwingend binnen eines Monats – im Extremfall habe ich erlebt, wie sich die Abbrucharbeiten einer einzigen Mauer über zwei Jahre hinzogen. Aber hey, es funktioniert!

Der Verlauf dieser Auflösungsprozesse scheint mir stets einem ähnlichen Muster zu folgen: Zu Beginn sind die Hot Spots am Körper für mich nur dadurch erfahrbar, dass ich dort überhaupt ganz und gar nichts spüre. Während in der näheren Umgebung verschiedenste Empfindungen wie Wärme, Pochen oder Kribbeln fühlbar sind, ist das betreffende Gebiet ein nicht spürbarer Fleck in der Körperlandschaft. Terra incognita. Diese Nicht-Spürbarkeit will für eine gewisse Zeitspanne beobachtet und in ihrer Unbeständigkeit erkannt sein. In der nächsten Phase tauchen dann – bisweilen sehr starke – Schmerzen und andere grobschlächtige Empfindungen wie Zittern oder Hitze in diesem Gebiet auf. Das neutrale Beobachten dieser verfestigten Körperempfindungen wirkt wie ein Dosenöffner, der sich durch die somatischen Abwehrschichten fräst. Dabei werden allerlei Reaktionen ausgelöst, was zu feineren Empfindungen wie Kribbeln oder Zuckungen führt. Stück um Stück zerlegt der Geist das komplexe Gewirr aus angestauten Gefühlen und Körperblockaden in immer kleinere Portionen. Ist die Dose offen, kann alles wieder frei fließen: Das betreffende Gebiet verliert jeglichen Eindruck körperlicher Festigkeit. Überall nur ganz feine, homogen verteilte Vibrationen – bis sich darunter eine nächste Schicht bemerkbar macht. Auf in die nächste Sisyphos-Runde... Was wie eine hübsche Metapher für die Bewusstwerdung bislang unzugänglicher Geistesinhalte klingt, lässt sich durch Vipassana-Meditation tatsächlich hautnah erfahren und in allen Details mitverfolgen.

Soviel zum Schmerz. Ein weiteres Vipassana-Reizthema ist die Unbeständigkeit. Sowohl der alte Mönch ohne Namen als auch ich bringen sie bis zum Überdruss zur Sprache. Viele Leser denken vermutlich: »Okay, alles Erleben ist unbeständig. Nichts hält ewig. Jetzt lasst es aber mal gut sein damit, so langsam nervt es!« Als intellektuelle Einsicht ist Unbeständigkeit tatsächlich nicht besonders aufregend. Wenn man sich aber klarmacht, dass das wesentliche Grundbestreben des Intellekts gerade darin besteht, in den unbeständigen Wirren dieser Welt ein gewisses Maß an Stabilität zu erzeugen, wird deutlich, dass der Intellekt in dieser Frage kein verlässlicher Ratgeber ist! Es liegt in der Natur der menschlichen Konditionierung, kein Interesse für Unbeständigkeit aufbringen zu wollen und mögliche Konsequenzen dieser Einsicht geschickt zu verwässern. Die Einsicht in die Unbeständigkeit kann ihre tatsächliche Tragweite erst entfalten, wenn sie *trotz* dieses Bestrebens nach Beständigkeit am eigenen Leib erfahren wird.

Okay, Verstehen hilft nichts, unmittelbares Erfahren muss her – ist die Unbeständigkeit dann endlich im Kasten? Leider nein. Vielmehr muss man in geduldiger introspektiver Kleinarbeit die Voraussetzungen dafür schaffen, dass sich das Wissen um die Unbeständigkeit in allen Winkeln der erfahrbaren Realität einnisten kann. In dem Maß, in dem selbst bei schwersten Krisen oder höchstem Übermut verlässlich eine innere Stimme auftaucht, deren geflüstertes »Auch dieser Zustand währt nicht ewig« den emotionalen Aufruhr begleitet, verlieren die bisher unangefochtenen Herrscher des Geistes an Boden und die Partie wendet sich zugunsten der allumfassenden Wahrheit der Unbeständigkeit. Doch der Weg dorthin ist lang, beschwerlich und gepflastert von Rückschlägen. Ein Beispiel, das mir vor diesem Hintergrund sehr gegenwärtig ist, handelt von meiner Mutter. Bei einem unserer letzten Treffen teilte sie mir völlig unerwartet mit: »Nichts im Leben ist unveränderlich.« Als sie dies sagte, flossen ihr Tränen die Wangen hinab. Ich konnte spüren, dass diese Einsicht für sie einen hohen Stellenwert hatte. Nach ihrem Selbstmord fanden wir ihre Tagebücher. Der allerletzte Eintrag lautete: »Gehe nun in die Klinik. Depression sicher.« Angesichts der überwältigenden Not, in der sie sich am Ende ihres Lebens befand, konnte sie ihrem Wissen um die Unbeständigkeit keinen Glauben mehr schenken und folgte stattdessen der steinharten Logik ihres Intellekts.

Ausblick eines Lebensweges

Wo stehe ich nun, nach über fünf Jahren intensiver Selbsterforschung? Um ehrlich zu sein, habe ich nicht die geringste Ahnung! Vielleicht ist tatsächlich der entscheidende Knoten geplatzt, und die noch anstehenden Nachreifungsschritte gehen auch ohne mein aktives Zutun ihrer Wege. Vielleicht stoße ich aber auch bald wieder an neue Begrenzungszäune. Bei allem Respekt, den ich vor Laika habe, scheinen mir ihre Prognosen nur bedingt verlässlich zu sein. Was, wenn sich das, was Laika den Boden des Geistes nennt, als weitere künstliche Insel entpuppt? Und darunter andere Archetypen ungeduldig warten, bis ich mich endlich auf den Weg zu ihnen hinab mache? Ich tippe, dass das Leben noch mit einigen Krisen auf mich wartet. Aber wie sagt Jens immer so treffend?

Psychische Gesundheit zeichnet sich nicht durch die Abwesenheit von Krisen aus. Vielmehr zeigt sie sich in der Fähigkeit, Krisen zu bewältigen.

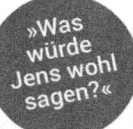

»Was würde Jens wohl sagen?«

Vor diesem Hintergrund haben die vergangenen Jahre definitiv zu meiner Gesundung beigetragen. Ich bin zuversichtlich, zukünftig auftauchenden Hürden ins Auge blicken zu können und gestärkt daraus hervorzugehen. »I have been to hell and back so many times, I must admit that you kind of bore me.«[1] – diese Textzeile aus Ray La Montaignes Song ›Empty‹ beschreibt sehr treffend mein Grundgefühl, nach so vielen Höllenritten tatsächlich eine wohltuende Routine im Umgang mit schweren Krisen entwickelt zu haben. Klar wäre ich manchmal lieber Experte für Spagettieis oder Kitesurfen geworden. Rückblickend erlebe ich meine Erfahrungen aber als wertvolle Ressource und kostbaren Wissensschatz. Hier weicht mein Empfinden übrigens stark von Rays Song ab, der direkt im Anschluss fragt: »Will I always feel that way? So empty, so estranged?«[2] Im Gegenteil fühlt es sich für mich so an, als wäre mit jedem Trip in die Tiefe ein gehöriger Happen lebendiger Fülle und Authentizität nach oben geschwappt.

Ist mein Leben dadurch einfacher geworden? Nein, ganz sicher nicht. Ich muss ehrlich zugeben, dass mein ›neues‹ Leben mit seiner volleren Bandbreite wesentlich schwieriger zu steuern ist als mein früheres Dasein auf der ziemlich übersichtlichen Bewusstseinsinsel. Ein Beispiel aus meinem Alltag: Konnte ich früher bei steilen Waldabfahrten mit dem Mountainbike meine Angst einfach ›abschalten‹, muss ich heute bei jeder kleinen Wurzel mit einem Minianflug von Panik leben. Zum Glück weiß ich, dass auch dieses Gefühl nicht ewig anhält. Dennoch, das Gefühl will gehört werden und muss in den Eintopf aller anderen Impulse, Wünsche und Handlungsoptionen eingerührt werden. Da mir mein Leben neben dem tatsächlichen Radfahren eine Menge metaphorischer Waldabfahrten abverlangt, bin ich ziemlich ausgelastet mit

---

[1] Auf Deutsch sinngemäß: »Ich bin so häufig durch die Hölle gegangen, da beeindrucken mich deine Drohungen herzlich wenig.«

[2] Auf Deutsch etwa: »Werde ich mich immer so fühlen? So leer und so entfremdet?«

emotionalem Suppenkochen. Doch hier kommt die gute Nachricht: Die Suppen schmecken einfach besser als früher! Will heißen, mein Leben und meine Erlebnisfähigkeit sind durch diese inneren Entdeckungs-reisen unendlich viel reicher geworden. Mein Körper gewinnt von Monat zu Monat an Geschmeidigkeit zurück. Aus dem gefühlten Rentner wächst ein jung-erwachsener Mann heran – ganz im Sinne von Pablo Picassos wunderbarer Einsicht »Es dauert lang, bis man jung wird«. Frühere Körpersymptome wie Fingernägelkauen, Rückenschmerzen und Körperstarre haben sich entweder komplett verabschiedet oder tauchen hin und wieder auf, um kurze Zeit später auch wieder zu verschwinden. Aus chronischen Beschwerden sind ganz normale Zipperlein geworden, die zum Leben eines Menschen in der zweiten Lebenshälfte dazugehö-ren. Auf emotionaler Ebene haben die Ausschläge ebenfalls an Intensität und existenzieller Bedrohung verloren. Natürlich gibt es Tage, an denen ich mich völlig verlassen oder voller Wut oder mit Panik in der Brust füh-le. Aber nach so-und-so-vielen Gefühlswellenritten weiß ich mit ziem-licher Gewissheit, dass es bald auch wieder andere Tage geben wird.

Auch meine Meditationspraxis ist durch die Entwicklung der letzten Jahre nicht wirklich einfacher geworden. Im Gegensatz zu anderen Me-ditierenden, deren Praxis mit der Zeit zunehmend an Tiefe und Konstanz zu gewinnen scheint, gelingt es mir angesichts all dieses Zitterns und Tosens in meinem Inneren auch heute häufig nicht, mich länger als zwei Sekunden auf mein Meditationsobjekt zu konzentrieren. Natürlich erle-be auch ich regelmäßig Meditationsphasen mit großer innerer Ruhe und Klarheit, oder ich erhalte plötzlich Zugang zu bisher verschlossenem Geistesterrain. Doch die auftauchenden Emotionen und die dazugehö-rigen Körperempfindungen sind meist zu grobschlächtig, um mich kon-tinuierlich in den subtileren Gefilden des Geistes aufhalten zu können. Kurz vor der Erleuchtung zu stehen sieht sicher anders aus.

Von einer wichtigen Veränderung in Sachen Meditation kann ich aber dennoch berichten: Der unmittelbare Handlungsdruck hat nachgelassen. Waren die ersten fünf Jahre meiner Meditationspraxis von einem Gefühl größter Dringlichkeit geprägt, so ist mittlerweile ein Grundgefühl von besonnener Akzeptanz eingekehrt. Lange Zeit hatte ich die latente Ahnung, ein wesentlicher Teil meines Wesens sei tief in mir verschüttet und allmählich werde die Luft dort unten knapp. Ich sah keine andere Möglichkeit, als unermüdlich die Trümmer meines Lebens abzutragen, bis ich in die Nähe des kleinen Benedikt vorgestoßen war und dieser endlich wieder atmen konnte. Es wird sicher noch lange dauern, bis alle Trümmer beseitigt sind. Und noch länger, bis auf den Ruinen neue Lebensformen sprießen. Aber wir sind alle am Leben. Wozu also die Eile?

Und Laika?

Ich habe mich oft gefragt, wie real Laika ist – in welcher Bedeutung des Begriffs ›real‹ auch immer. Lebt sie vielleicht in einer Art Geisterwelt mit all den anderen Gestalten, die sich in unseren Gehirnen tummeln, wenn wir träumen oder Visionen haben? Oder ist sie ›nur‹ ein Fantasieprodukt meines Geistes? Ich habe keine Ahnung. Doch ich habe eine sehr klare Ahnung, dass sie mir viel bedeutet – und dass sie eine wichtige Funktion auf meinem Weg nach innen hatte. Sie spielt in meinem Leben eine ganz konkrete Rolle, die durchaus vergleichbar ist mit einem echten Hund. Sie hat mich ganz real durch die öden Wüsten meines Innenlebens begleitet. Ich bin Laika zutiefst dankbar für den Erfahrungsreichtum, den ich mit ihrer Hilfe erschlossen habe.

Direkt im Anschluss an das Retreat, in dessen Zuge mich Laika in die Geschehnisse meiner ersten Lebensmonate eingeweiht hatte, verbrachte ich mit meiner Frau einen Urlaub in Südportugal. Als wir in einem Supermarkt in der Nähe des idyllischen Hafenstädtchens Tavira einkaufen gingen, traute ich meinen Augen nicht: Vor der Tür des Geschäfts, direkt neben dem Mülleimer, lag *Laika*! Ihre Augen, ihr Gesichtsausdruck, ihre Bewegungen – alles kam mir total bekannt und vertraut vor. Wohlig atmend lag sie da und wartete auf ihren tatsächlichen Besitzer. Ich setzte mich für einige Minuten zu ihr. Zu gerne hätte ich gewusst, was die vor ihr liegende Plastiktüte enthielt und ob vielleicht etwas davon für mich bestimmt war. Aber Innenwelt ist Innenwelt, und Außenwelt ist Außenwelt. Und in der realen Welt steht es mir nicht zu, die Plastiktüten anderer Menschen ohne deren Wissen zu durchsuchen – Laika hin oder her. Fotografieren lässt sich die reale Laika offenbar auch nicht so gerne, wie man ihrem abwesenden Gesichtsausdruck auf dem folgenden Bild unschwer entnehmen kann.

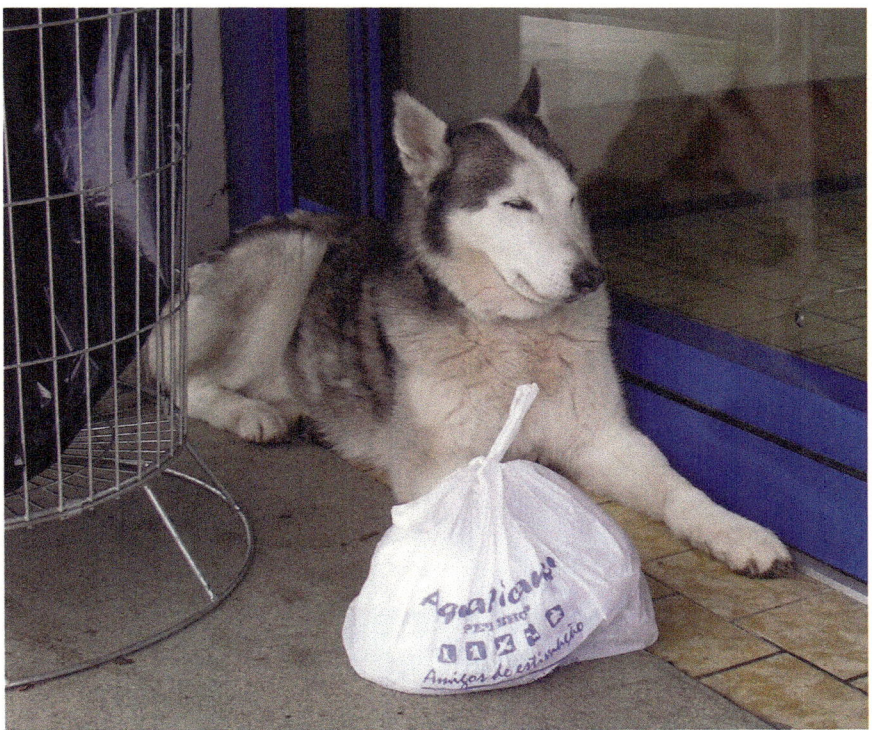

Bei aller Wirkmächtigkeit, die meine innere Laika in sich trägt, ist ihr Auftreten in meinen Visionen doch sehr begrenzt. Ich erwische sie selten in unpässlichen Situationen, zum Beispiel wenn sie gerade schläft oder ihre Notdurft verrichtet. Auch stolpert Laika nie und verliert beim Sprechen nie den Faden. Es wäre natürlich denkbar, dass sie mir nur ihre Schokoladenmomente anbietet – schließlich ist es Laika, die entscheidet, wann und wo wir uns treffen. Für mich liegt dennoch der Schluss nahe, dass Gestalten wie Laika zu einseitig sind, um real zu sein. Ich glaube, wir müssen akzeptieren, dass Seelenhunde, Dämonen und Götter *innere Bilder* sind, die den Tiefen der menschlichen Fantasie entspringen und auch darauf beschränkt sind. Diese Sichtweise schließt nicht im Geringsten aus, dass es sich dabei um Phänomene von ungeheurer Symbolkraft und hoher psychologischer Bedeutsamkeit handelt. Für mich ist sie ein würdiger Ausdruck der unermesslichen Fülle und Weisheit des menschlichen Geistes.

Während ich diese letzten Gedanken aufschreibe, sehe ich Laika dösig unter einem mächtigen Baum im Schatten liegen. Sie öffnet kurz ihr linkes Auge und schüttelt ihren Kopf. Dann döst sie weiter und lässt sich keine Aussage mehr entlocken. Jeder Leser darf selbst entscheiden, was das zu bedeuten hat...

Anlaufstellen für suchende Seelensurfer

Es folgt eine subjektive Auswahl von Personen beziehungsweise Institutionen, die über einen breiten Erfahrungsschatz in den jeweiligen Bereichen verfügen und mit den entsprechenden (Hilfs-)Angeboten vertraut sind.

Meditation

Vipassana-Vereinigung: Diese Organisation wurde vor etwa 50 Jahren vom burmesischen Meditationslehrer S.N. Goenka gegründet. In über 200 weltweit verteilten Meditationszentren wird Vipassana-Meditation gelehrt, wie sie auch hier im Buch beschrieben ist.
Webseite: www.dhamma.org

Mae Chee Brigitte Schrottenbacher: Diese kompetente wie humorvolle buddhistische Nonne stammt ursprünglich aus Österreich und lebt seit fast 30 Jahren in Thailand. Die von ihr geleiteten Retreats in einem Kloster nahe Bangkok sind ein exzellenter Einstieg in die Welt der Meditation. Während der Sommermonate reist Brigitte durch Europa und bietet dort Retreats beziehungsweise Meditationsabende an.
Webseite: www.meditationthailand.com

Pantrix: Der Kalifornier Pancho und die Südtirolerin Beatrix leben seit mehr als 20 Jahren im thailändischen Grenzstädtchen Nong Khai und führen dort eine einzigartige Yogaschule. Beide befassen sich seit Jahrzehnten intensiv mit Yoga und Meditation. Auf undogmatische und einfühlsame Weise geben sie ihr reichhaltiges Erfahrungswissen weiter. Ein Eldorado für Menschen, die auf der Suche sind...
Webseite: www.pantrix.net

Körperpsychotherapie

Arbeitskreis Mentalisierende Körperpsychotherapie: Ein Zusammen-schluss von Körperpsychotherapeuten, die eine bioenergetische Ar-beitsweise mit Bindungstheorie und moderner Tiefenpsychologie kom-binieren. Ins Leben gerufen wurde der Arbeitskreis unter anderem vom Berliner Körperpsychotherapeuten Jens Tasche.
Webseite: www.ak-mentalisierende-koerperpsychotherapie.de

Das **Norddeutsche Institut für Bioenergetische Analyse** (NIBA) führt Aus-, Fort- und Weiterbildungen zum Thema ›Bioenergetische Analyse nach Alexander Lowen‹ durch. Das Institut kann auch bei der Suche nach einem bioenergetisch orientierten Therapeuten behilflich sein.
Webseite: www.niba-ev.de

Analytische Psychologie nach C.G. Jung

C.G. Jung Gesellschaften: Diese gemeinnützigen Vereine verfolgen das Ziel, die Analytische Psychologie C.G. Jungs einer breiteren Öffentlich-keit zugänglich zu machen. Es gibt sie in zahlreichen deutschsprachi-gen Großstädten.
Webseite: www.cgjunggesellschaften.eu

C.G. Jung Institute: Im deutschsprachigen Raum gibt es vier Aus- und Weiterbildungsinstitute für Analytische Psychologie, die auch Veran-staltungen für interessierte Laien anbieten. Manche Institute haben eine Ambulanz, an die sich ratsuchende Menschen in Bezug auf Psycho-therapie wenden können. Auf den entsprechenden Webseiten liegen Adresslisten für die Therapeutensuche bereit.
Übersichtsseite: www.cgjung.de/institute

Verlag opus magnum - www.opus-magnum.com

Der lateinische Begriff *opus magnum* bezeichnet das bedeutendste Werk eines Künstlers oder Wissenschaftlers, in dem die Essenz seines Schaffens zum Ausdruck kommt. Der Verlag *opus magnum* möchte seine Leser darin unterstützen, den eigenen Lebensprozess als ihr *opus magnum* aufzufassen, mit dem sie auf ihre jeweils eigene Weise zum großen Werk der Evolution beitragen. Die Veröffentlichungen drehen sich um die Themen Selbstverwirklichung, Bewusstseinsentwicklung, Sinnfindung und eine positive Lebensgestaltung. Insbesondere sollen auch die Schattenbereiche des Lebens reflektiert und nach adäquaten Ausdrucks- und Lebensformen dafür gesucht werden. So kann das Verlagsprogramm von *opus magnum* insbesondere Menschen in der zweiten Lebenshälfte als Sinnorientierung dienen.

Wenn Ihnen dieses Buch Freude gemacht hat, werden Ihnen sicher auch die folgenden Werke aus unserem Verlag gefallen:

Lutz Müller
Suche nach dem Zauberwort
Selbst-Verwirklichung und schöpferisches Leben
Am Beispiel der „Unendlichen Geschichte"
von Michael Ende
19,90 €, 288 S., ISBN: 978-3-939322-88-7

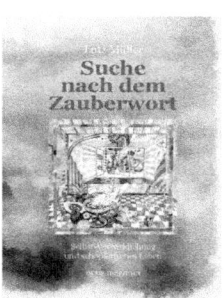

„Sei, der Du wirklich bist!" und „Tu, was Du wirklich willst!"
Die psycho-symbolische Interpretation von Michael Endes „Die unendliche Geschichte" zeigt: Wer im Kontakt mit den Fantasien, Träumen, Sehnsüchten und Wünschen seiner Seele lebt, dem erschließen sich schöpferische Kräfte und dem erscheint seine Umwelt in neuem Licht, denn „die Welt hebt an zu singen, triffst Du nur das Zauberwort."

Sabine Hertweck
Das Momo-Prinzip
„Geh doch zu Momo!" oder:
Aufbruch in eine neue Welt
9,90 €, 84 S., ISBN: 978-3-939322-84-9

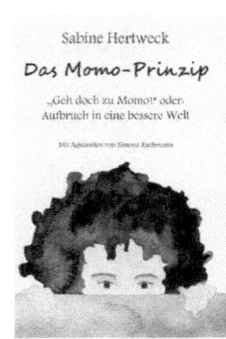

Das Momo-Prinzip fasst die Quintessenz der Weis-
heiten aus Michael Endes Märchenroman „Momo" in
10 Einsichten zusammen, die als Wegbegleiter zur
Meditation und Selbsterfahrung dienen können.

Melanie Lanner
Hin zu Fuß, zurück auf Adlerschwingen
„Der Herr der Ringe" als heldenhafte Selbsterfahrung
19,90 €, 448 S., ISBN: 978-3-95612-018-3

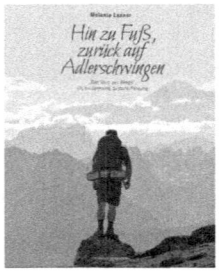

J. R. R. Tolkiens Weltbestseller „Der Herr der Ringe"
in psychologischer Deutung!

Lutz Müller
Der Held - Jeder ist dazu geboren
Die universale Heldenreise als Selbsterfahrung
12,90 €, 152 S., zahlr. Abb., ISBN: 978-3-939322-64-1

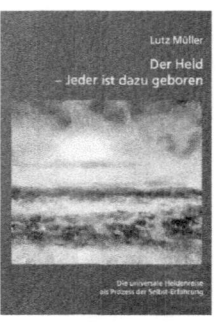

Alle großen Religionen und Geschichten berichten von
den großen Einzelnen, die es wagen, sich selbst treu
zu sein, dem Ruf ihrer inneren Wahrheit zu folgen und
neue Dimensionen zu erschließen. Dieses Buch
ermutigt, der positiven heroischen Energie in uns zu
vertrauen und uns von ihr dorthin führen zu lassen,
wo unsere tiefste Sehnsucht ihre Erfüllung findet.